제 2 판

SPSS를 활용한

핵심 보건통계학

손애리 · 김정현 · 안신애 · 이미옥 공저

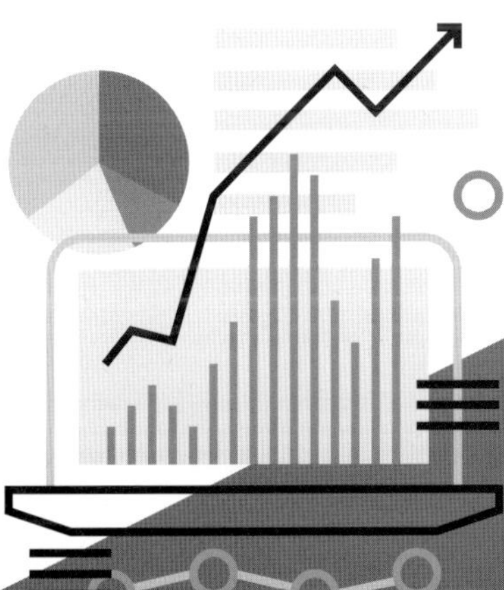

Biostatistics for Health Research

정문각 JMK

PREFACE

"어느 날엔가 통계는 쓰기와 읽기와 마찬가지로 세상을 이해하고 살아가기 위해서는 모든 사람들이 알아두어야 할 지식"이라고 한 H. G. 웰즈의 말에서 그 어느 날이 지금이 아닌가 싶다. 그렇다. 우리가 살고 있는 지금 이 시대는 정보화시대이다. 넘치는 정보의 홍수 속에서 살고 있는 현대인들은 통계를 어느 정도 이해하고 활용할 수 있어야 한다. 많은 정보가 가치를 발휘하려면 객관적인 분석을 통해서 정보를 정리하고 요약하는 과정이 필요하다. 이처럼 정보의 요약을 담당하는 분야가 통계학이다. 그런데 대부분의 사람들은 통계학은 수학적인 지식이 있어야 하고 그 지식을 활용하여 복잡한 문제를 풀어야 하는 골치 아픈 것이라고 생각한다. 아주 틀린 말은 아니지만 그렇다고 통계학이 사람들이 생각하는 것처럼 그렇게 복잡하고 어렵기만 한 것은 아니다.

이 책은 그렇게 생각하고 있는 사람들의 편견을 없애기 위하여 통계학 과정을 실용 위주로 통계 분석과 결과를 설명하고자 노력하였다. 통계학 프로그램인 SPSS를 이용하여 불필요한 계산이나 수식을 암기할 필요 없이 바로 자료를 입력해서 분석하는 과정을 상세히 설명함으로써 이 책을 보면 누구나 분석할 수 있는 능력을 갖게 하고자 하는 것이 이 책을 집필한 목적이라 하겠다. 그리고 자료를 생성하기 위해서 꼭 알아두어야 하는 다양한 소사방법 중 꼭 필요한 방법만을 간략하게 소개하고 싶다. 기존의 책들은 조사방법과 통계학에 대한 책들이 별도로 있기 때문에 현장에서 적용하는 데는 한계가 있다. 그러므로 이 책은 보건 분야의 조사연구를 하는 실무자들을 위하여 바로 적용하고 분석할 수 있는 능력을 기르기 위한 목적으로 조사방법과 분석방법을 통합한 책이라고 할 수 있다.

이 책은 전부 11장으로 구성되어 있다. 첫 장은 연구방법에 대한 개괄적인 개념, 2장과 3장에서는 통계학과 SPSS에 대한 기본 개념, 4장에서는 조사방법 중 가장 많이 사용하고 있는 설문조사와 설문지 작성법이 설명되어 있다. 5장부터 11장까지는 SPSS를 활용하여 자료를 분석하는 방법들이 소개되어 있다. 또한 실습에서 사용한 실습자료는 정문각 홈페이지 게시판에 게시되어 있으므로 다운받아서 연습하도록 구성하였다. 결론적으로, 이 책은 통계학을 전공하는 사람을 위한 것이라기보다는 보건이나 의약 계열에 종사하는 분들이 자료를 수집하고, 요약하여 정리하고 분석하고자 할 때 도움을 주기 위한 것이다. 또한 이 책은 사회조사분석사 시험을 준비하는 학생에게도 도움이 될 것이라고 생각한다.

PREFACE

이 자리를 빌어서 항상 아낌없는 지지와 후원을 해 준 학생들에게 깊은 감사를 드린다. 그리고 원고의 오・탈자와 편집을 처음부터 끝까지 몇 번이나 꼼꼼하게 점검해 주고 도와 준 엄선화와 배정현에게 고마울 따름이다. 마지막으로, 이 책이 잘 출판될 수 있도록 배려해 주시고 도와주신 JMK 사장님 이하 직원 여러분께 감사를 드린다.

2023년 6월

손애리

SPSS를 활용한 핵심

보건통계학

CONTENTS

보건통계학
CONTENTS

CONTENTS

보건통계학
CONTENTS

Chapter 12 부 록

Chapter 01

연구 방법론

1.1 연구의 의미
1.2 과학적 방법 및 특징
1.3 과학과 사회과학
1.4 사회과학연구와 윤리문제

Chapter 01 연구 방법론

1.1 연구의 의미

연구(research) 또는 **탐구**(inquiry)란 **"어떤 의문 혹은 질문**(question)**이나 문제**(problem)**에 대한 해답을 얻는 과정 및 절차"**를 의미한다. 연구는 특정 문제에 대해서 의문을 갖는 것부터 출발한다. 그리고 그 문제에 대한 해답을 찾는 과정에서 잠정적 해답인 가설을 제시하고 그 가설을 검정하는 과정이다.

연구방법은 일상생활이나 학문세계에서 의문을 해결하는 방법이다. 연구방법은 크게 몇 가지로 분류한다. 권위적 방법, 신비적 방법, 논리적-합리적 방법, 과학적 방법 등이 있다. 우리가 가지고 있는 지식은 반드시 과학적인 방법에 의해서 나온 것이 아니며, 또한 이 과학적 방법이 완전무결하지도 않다. 그러나 과학(science)이란 상식으로 문제를 해결하지 못할 경우, 그 원인을 따지고 실험(experiment)이나 관찰(observation)을 통해서 이해와 해결을 하려고 하는 지적인 노력의 과정이며, 그 과정에서 얻어진 결과가 지식이다.

1.2 과학적 방법 및 특징

과학은 현상에 내포되어 있는 진리를 객관적인 접근방식에 의해서 규명하는 과정이다. 과학은 상식에서 결여되고 있는 실험과 실제적인 관찰이라는 특성을 지니고 있다. 또한 원인의 탐구를 통해서 자연법칙 혹은 사회법칙을 정립하고자 하는 이론적 체계성도 가지고 있다. 과학적 방법은 과학적 연구를 수행하는 방법을 의미하며, 과학적 방법이 추구하는 것은 과학적 법칙 혹은 이론을 정립하는 일이다. 따라서 과학은 현상 속에 내재하고 있는 규칙을 찾아내어서 그것이 옳고 그름을 증명하는 방법이 연구자의 방법이다. 그러므로 연구방법은 체계적, 객관적, 계량적, 실증적이어야만이 연구의 결과에서 얻은 산물이 **일반화**될 수 있고, 보편적인 성격을 갖게 되어 미래에 유사한 상황이 발생할 때도 그럴 것이라는 예측이 가능하다.

1.2.1 과학적인 논리전개의 방법

논리 전개의 방법은 **연역적(deductive) 방법**과 **귀납적(inductive) 방법**으로 구분된다. 이론들로부터 추출된 가설 차원의 일반원리를 특정 사실들에 적용하여 일반원리를 검증해 내는 연구방법을 연역적 방법이라고 하며, 특정의 사실로부터 출발하여 일반원리를 도출해 내는 연구방법을 귀납적인 방법이라고 한다. 두 방법은 서로 **상호보완적**으로 사용할 수 있다.

1.2.2 과학적 방법의 특징

과학적 방법의 특징에는 일반성과 예측력이 있다.

① **일반성** : 일반적 공리(axiom)에서 출발한 일반사항은 경험적으로 입증되기 이전까지는 가설적 상태에 있는 것이다. 이 가설적 사실의 타당성이 인정될 때 이 사실은 진리로 인정되어 이론이라고 부른다.

② **예측력** : 예측력은 설명력과 함께 이론의 중요한 기능이다. 훌륭한 법칙은 새로운 사실을 예측 가능하게 해주고, 훌륭한 이론은 새로운 법칙을 예측 할 수 있게 해준다.

1.2.3 과학적 방법에서 얻어진 지식의 세 가지 특성

재생가능성

과학적 지식의 재생가능성(reproductibility)은 일정한 절차나 방법을 다시 할 경우 누구나 같은 결론을 내릴 수 있는 가능성을 말한다. **재생가능성은 ① 과정 혹은 절차에 관한 것과 ② 결과에 대한 것으로 구분할 수 있다. 전자를 입증가능성 또는 타당성이라 하며, 후자는 신뢰성이라 한다.** 그리고 이러한 재생가능성을 확보하려면

조사방법의 표준화가 되어야 한다. 많은 과학적 조사는 절차와 방법을 포함하고 있는데 이를 **표준화하여야 재생이 가능하다.** 재생가능성이란 그러한 표준화된 방법에 의하여 동일한 결과나 결론을 얻을 수 있는 가능성을 의미하며 이는 통계적 확률을 통하여 산출할 수 있다.

경험성

경험성이란 연구대상이 우리의 감각기관에 의해서 지각될 수 있어야 함을 의미한다. 그러나 결국 추상적인 개념도 구체적인 사실들과 연관되어 있기 때문에 그 자체는 추상적일지라도 궁극적으로는 경험적으로 인식이 가능하다.

객관성

객관성이란 여러 사람이 같은 대상을 인식함에 있어서 누구나 동일하게 인식되는 사상(事象)을 의미한다. 객관성의 문제와 구별해야 하는 것은 다수결(多數決)이다. 다수결은 선택수단이지 어떤 상황이 과학적인지 객관적인지를 말해주지는 않는다. 결국 과학적 사실은 모든 이로부터 객관적으로 인식되어야 한다. 객관성을 가지려면 사람들이 각각 서로 다른 감각기관을 가졌다고 하더라도 동일하게 자극할 경우 동일한 지각을 산출하는 **객관적 도구**가 있어야 한다. 그러므로 감각경험을 정밀하게 기술하고 전달할 수 있는 표준화된 용어나 기준이 있어야 한다. **조사표(schedule), 채점표(score card) 또는 척도(scale)** 등과 같은 객관화된 도구가 필요하다.

1.3 과학과 사회과학

사회과학

일반적으로 학문영역은 자연과학, 인문과학, 사회과학으로 분류되며, 이 학문의 인식방법은 모두 과학적 방법에 기초를 두고 있다. 이처럼 모든 학문이 과학적 인식에 기초를 둔다는 측면은 사회과학이나 자연과학이나 다소의 본질적인 차이가 존재할지라도 방법에는 큰 차이가 없다.

과학은 크게 경험과학(empirical science)과 비경험과학(non-empirical science)으로 구분한다. 현실 세계에서 발생하는 여러 가지 사실들을 탐구, 묘사, 설명, 예측하는 것을 경험과학이라고 하며, 경험적 검증이 없이 성립이 가능한 윤리학이나 순수 수학은 비경험과학이라고 한다. 경험과학은 다시 자연과학과 사회과학으로 구분된다. 사회과학은 근본적으로 소재(subject matter), 방법(method), 그리고 전제(presupposition)에서 자연과학과는 구별된다. 사회과학에서는 **인간의 행위**를 다루는데, 인간의 행동은 그가 속한 사회적 경제적 조건에 크게 영향을 받는다. 사회과학과 자연과학을 비교한다면 인식대상이 전자는 사회 또는 사회 현상인데 반하여, 후자는 자연 또는 자연현상이라는 것에 차이가 있다. 사회과학의 연구대상이 되는 인간의 행위에는 개인의 독자적인 행동과 다른 사람과 상호관계를 맺으면서 행하는 공동행위(사회적인 행위) 두 가지가 있다. 이러한 맥락에서 사회과학은 인간의 모든 행동을 연구대상으로 하고 있다. 그러나 자연과학과 사회과학 모두 과학적 활동의 근거에 가치전제를 둘 수밖에 없으며, 자연과학에서의 가치전제가 분명한 것이라면 사회과학에서의 가치판단은 복잡하고 불가분한 것이다.

1.4 사회과학연구와 윤리문제

윤리문제

연구가 과학적으로 적절한 절차를 밟는다고 하더라도 그 연구가 반드시 행정적·윤리적·정치적으로 항상 실행가능한 것은 아니다. 실제로 연구를 수행할 때 당면하는 윤리문제는 미묘하고 명백하지 못한 절차적 문제를 수반하고 있다. 일반적으로 윤리는 도덕과 관련되어 옳고 그름의 문제를 다룬다. 그렇다면 옳고 그름의 판단은 어떤 근거로 하는가? 그것은 개인적인 것, 종교적인 것, 정치적 이념 등 여러 가지로 지적될 수 있다. 윤리란 「**집단에서 요구되는 표준 행동과 일치하는 것**」으로 집단구성원의 합의 문제라고 할 수 있다. 집단이 다르면 행동강령도 다르므로 사회과학연구를 수행하려면 그 사회가 무엇을 윤리적인 것으로 여기는지를 알아야 한다.

연구자는 그 집단의 연구 윤리기준을 참조하여 연구계획이 윤리원칙에 위배되지 않는지를 확인하고 난 후에 연구를 실행해야 하며, 사회연구에서 고려되는 윤리적 이슈는 다음과 같다.

자발적 참여

사회연구는 개인의 생활에 개입되는 경우가 많다. 예를 들면, 면접자가 직접 와서 질문을 한다거나, 혹은 우편으로 설문지를 보내서 참여를 요구할 경우 조사대상자는 응답을 꺼릴 수도 있고, 기꺼이 응답할 의지가 있다고 하여도 대상자의 시간과 노력이 수반된다. 더욱 이러한 연구는 사람들에게 그들 자신에 대한 정보, 그것도 친구나 동료에게 알려지지 않은 정보를 노출하도록 하며, 더욱이 면접자라는 낯선 사람에게 정보를 노출하게 한다. **자발적 참여라는 규범**은 과학적 관심에 배치되는 개념이다. **쉽게 설명하면 조사대상자의 특성이 조사에 참여하지 않은 사람과 차이가 난다면 결과를 일반화하는데 한계가 있게 된다.** 그러므로 과학적 방법의 특징인 일반화 가능성을 위협하게 된다. 즉, 표본으로 선정된 상당수의 사람이 실제적으로 참여하지 않는다면 표본조사의 결과를 전체 모집단에 일반화하기가 어렵다. 연구의 이러한 면에서 사회과학 연구는 윤리적 딜레마를 안고 있다. 연구자는 연구대상자가 연구에 참여할 의지가 있다면 이에 대한 동의서를 서면으로 혹은 구두로 받아야 한다. (동의서 샘플 참조) 물론 조사자는 연구의 목적이나 방법 등에 대해서 먼저 설명을 하고 동의서를 받아야 할 것이다.

Chapter 01

동 의 서

1. 나는 이 설명을 읽었으며 담당 조사원과 이에 대하여 의논하였습니다.

2. 나는 위험과 이득에 관하여 들었으며 나의 질문에 만족할 만한 답변을 얻었습니다.

3. 나는 이 인터뷰에 참여하는 것에 대하여 자발적으로 동의합니다.

4. 나는 나의 사진 및 동영상 자료를 촬영하는 것에 대하여 자발적으로 동의합니다.

5. 나는 이 구술에서 제공된 나에 대한 정보나 관련 사진 및 동영상 자료를 현행 법률과 ○○대학교 생명윤리심의위원회 규정이 허용하는 범위 내에서 연구자가 수집하고 처리하는 데 동의합니다.

6. 나는 담당 연구자나 위임받은 대리인이 연구를 진행하거나 결과 관리를 하는 경우와 학교 당국 및 ○○ 생명윤리심의위원회가 실태 조사를 하는 경우에는 비밀로 유지되는 나의 개인 신상 정보를 열람하는 것에 동의합니다.

7. 나는 언제라도 이 사업에의 참여를 철회할 수 있고 이러한 결정이 나에게 어떠한 해도 되지 않을 것이라는 것을 압니다.

8. 나의 서명은 이 동의서의 사본을 받았다는 것을 뜻하며 사업 참여가 끝날 때까지 사본을 보관하겠습니다.

[구술자]	성명 :	서명 : 날짜 : 년 월 일
[동의받은 조사원 성명]	성명 :	서명 : 날짜 : 년 월 일
[연구책임자]	성명 :	서명 : 날짜 : 년 월 일
※ 해당되는 경우		
[법적 대리인]	성명 :	서명 : 날짜 : 년 월 일
[입회인]	성명 :	서명 : 날짜 : 년 월 일

피 검 자 동 의 서

1. 연구과제명 :

2. 연구목적 :

3. 동의서

본인은 상기 임상(시험)연구에 관하여 그 목적, 방법, 효능 및 예상되는 부작용 등에 대하여 연구자로부터 충분히 설명을 듣고 숙지하였습니다.

또한 임상(시험)연구 참여를 거절하거나 도중에 철회하더라도 이후의 치료 과정에서 어떠한 불이익도 받지 않는다는 것과 시험 참가를 동의한 경우에도 언제든지 동의를 철회할 수 있고 모든 자료는 비밀이 보장된다는 내용을 설명 받았습니다.

이에 본인은 자유의사로 본 임상(시험)연구에 참여할 것에 동의합니다.

[피험자]	성명 : 서명 : 날짜 : 년 월 일
[법적 대리인(필요시)]	성명 : 서명 : 날짜 : 년 월 일
본인은 상기 지원자에게 본 임상(시험)연구의 목적, 시험과정, 위험요인에 대해 자세히 설명해 주었음을 확인합니다.	
※ 해당되는 경우	
[연구책임자]	성명 : 서명 : 날짜 : 년 월 일

참여자에 대한 피해

사회연구는 참여자가 자발적·비자발적이었느냐의 여부를 떠나서 참여자에게 해를 끼쳐서는 안 된다. 실제로 참여자의 가정생활, 친구, 직업 등을 위험에 처하게 할 수 있는 정보는 누설되지 않아야 한다. 조사하는 과정 중에서도 조사대상에게 심리적으로 해를 미칠 수 있으므로 연구자는 미묘한 위험과 그 보호에 신경을 써야 한다. 흔히 연구대상자들은 일탈행위라든가 처신을 떨어뜨리는 개인적 특성을 노출하도록 요청받지만 이러한 정보를 노출하는 것은 그들이 불안을 느끼도록 할 가능성이 있다. 실제로 수행되는 대부분의 사회조사연구는 다른 사람에게 해를 끼칠 위험이 있다. 연구자가 참여자에게 생길 수 있는 모든 피해를 피할 수 있는 방법은 없다. 어떤 특정한 연구절차가 연구대상에게 불쾌한 효과를 발생시킬 가능성이 있는 경우 연구자는 그렇게 하는 것에 대한 확고한 과학적 토대를 갖고 있어야 한다. 자발적 참여와 마찬가지로 사람들에게 해를 끼치지 않는다는 것은 윤리적으로는 납득이 가는 규범이지만 실제로 연구를 수행할 경우 확보하기 어려울 때가 많다.

개인의 사생활에 대한 침해

사생활(privacy)의 권리란 태도, 의견, 행동 및 개인적 사실들을 다른 사람들과 어느 정도로 교류할 것인가에 대한 결정권, 즉, 개인의 권리이다. 연구가 이 같은 권리를 빼앗거나 영향을 미친다면 윤리적인 문제가 발생된다. 일반적으로 자료를 수집할 때 간접적인 방법을 사용하는 정도가 크면 클수록 그와 같은 자료수집에 의해 개인의 프라이버시가 침해될 가능성이 높아진다는 사실에 유의해야 한다. 그렇다고 연구자가 그와 같은 측정방법의 사용을 포기해야 한다는 의미는 아니다. 오히려 여기에서 의미하는 바는 연구에서 간접적인 방법을 사용할 경우 연구자는 특별히 윤리적 배려에 더 민감해야 한다는 것이다. 그리고 연구자는 조사대상자들이 자신의 행동, 의견 및 태도 등을 공표할 의사가 있는지도 고려해야 한다. 만약 공표할 의사가 있을 경우 간접적 측정방법의 사용은 합리적이고 정당화될 수 있다. 그러므로 연구 설계가 개인의 프라이버시를 침해할 가능성이 있다면 연구를 실시하지 않거나 최소화 할 수 있는 방법으로 연구설계가 이루어져야 한다.

익명성과 비밀보장성

사회연구에서는 조사대상의 신분을 보호하는 일이 중요하다. 연구대상의 응답이 누구 것인지 다른 사람이 알게 될 경우 프라이버시를 해치게 되므로 익명성(anonymity)과 비밀보장성(confidentiality)은 지켜져야 한다.

첫째, 익명성의 측면에서 연구자는 설문지의 응답이 누구의 것인지 확인할 수 없을 경우 익명으로 생각할 수 있으나 조사대상자는 면접설문의 경우 응답자와 면접을 하고, 우편조사의 경우 주소와 이름이 있으므로 익명이 될 수 없다고 생각할 수 있다. 윤리적인 연구가 되려면, 연구자가 참여자로부터 입수한 자료의 비밀성을 유지하여야 한다. **이 같은 비밀성을 보장하기 위한 하나의 방법은 자료수집을 할 때 익명으로 응답하도록 하는 것이다.** 그러나 참여자가 익명으로 자료를 제공할 수 없는 연구의 경우에는 연구자가 이 같은 자료의 비밀성을 유지하기 위하여 필요한 모든 조치를 취해야 한다.

둘째, 비밀보장성의 측면에서 연구자는 누구의 응답인지 확인하거나 공개적으로 확인하지 않을 것을 약속하여야 한다. 이를 위해서 몇 가지 기법을 사용할 수 있다.

① 면접자에게 윤리적 책임을 갖도록 훈련시킨다.

② 가능한 한 빨리 이름과 주소를 설문지에서 제거시키고 확인 번호로 대체 한다.

③ 나중에 빠진 정보와 모순되는 정보를 수정할 수 있도록 이름과 번호를 연결하는 확인용 마스터 파일을 작성한다. 그러나 이 파일은 합법적 목적 이외에 사용되어서는 안 된다. 그리고 조사대상자에게 이 사실에 대해 보장을 분명히 해 주어야한다.

연구자의 독자성

연구자로서 자신의 신분을 다루는 문제 또한 까다로울 수 있다. 어떤 경우에는 연구대상들에게 연구자로서의 신분을 밝히는 것도 유용하고 필요하다. 그러나 어떤 경우는 연구를 수행하고 있다는 것을 말하지 않고 연구대상들을 실험조사에 참여시킬 필요도 있다. 연구대상을 속이는 것은 비윤리적이지만 사회연구의 범위 내에서 과학적・행정적 관심을 요구함으로써의 속임은 정당화될 필요가 있다. 연구를 수행한다는 것은 인정하지만 왜, 누구를 위해서 연구를 하는가에 대해서는 비밀로 할 수도 있다. 이 경우의 연구결과는 과학적 수준에는 기여를 할 수 있다는 측면이 있으나 연구과정은 윤리적 문제를 안고 있다.

윤리강령

연구자는 연구 수행 시 당면하게 될 윤리적 문제를 어떻게 해결해야 할 것인지 생각해야 한다. 이를 해결하는 방법으로 몇 가지가 있다. 첫째, 가장 간단한 방법으로 연구를 실시하고 있는 본인의 윤리기준에 비추어 그 문제를 검토해 보는 것이다. 그러나 이 방법은 개인의 가치관에 따라 큰 차이가 있으므로 좋은 방법은 아니다. 둘째, 권위 있는 특정 **연구위원회**로 하여금 연구계획을 검토해 보도록 하는 것이다. 셋째, 기존의 연구윤리강령(codes of research ethics)을 참고하는 것이다.

요 약

◪ 과학적 방법의 의의

① '이론→ 가설→ 관찰 및 검증'을 통해 규칙을 발견하고 이를 일반화하고 논리적인 이론으로 정립한다.

② 과학적 방법의 기본가정

㉠ 모든 현상과 사건에는 원인이 있으며, 모든 현상을 이해하고 설명할 수 있다.

㉡ 자명한 지식은 없으며, 경험적 관찰이 지식의 원천이다.

③ 목적

㉠ 사물대상 및 현상에 대한 실험과 체계적인 이해를 통해 그 인과관계를 설명한다.

㉡ 현상에 대한 기술이나 묘사를 하며, 발생한 사실에 대해 설명한다.

㉢ 정립된 이론을 통해 새로운 대상 및 현상을 분석하고, 미래에 대한 예측 및 체계화로써 적절히 통제한다.

㉣ 자연 및 사회현상 속에서 존재하는 논리적이고 지속적인 패턴을 알아낸다.

㉤ 이론을 바탕으로 현상을 예측한다.

㉥ 새로운 분야에 대해 탐색한다.

◪ 과학적 방법의 특징

재생가능성(reproducibility)

㉠ 일정한 절차, 방법을 되풀이했을 때 누구나 같은 결론을 내릴 수 있는 가능성을 말한다.

㉡ 과학적 지식은 동일한 조건하에서 동일한 결과가 재현되어야 한다.

경험성(empiricism)

㉠ 연구대상이 궁극적으로는 인간의 감각에 의해 지각될 수 있는 것이어야 한다는 뜻이다.

객관성(objective)

㉠ 건전한 감각기관을 가진 여러 사람이 같은 대상을 인식하고 그로부터 얻은 인상이 일치하는 것을 말한다.

㉡ 동일한 실험을 행하는 경우 서로 다른 주관적인 동기가 있더라도 표준화된 도구와 절차 등을 통해 누구나 납득할 수 있는 결과를 나타내야 한다.

◪ 과학적 방법의 논리 전개 방식

① 연역법

㉠ 이미 참으로 인정된 보편적 원리를 가지고 현상에 연역시켜 설명하는 방법이다.

ⓛ **법칙과 이론으로부터 어떤 현상에 대한 설명과 예측을 도출**하는 방법으로 이해할 수 있다.

ⓒ 이론적 체계의 일부분에 대한 경험적 검증을 통해 다른 부분을 실제 연구 없이 논리적으로 검증한다는 측면에서 경제적 · 효율적인 반면, 최초의 이론을 형성하는 것이 어렵다는 단점을 지닌다.

ⓔ **'가설설정→ 조작화→ 관찰 · 경험→ 검증'**의 과정을 거친다.

② 귀납법

ⓖ 확률에 근거한 설명으로 **과학은 관찰과 경험으로부터 시작**한다고 보는 견해에서 비롯된다.

ⓛ 관찰과 자료의 수집을 통해 **개별적인 사실들로부터 일반적인 원리를 이끌어내 보편성과 일반성을 가지는 하나의 결론**을 내린다.

ⓒ 사회과학의 이론적 작업에서 어느 정도의 자료만을 가지고도 상당수준의 일반화나 법칙을 도출할 수 있으므로 경제적 · 효율적인 반면, 아무런 이론적 배경없이 현상의 속성을 측정하기 위한 변수들을 의미 있게 선택하는 데 있어서 한계를 가질 수밖에 없다.

ⓔ **'주제선정→ 관찰→ 유형의 발견→ 임시결론(이론)'**의 과정을 거친다.

③ 연역법과 귀납법의 관계

ⓖ 연역법과 귀납법은 서로 대비되는 장 · 단점으로 인해 **상호보완적인 관계**를 형성한다.

ⓛ 연역법은 구체적인 대상이나 현상에 대한 관찰에 일정한 지침을 제공하고, 귀납법은 경험적인 관찰을 통해 기존의 이론을 보충 또는 수정한다.

◪ 사회과학과 자연과학

사회과학	자연과학
• 자연과학에 비해 일반화가 용이하지 않다. • 사고의 가능성이 제한되고 명확한 결론을 내리기 어렵다. • 인간의 형태와 사고를 대상으로 한다. • 사고의 도식화에 관한 타당성에 의문을 제기하고 사회문화적 특성의 영향을 받는다. • 새로운 이론이라도 기존의 이론과는 단절되지 않는 성격을 가진다. • 누적적이 아닌 독창적이고 유일한 성격의 학문이다. • 연구자 개인의 심리상태, 개성 또는 가치관, 세계관 등에 의해 영향을 받는다.	• 사회과학에 비해 비교적 일반화가 용이하다. • 사고의 가능성이 무한정하고, 명확한 결론을 얻을 수 있다. • 동식물이나 자연현상 등을 대상으로 한다. • 수학의 공식과 같은 분석방법에 의한 사고의 도식화를 강조하고, 사회문화적인 특성에 의해 영향을 거의 받지 않는다. • 기존의 이론과는 전혀 다른 새로운 이론이 빈번히 대두된다. • 누적적인 성격을 가진 학문이다. • 연구자의 개성이나 사회적 지위에 의해 영향을 받지 않는다.

손애리 보건통계학

Chapter 02

통계학의 이해

Chapter 02 통계학의 이해

통계학이란 **자료(資料: data)를 수집, 정리, 그리고 요약하는 것(기술통계학)**과 **자료의 일부(표본)만 관찰한 다음 그 자료의 출처가 되는 전체 자료의 특성에 관하여 추론(推論: inference)하는 것(추론통계학)**을 다루는 학문 분야이다. 즉, 통계학은 주어진 문제에 대하여 합리적인 답을 줄 수 있도록 숫자로 표시되는 자료(資料: data)를 수집하고 정리하며, 이를 해석하여 신뢰성 있는 결론을 이끌어내는 방법을 연구하는 과학의 한 분야이다.

2.1 통계학의 분야

통계학은 크게 기술통계학(descriptive statistics)과 추론통계학(inferential inference statistics)으로 나눌 수 있다.

2.1.1 기술통계학

자료를 수집하고 정리하여 표 혹은 도표를 만들고 자료를 요약하여 대푯값이나 변동의 크기 등을 구하는 방법을 다루는 분야를 말한다. 예를 들어, 어떤 병원에 지난 10년간 방문한 환자의 특성을 살펴보고자 할 때 지난 10년간의 의무기록카드를 전부 보고 싶어 하는 사람은 없을 것이다. 대부분 사람은 연도별 환자의 수, 환자의 평균 연령, 질환별 환자 수 등과 같은 간단한 숫자를 보면서 지난 10년간 환자의 특성이 어떻게 변화되었는지를 이해하고자 할 것이다. 그림의 형태를 이용하여 표현할 수도 있고 평균이나 표준편차 등을 통하여 수집된 자료의 특성을 쉽게 파악할 수 있다. 이처럼 자료를 정리하고 요약하는 방법을 다루는 분야의 통계학을 **기술통계학**(descriptive statistics)이라고 한다.

2.1.2 추론통계학

자료에 내포된 정보를 분석하여 불확실한 사실에 대해 추론을 하는 분야를 말한다. 우리나라 국민의 음주 행태에 흥미가 있더라도 전 국민을 모두 조사하지도 않을뿐더러 조사한다고 해도 비실용적이다. 모집단 모두를 조사(**전수조사**)하기에는 모집단이 너무 크기 때문에 이 모집단을 잘 대표할 수 있는 표본을 선택해서 나온 결과를 가지고 우리나라 국민의 음주 행태를 추측하고 싶어 한다. 이처럼 **표본에서 나온 결과를 가지고 모집단의 수치를 추정하는 통계를 추론통계학**(inferential statistics)이라 한다.

2.2 측정치의 종류

변수(變數: variable)

우리가 어떤 특성을 관찰할 때 그것을 가진 장소나 사람, 기타 등등에 따라 값들이 달라지는데, 이러한 특성을 변수라고 한다. 이는 그 특성이 그것의 소유자에 따라 달라지기 때문이다. 그러므로 변수는 변화할 수 있거나 다른 값을 가질 수 있는 것이다. 이러한 변수들의 예로서는 성인 남자의 키, 학령기 아동의 몸무게, 환자의 나이, 교육수준, 결혼상태 등이 있다.

양적변수(量的變數: quantitative variable)

양적변수란 우리가 흔히 측정하는 변수이다. 예를 들면, 성인 남자의 키, 아동의 몸무게, 치과 진료를 받는 환자들의 나이 등을 측정함으로써 얻어지는 특수한 값을 갖는 변수를 말한다.

질적변수(質的變數: qualitative variable)

어떤 특성들은 앞에서와 같이 측정치를 얻을 수 없는 경우가 많다. 많은 특성의 수치로 된 값을 얻기보다는 각 범주로 구분을 해야 할 경우가 있다. 변수의 특성이 범주로 나타나는 변수를 의미한다.

확률변수(確率變數: random variable)

우리가 키, 몸무게, 나이 등을 측정할 때 그 변수는 특정한 값을 가진다. 그러나 값은 우연성(chance factor)에 의하여 얻어지므로 그 변수를 확률변수라 한다. 그 측정 과정을 통하여 얻어지는 값을 흔히 관찰치(observations) 또는 단순 측정치(measurements)라고 한다.

독립변수(independent variable)

다른 변수에 영향을 미치는 변수로써 설명변수라고도 한다.

종속변수(dependent variable)

다른 변수의 영향을 받는 변수로써 반응변수라고도 한다.

2.3 측정(Measurement)과 척도(Scale)

우리 주변에 있는 사람이나 사물은 다양한 속성을 지니고 있다. 이 다양한 속성을 파악하기 위해서는 사물의 속성을 측정할 필요가 있다. **측정(measurement)은 사물을 구분하기 위하여 이름을 부여하거나 숫자를 부여하는 것**을 말한다. 이름이나 숫자를 부여하기 위해서는 **일정한 규칙이 필요한데 이 규칙은 척도(scale)로써 표현**된다. 양적 분석을 하려면 질적 현상을 양적으로 변환하는 과정이 필요하다. 양적 현상은 자(척도, scale)를 사용하여 측정한다. 체중을 잴 때는 저울을 쓰고 키를 잴 때는 줄자가 필요하다. 질적 현상도 어떤 척도를 사용하여 양적으로 측정할 수 있다. 이러한 측정에 사용되는 자 또는 척도는 기본적으로 네 가지가 있다. 명목척도, 서열척도, 등간척도, 비율척도가 그것이다.

첫째는 **명목척도**로 단순한 형태로 사람이나 사물을 구분하기 위해 이름을 부여하는 척도가 여기에 속하며, 둘째는 **서열척도**로 순위와 등급을 나타낸다. 세 번째는 **등간척도**로 크고 작은 것, 길고 짧은 것을 일정 단위에 따라 명확히 측정할 수 있는 이점을 가지고 있으며, 네 번째인 **비율척도**는 이상에서 열거한 네가지 척도 중에서 가장 고차원의 척도로서 몸무게, 키, 속도 등을 측정하는 데 적용되는 것이다.

측정척도가 갖는 중요성은 '**측정대상이 가지고 있는 속성이 아니라 측정하는 방법에 의존한다**'는 점이다. 예를 들어, 키는 비율척도에 해당되지만 이를 키가 크다 · 보통이다 • 키가 작다로 분류했다면 서열척도에 해당될 수 있다. 연령의 경우도 마찬가지로 어떻게 측정하였는가에 따라 서열척도 혹은 등간척도로 분류할 수 있다. 연령을 10대, 20대, 30대로 측정하였다면 서열척도이지만 '만 몇 세'와 같이 측정하였다면 등간척도가 된다. 이상에서 보는 바와 같이 측정의 척도는 측정하고자 하는 대상의 속성(예 : 키, 연령 등)이 어떠한가의 문제가 아니라 어떻게 측정하였느냐가 중요하며, 이에 따라 분석방법이 달라진다.

2.3.1 측정수준

명목척도(nominal scale)

명목척도는 네 가지 척도 중에서 가장 간단한 형태의 것으로 사물을 구분하기 위하여 이름을 부여하는 척도이다. 예를 들면, 성별, 인종, 색깔 등을 말한다. 명목척도는 두 개 이상의 각기 다른 범주에 동시에 포함될 수 없도록 상호배타적(mutually exclusive)으로 측정되어야 한다.

서열척도(ordinal scale)

서열(순위)척도는 사물의 순위를 나타내기 위하여 사용되는 척도이다. **명목척도보다는 좀 더 추상적인 성격을 지니지만 명목척도와 마찬가지로 더하거나, 빼거나, 또는 곱하고 나눌 수가 없는 성질을 가지고 있다**. 만약 A, B 두 사람이 있을 때 A의 키가 B보다 더 크다 혹은 B의 몸무게가 A보다 더 무겁다와 같이 단순히 순위만을 매기는 것이다. 즉, A가 B보다 몇 cm 더 큰지, 몸무게가 몇 kg 가벼운 지 등을 밝히지 않고 단순히 더 크다, 더 무겁다는 식으로 순위만을 나타낼 뿐이다. 서열척도는 명목척도의 특징뿐 아니라 명목척도가 가지고 있지 않은 특징, 즉, **비교의 기준이 되는 어떤 특정 기점(基點: distinct unique point)을 가지고 있다**. 누구보다 더 키가 큰지, 또는 누구보다 더 보수적인지 등의 표현들은 바로 서열척도의 특성이다. 서열척도는 부등식의 표현은 가능하지만, 산술연산은 불가능하다.

예를 들어, 학력의 경우에 초등학교 졸업, 중학교 졸업, 고등학교 졸업, 대학교 졸업 등으로 그 속성을 나누어 측정할 수 있을 것이다. 여기서 각급 학교는 일정한 순서를 갖고 있다. 중졸자는 초등학교 졸업 이후에 가능하고, 고졸은 중졸을, 대졸은 고졸을 선행해야 가능하다. 따라서 학력은 수학 기간의 측면에서 초졸 〈 중졸 〈 고졸 〈 대졸의 순서를 학력 척도에서는 사회적 지위의 차이로 간주한다. 비만을 측정할 때 1=고도비만, 2=경도비만, 3=정상, 4=저체중으로 측정한다면 일정한 순서를 갖는 서열척도가 된다.

등간척도(interval scale)

등간척도는 명목척도의 범주의 분류 특성과 서열척도의 분류된 범주들의 순서의 특성 이외에 순서의 간격이 동일한 점이 추가된다. **등간척도(간격척도)는 명목척도나 서열척도보다는 훨씬 더 구체적인 측정도구로서 어느 것이 어느 것보다 큰지 혹은 작은지의 비교가 가능할 뿐만 아니라, 어느 것이 어느 것보다 측정단위(unit of measurement)가 얼마나 더 큰지 혹은 작은지를 측정할 수 있다**. 측정단위가 명시되어 있다고 하는 것은 비교 가능한 등거리 구간으로 구분되어 있음을 의미한다. 따라서 등간척도는 서열척도처럼 단순히 더 크고 혹은 더 작은지를 설명할 수 있을 뿐만 아니라 구체적으로 어느 정도, 어느 단위만큼 큰지 혹은 작은지를 나타낼 수 있다.

비율척도(ratio scale)

가장 고단위의 측정으로 등간척도와 서열척도가 가지고 있는 모든 특성을 가지고 있으며 등간척도와 구분되는 점은 절대영점을 가지고 있다는 것이다. 예를 들면, 섭씨온도계나 화씨온도계와는 다르게 켈빈온도계(Kelvin scale)로 측정된 온도에서 0도(0°K)란 소립자의 움직임이 완전히 정지된 **'절대 0도(absolute zero)'**의 상태를 의미한다.

2.3.2 측정수준의 차이점과 중요성

이상에서 설명한 4가지 척도의 차이점을 요약하면 표 2.1과 같다.

표 2.1 4가지 척도의 특징

	상호 배타적인 특성을 가진다	등급, 순위가 명시된다	등거리 구간이 명시된다	가감 가능	가감승제 가능	절대영점	비연속적인 성격을 가진다	평균 (표준편차)	통계검정
명목척도	○						○		비모수 검정
서열척도	○	○					○		비모수 검정
등간척도	○	○	○	○				○	모수 검정
비율척도	○	○	○	○	○	○		○	모수 검정

자료에 대한 통계적 분석에 있어서 자료가 범주형 자료인지 연속형 자료인지에 따라 분석방법이 결정된다. 일반적으로 통계적 분석방법의 결정은 위에서 설명한 독립변수와 종속변수의 범주형 자료 또는 연속형 자료에 따라 정해지는 경우가 많다. 예를 들어, **설명변수가 두 개의 범주를 가지는 이산형(범주형)자료이고, 종속변수가 연속형자료인 경우 독립표본 t-검정을 적용하게 된다. 설명변수가 세 개 이상의 범주를 가지는 이산형(범주형)자료이고 종속변수가 연속형자료일 때는 분산분석(ANOVA)을 이용하게 된다**. 이처럼 주어진 자료에 대해서 적절한 통계적인 분석방법의 선택에 있어서 자료의 형태를 잘 구분해야만 올바른 분석방법을 적용할 수 있다.

그러나 사회과학에서는 등간척도 이상의 자료를 확보하는 것이 불가능할 때가 많기 때문에 서열척도를 등간척도로 취급하여 분석하는 경우가 종종 있다. 사회 현상은 고유한 속성이 있으므로 임의로 등간척도나 비율척도로 만들 수는 없다. 다만, 경우에 따라 명목척도라도 등간척도인 것처럼 가정해서 사용할 수는 있다. 예를 들어, 종교의 경우 명목척도에서는 여러 가지 종교의 범주를 나누어서 측정하는 것이 보통의 방법이지만 통계적 분석에서 필요할 때는 이것을 종교가 있음(1)과 없음(0)으로 이분화하여 가변수 혹은 더미변수(dummy variable)로 할 수 있고, 이것을 일종의 등간척도인 것처럼 가정하여 회귀분석에 적용할 수 있다. 이처럼 사회 현상 또는 건강 현상은 명목, 서열, 등간, 비율척도로 측정이 되는데 필요할 경우에는 이를 다른 척도로 변환하여 사용하는 것도 가능하다.

표 2.2 분석기법 I

종속변수의 수	분석기법	자료(척도)	
		독립변수	종속변수
1 개	독립표본 t 검정(t-test)	명목	등간, 비율
	일원분산분석(ANOVA)	명목	등간, 비율
	회귀분석	명목, 등간, 비율	등간, 비율
	로지스틱회귀분석	명목, 등간, 비율	명목
	판별분석	명목, 등간, 비율	명목
	공분산분석(ANCOVA)	명목, 등간, 비율	등간, 비율
	반복측정분산분석	명목, 등간, 비율	등간, 비율
2 개	MANOVA	명목	등간, 비율

표 2.3 분석기법II

분석기법	자료(척도)	분석기법	자료(척도)
독립성검정	명목	Kolmogorov-Smirnov 검정(단일, 독립두표본)	등간, 비율
상관분석	명목, 서열, 등간, 비율	Mann-Whitney 검정	서열, 등간, 비율
요인분석	등간,비율	Kruskal-Waliis 검정	서열, 등간, 비율
군집분석	명목, 서열, 등간, 비율	Wilcoxon 검정	서열, 등간, 비율
다차원척도법(MDS)	서열, 등간	Friedman 검정	서열, 등간, 비율
신뢰성분석	등간, 비율	Kendall 검정	서열, 등간, 비율
비율(차이)검정	명목	RUN 검정	서열, 등간, 비율
적합도검정	명목	χ^2 검정	명목

다음 그림은 실험설계 방법에 따라 통계분석을 제시한 그림이므로 그림에 따라서 적절한 통계분석을 선택하면 된다.

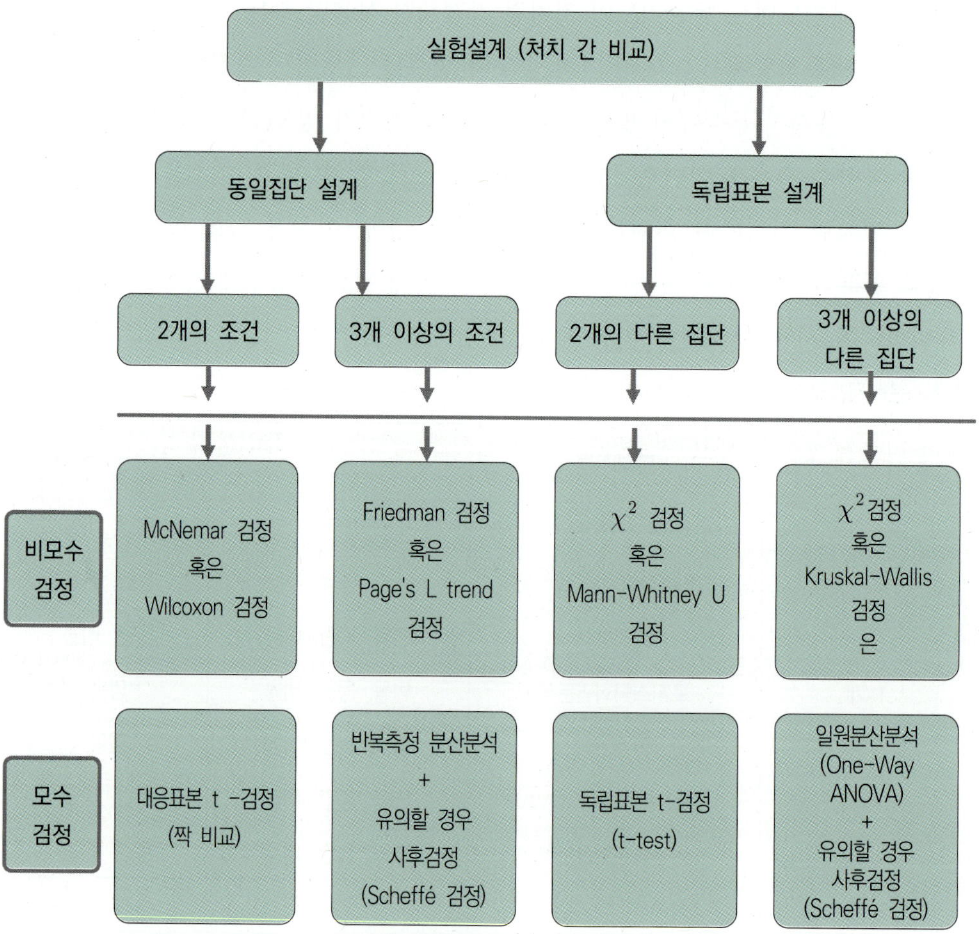

실험설계의 분석절차의 결정

정규성 검정 : 자료가 정규분포 하는지 결정	정규분포를 할 경우: 모수검정 정규분포하지 않는 경우: 비모수검정
동질성 검정 : 사전 자료의 동질성 검정 (통증, 근력, 일반적 특성)	자료의 특성에 따라 : • t 검정(예: 종속변수 : 통증, 근력 등의 연속변수 독립변수 : 성별과 같은 범주형 변수) • χ^2검정(성별과 직업, 성별과 연령대) 등과 같이 두 변수 모두 범주형 변수)
처치 사전 · 사후 비교 검정(통증, 근력)	대응표본 t 검정
두 집단별 자료의 비교 검정 (예 : 종속변수 : 통증, 근력 독립변수 : 성별)	독립표본 t 검정
세 집단 이상일 경우 집단별 자료의 비교검정(예 : 종속변수 : 통증, 근력, 독립변수 : 직업)	일원분산분석 검정(one-way ANOVA)검정 유의할 경우 ↓ 사후검정(Post Hoc test)

변수의 개수와 형태에 따른 그래프의 종류

변수 개수	변수 형태	그래프
일변량 (변수 1개)	연속형 데이터	히스토그램 커널 밀도 곡선 (kernel density curve) 상자그림(box plot) 바이올린 그래프(vilolin plot)
	범주형 데이터 (명목형, 서열형)	막대그래프 원그림
다변량 (변수 2개 이상)	연속형 데이터	산점도(scatter plot) 선 그래프(line plot) 시계열 그래프(time series plot)
	범주형 데이터	모자이크 그림(mosaic chart)

2.4 통계학의 기본 용어 및 개념

2.4.1 모집단과 표본

모집단(population)

모집단은 관심의 대상이 되는 **모든 원소들의 집합**을 의미한다. 보통 사람들은 모집단을 사람들이 모여 있는 것으로 생각한다. 그러나 모집단을 구성하는 것은 동물, 기계, 식물 또는 세포도 될 수 있다. 이러한 구성인자로 모인 모집단의 정의는 우리가 **어떤 시점에서 관심을 갖는, 즉, 연구하고 싶은 집단의 모든 구성원**을 의미한다.

표본(sample)

표본은 단순히 모집단의 한 부분이라 할 수 있다. 모집단을 어떤 초등학교에 재학하고 있는 학생들의 몸무게라고 하자. 만일, 이 중 일부 학생들의 몸무게를 측정한다면 그것은 모집단의 한 부분, 즉, 표본이 되는 것이다. 여기서 중요한 점은 **표본에서 발견된 사항이 전체 모집단을 대표**할 수 있어야 한다는 데 있다.

❙ 관찰값(observed values)

표본의 특성 값, 관찰된 측정값

모집단과 표본 안에서의 천사의 비율

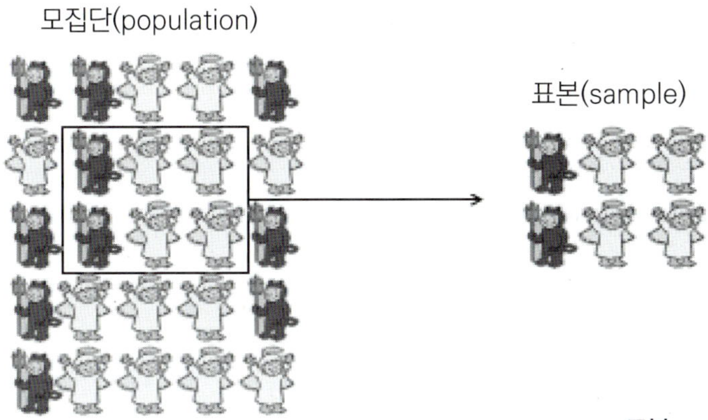

모집단
모집단 안에서의 천사의 비율

$$\pi \text{ or } P = \frac{15}{25} = .60$$

표본
표본 안에서의 천사의 비율

$$\hat{p} = \frac{4}{6} = .67$$

2.4.2 통계조사의 종류

❙ 전수조사(census)

관심있는 모집단 전체를 조사하는 경우로서 주로 모집단의 규모가 작은 경우에 실시한다.

❙ 표본조사(sample survey)

모집단에서 추출된 표본을 가지고 조사하는 것을 말한다.

2.4.3 모수와 통계량

❙ 모수(parameter)

모수는 모평균, 모분산, 모비율 등과 같이 모집단의 특성을 나타내는 값을 의미한다. 즉, 모집단의 특성을 나타내는 양적인 측도로서 주어진 모집단을 따르는 고유의 상수이다. 모수를 표기할 때에는 **그리스문자와 대문자**를 이용한다.

평균($\mu = \sum X_i / N$), 분산($\sigma^2 = \sum (X_i - \mu)^2 / N$), 표준편차($\sigma$) 등

▎통계량(statistic)

통계량은 모수의 추론에 사용되는 표본평균, 표본분산, 표본비율과 같이 표본의 특성을 나타내는 수치를 의미한다. 즉, 표본의 특성을 나타내는 양적인 측도로서 모집단의 분포를 따르는 확률변수이다. **통계량을 표기할 때에는 알파벳과 소문자를 이용**한다.

평균($\overline{X} = \sum X_i / n$), 분산($s^2 = \sum (X_i - \overline{X})^2 / n - 1$), 표준편차($s$) 등

표 2.4 모수와 통계량의 표기

	모수(parameter)	통계량(statistic)
평 균	μ	$\overline{x}$
분 산	σ^2	s^2
표준편차	σ	s
크 기	N	n

2.4.4 모수통계학과 비모수통계학

▎모수통계학(parameteric statistics)

모집단의 분포, 즉, 모집단이 정규분포한다는 가정을 필요로 하는 통계적 방법으로 대체로 연속변수의 양적변수를 분석할 때 사용한다.

▎비모수통계학(non-parametric statistics)

모집단의 분포에 대한 가정을 필요로 하지 않으며 질적자료 혹은 비연속형의 수량적 자료를 분석할 때 많이 사용한다.

요 약

◪ 변수의 종류

① 독립변수(원인적 변수, 가설적 변수)

㉠ 일정하게 전제된 원인을 가져다주는 기능을 하는 변수이다.

㉡ 실험연구에서 독립변수는 **연구자에 의해 조작되는 변수**를 의미하며, 사회조사연구에서는 연구자의 능동적 개입이 아닌 논리적 선행조건의 개념으로 파악된다.

② 종속변수(결과적 변수)

㉠ 독립변수의 원인을 받아 일정하게 전제된 결과를 나타내는 기능을 하는 변수이다.

㉡ 실험연구에서 종속변수는 독립변수의 변이 또는 변화에 따라 자연히 변하는 것으로서 결과적인 예측변수라고 할 수 있다.

㉢ 하나 이상의 독립변수에 의해 영향을 받는다.

③ 외생변수 혹은 혼란변수

㉠ 독립변수와 종속변수 간에 상관관계가 있는 것처럼 보이지만 실제로는 두 변수가 우연히 어떤 변수와 연결됨으로써 마치 인과적 관계가 있는 것처럼 보이도록 하는 모든 변수이다.

㉡ 실험변수가 아니면서 결과변수에 영향을 주는 일종의 독립변수로서, 최대한으로 그 영향이 제거되거나 상쇄될 수 있도록 해야 한다.

④ 매개변수

㉠ 독립변수의 결과인 동시에 종속변수의 원인이 된다.

⑤ 조절변수

㉠ 독립변수가 종속변수에 미치는 영향을 강화해 주거나 약화해 주는 변수이다.

◪ 척도의 특징

	상호 배타적인 특성을 가진다	등급, 순위가 명시된다	등거리 구간이 명시된다	가감 가능	가감승제 가능	절대 영점	비연속적인 성격을 가진다	평균 (표준편차)	통계검정
명목척도	○						○		비모수 검정
서열척도	○	○					○		비모수 검정
등간척도	○	○	○	○				○	모수 검정
비율척도	○	○	○	○	○	○		○	모수 검정

◪ 척도의 필요성

① 하나의 문항이나 지표로는 제대로 측정하기 어려운 복합적인 개념들을 측정할 수 있도록 한다.

② 여러 개의 지표(또는 문항)를 **하나의 점수로 나타냄으로써 자료의 복잡성을 덜어준다.**

③ 하나의 척도는 **단일차원성**을 전제로 구성하는데, 복수의 측정지표를 사용하여 단일차원성 여부를 분석할 수 있다.

④ 복수의 지표로 구성된 척도를 사용하게 되면 **단일문항(지표)을 사용하는 경우보다 측정의 오류를 줄일 수 있으며, 측정의 신뢰도와 타당도를 높일 수 있다.**

⑤ 척도에 의한 양적인 측정치를 제공하여 **통계적인 활용을 쉽게 한다.**

◪ 대상의 범위에 의한 분류

① 전수조사

㉠ 연구대상이라고 생각되는 **모든 부분을 전부 조사**하는 것을 의미한다.

㉡ 모집단이 비교적 작은 경우 추정의 정도를 높이기 위해 또는 다면적으로 조사결과를 이용하기 위해 활용한다.

㉢ **경제성과 신속성이 떨어진다.**

㉣ 예 : 국세조사, 인구조사 등

② 표본조사

㉠ 다양한 표본추출방법에 따라 **조사대상 전체 중 일부분을 선출하여 그 전체를 추정하는 조사**이다.

㉡ **조사대상 전체를 '모집단'이라 하며, 선출된 부분을 '표본'**이라 한다.

㉢ 표본조사의 경우 **대표성의 문제,** 즉, 전체를 대표하는 부분의 추출을 어떠한 방식으로 할 것인지가 관건이다.

㉣ **시간과 비용이 적게 든다는 점에서 경제성이 있으나, 표본추출의 오류가 연구결과에 영향을 미친다.**

◪ 표본추출의 주요개념

① 통계량(통계치, statistic)

㉠ **표본에서 얻은 변수의 값을 요약하고 묘사**한 것이다.

㉡ 모집단의 모수는 대부분 통계치를 가지고 측정한다. 그러나 **모집단을 완벽하게 반영하는 표본명단을 찾기에는 거의 불가능**하다.

㉢ 표본명단이 연구대상 모집단과 최대한 일치하는 것이 좋다.

② 모수(parameter)

㉠ 모집단의 어떤 특성을 지칭하는 개념을 변수로 환원하여 측정한다고 할 때, 그 **변수의 값을 모집단의 구성요소들에서 추출하여 요약·묘사한 값**을 말한다.

㉡ 한 변수의 성격이 모집단에서 어떻게 나타나는지를 가리키는 것이다.

Chapter 03

SPSS를 이용한 자료 입력 및 변환

Chapter 03 SPSS를 이용한 자료 입력 및 변환

먼저 **SPSS란 1969년에 사회과학 분야의 데이터 분석을 위해 만들어진 컴퓨터 프로그램으로 사회과학을 위한 통계패키지(Statistical Package for the Social Science)라는 말의 첫 자를 모아 만든 이름**이다. SPSS는 시카고대학의 National Opinion Research Center의 구성원들에 의해 개발되었고 처음 개발했을 때는 설문조사, 시장조사 등의 표본조사 데이터 분석을 중심으로 했지만 1975년에 SPSS Release 6을 통해 고차원적인 수준의 프로그램으로 바뀌었다. SPSS Release 6은 시스템으로서의 장점을 살린 고성능 데이터 처리기능을 가지고 있었으며, SPSS 메뉴얼을 발간하여 널리 알려지게 되었다.

그 후 SPSS Release 7, 8, 9가 1976~1981년 사이에 연이어 발표되면서 SPSS는 한 단계 더 좋은 통계 패키지로 발전되었다. 1983년에는 SPSS의 미비점을 대폭 보완하고 수정하여 SPSS^{X}가 탄생하였으며, 실무에서 사용되는 거의 모든 통계적 분석 방법이 포함되어 있어서 사회과학 분야만이 아닌 모든 분야에 대한 종합적인 통계 패키지의 구실을 할 수 있게 되었다.

1980년대에 개인용 컴퓨터의 급속한 발전에 따라 이에 이용될 수 있는 DOS용 SPSS/PC 통계 패키지가 탄생되었고, 1986년에 이르러 SPSS/PC 매뉴얼이 발간됨으로써 대형 컴퓨터에서 할 수 있는 기능의 대부분을 개인용 컴퓨터에서도 실행할 수 있게 되었다. 1990년대에 이르러 컴퓨터의 환경이 DOS 운영체제에서 윈도우 환경으로 급속히 발전됨에 따라 SPSS도 DOS용에서 윈도우용으로 발전되어 윈도우용 SPSS 6.0이 탄생되었고 발전이 거듭되어 7.0을 시작으로 현재는 29.0까지 개발되기에 이르렀다. SPSS는 광범위한 분야에서 이용되고 있으며 컴퓨터 전문가가 아닌 일반 사용자들도 쉽게 사용될 수 있도록 개발된 통계 소프트웨어이다. 한글 SPSS는 모든 분석절차가 한글 메뉴방식으로 구성되어 있고 출력결과 또한 한글로 되어 있어서 통계전문가가 아닌 일반 자료 분석가도 매우 쉽고 편하게 이용할 수 있는 특징을 지니고 있다고 할 수 있다. 이 책에서의 SPSS에 관한 모든 내용은 **한글 SPSS Statistics 26.0을 기준**으로 작성되었다.

3.1 SPSS 창의 종류

SPSS는 기본적으로 7개의 창으로 구성되어 있다. 이를 차례로 나열하면 데이터 편집기, 출력결과 항해사, 피벗표 편집기, 도표 편집기, 텍스트 출력결과 편집기, 명령문 편집기, 스크립트 편집기 등이 있다. 아래의 표는 각 창의 내용을 설명하고 있다.

표 3.1 SPSS 창의 종류

창	설 명
데이터 편집기	데이터 파일을 열고 통계절차를 수행하는 창
뷰어(출력항해사)	출력결과 창
피벗표 편집기	출력결과의 피벗 테이블을 수정, 편집하는 창
도표 편집기	차트나 그림을 수정하는 창
텍스트 출력결과 편집기	텍스트 출력결과를 수정하는 창
명령문 편집기	SPSS 수행 시 선택한 내용들에 대한 명령문을 보관하고 수행하는 창
스크립트 편집기	SPSS의 작업을 자동화하기 위한 스크립트와 OLE 기능을 수행

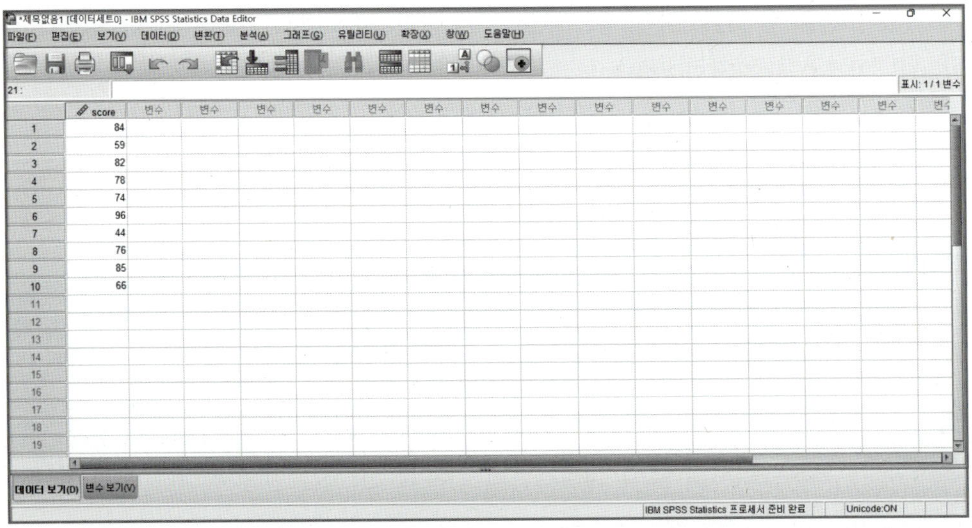

1) **데이터 편집기** : 데이터보기와 변수보기로 구성된 데이터 편집기는 활성 데이터 파일의 내용을 표시한다. 데이터보기에서 열은 변수를 나타내고 행은 케이스(관측값)를 나타낸다. 변수보기에서 각 행은 변수이고 각 열은 해당변수와 관련된 속성을 나타낸다.

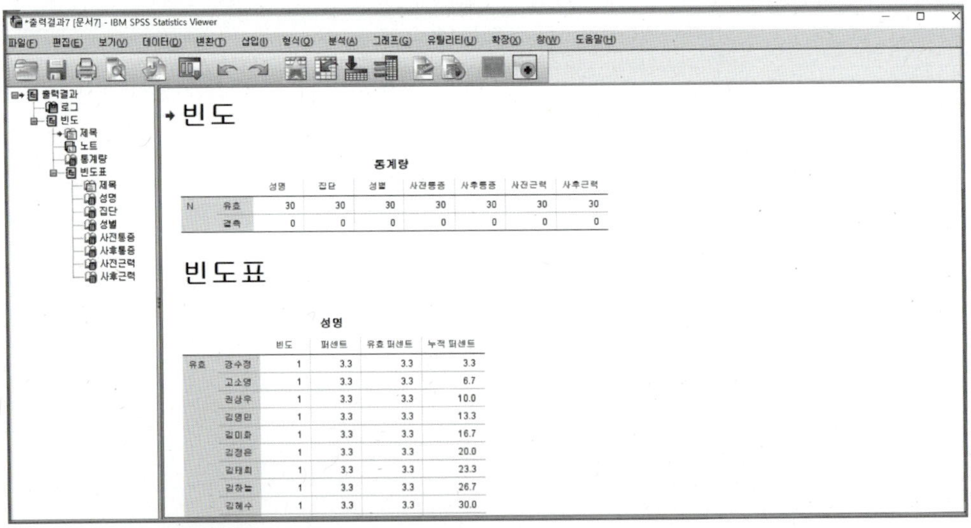

2) **뷰어** : 개요영역과 내용영역으로 구분되는 뷰어는 표, 통계량, 도표가 뷰어창에 표시되고 출력결과를 표시하는 명령문을 처음으로 실행할 때 자동으로 열린다.
개요영역에는 뷰어에 저장된 모든 정보의 개요가 표시된다.
내용영역에는 통계표, 도표, 텍스트 출력 결과가 표시된다.

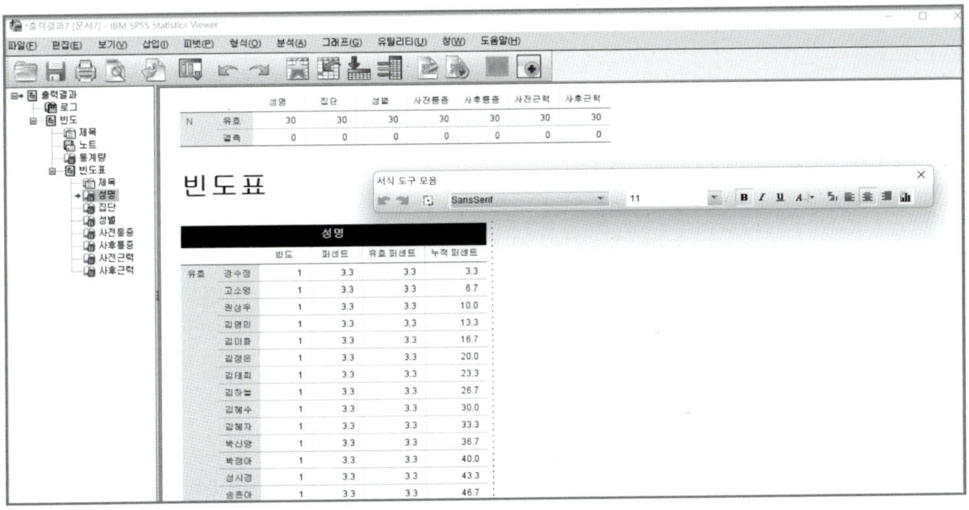

3) **피벗표 편집** : 뷰어에 표시된 표의 글꼴 속성이나 맞춤을 변경하려면 표를 더블클릭한 후 서식 도구 모음을 이용하여 글꼴, 색상, 문단 정렬 등을 원하는 형태로 변경할 수 있다.

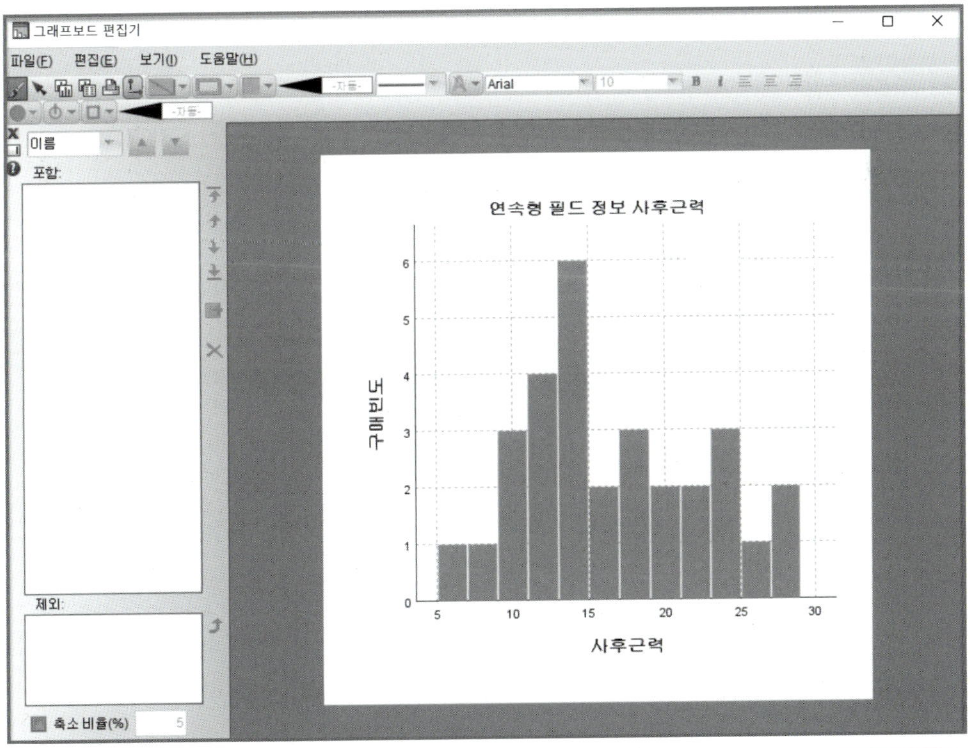

4) **도표 편집기** : 뷰어에 표시된 그래프의 모양이나 색을 변경하려면 그래프를 더블클릭한다. 표시된 도표의 다양한 속성들은 도표 편집기를 통해 변경할 수 있다.

3.2 SPSS 메뉴

표 3.2 SPSS 메뉴

메뉴	내용
파일(F)	새로운 데이터 작성 및 불러오고 저장하는 기능을 수행
편집(E)	데이터파일을 복사, 붙이기 등의 편집하는 기능을 수행
보기(V)	툴바나 격자선, 글꼴 등 화면에 표시하는 기능을 수행
데이터(D)	변수를 정의하거나, 정렬 및 병합, 전치 등의 기능을 수행
변환(T)	새로운 변수를 만들거나 변수값 변환 등의 기능을 수행
분석(A)	선택된 데이터에 대한 각종 통계분석 절차 수행
그래프(G)	선택된 자료에 대한 그림이나 도표를 작성할 때 사용
유틸리티(U)	파일이나 변수의 정보 표시
창(W)	윈도우창간의 전환 및 메뉴 표시
도움말(H)	도움말 정보 표시

3.3 통계분석

SPSS를 이용한 통계적 자료분석 과정은 다음과 같은 절차를 따라 수행하게 된다.

데이터 분석의 단계

1단계 데이터 편집기로 데이터를 가져온다.	➡	2단계 자료분석을 하기 위해서 변수를 조건에 맞게 변환한다.	➡	3단계 분석할 변수를 선택한다.	➡	4단계 결과를 검토한다.

1단계 : 데이터입력 및 출력

데이터를 직접 데이터 편집기에 입력하거나, 데이터가 입력된 텍스트 파일을 불러온다. SPSS "데이터편집기창"을 통하여 분석할 자료를 직접 입력하거나 기존의 데이터파일(SPSS, Excel, ACSII, Access, dBase 파일 등)을 불러들인다.

2단계 : 자료의 변환 및 관리

필요한 경우 주어진 자료를 이용해서 원하는 조건을 만족하는 자료만 선택하거나 기존의 변수를 이용하여 새로운 변수를 생성하고 분석할 준비를 한다.

3단계 : 분석메뉴 선택

분석메뉴에서는 분석자가 정리 및 분석할 자료에 적절한 통계적 분석절차(메뉴)를 선택한다. 표를 작성하거나 통계량을 계산하거나 도표를 작성하려면 원하는 분석방법이나 그래프를 메뉴에서 선택한다. 분석메뉴대화상자에서 분석하고자 하는 변수를 선택하여 지정한다.

4단계 : 분석수행 및 결과 검토

적절한 분석메뉴와 분석변수가 선택되면 분석메뉴를 실행하고 "SPSS 뷰어창"을 통해 출력된 결과를 확인하고 검토한다.

이와 같은 과정을 통해 통계적인 분석을 진행하게 되며, SPSS에서 제공하는 통계분석절차와 그래프를 메뉴별로 정리하면 다음과 같다.

표 3.3 SPSS에서 제공하는 통계분석절차

분석	내용
보고서	케이스요약, 요약보고서
기술통계량	빈도분석, 기술통계, 탐색적 자료분석, 분할표, 교차분석 등
통계표작성	통계표작성을 위해 이용(기초적, 일반적통계표 등)
평균비교	집단별 평균분석, 일표본t-검정, 독립표본 t-검정, 일원배치분산분석
일반선형모형	분산분석, 다변량분산분석, 공분산분석, 반복측정분석, 분산성분측정
혼합모형	선형혼합모형(Linear Mixed Model)
상관분석	두 변수간의 상관분석, 편상관분석,
회귀분석	거리측도선형회귀, 곡선회귀, 비선형회귀, 로지스틱, 프로빗, 가중회귀, 2-단계최소제곱
로그선형분석	일반로그선형분석, 로짓분석, 모형선택 등을 제공
분류분석	군집분석, 판별분석에 대한 절차를 제공
데이터축소	요인분석, 대응일치분석, 최적화척도법
척도화분석	신뢰도분석, 다차원척도법
비모수검정	카이제곱, 이항검정, 런검정, 일표본K-S검정
시계열분석	지수평활, 자기회귀, ARIMA모형
생존분석	생명표, Kaplan-Meier생존분석, Cox회귀모형
다중응답분석	다중으로 응답된 자료에 대한 분석절차 제공
결측값분석	결측값 처리에 대한 분석

표 3.4 SPSS에서 제공하는 그래프

그래프	내용	그래프	내용
막대도표	Bar chart	오차막대도표	Error bar
선도표	Line chart	산점도	Scatter plot
영역도표	Area chart	히스토그램	Histogram
원도표	Pie chart	P-P 도표	P-P도표
상한-하한도표	High-Low chart	Q-Q 도표	Q-Q도표
파레토도표	Pareto chart(품질관리)	순차도표	Sequence plot
관리도	Control chart(품질관리)	ROC 곡선	ROC chart
상자도표	Box_Whisker plot	시계열도표	자기상관, 교차상관 등

3.4 자료 불러오기와 자료입력

3.4.1 엑셀(EXCEL)형식으로 입력한 자료를 불러오기

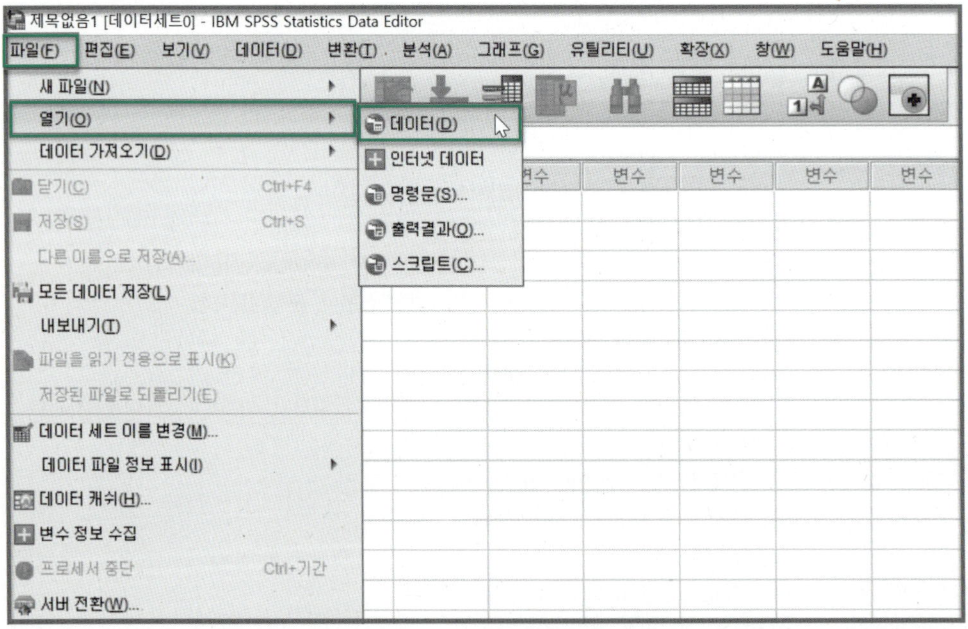

파일(F) → 열기(O) → 데이터(D)

엑셀파일을 불러오기 위해서 찾아보기 단추를 누르고, 엑셀파일이 위치한 경로를 탐색한 후 엑셀파일(*.xls)을 선택한다. EXCEL 데이터소스 열기 단계를 통해 SPSS로 엑셀파일을 불러올 수 있다.

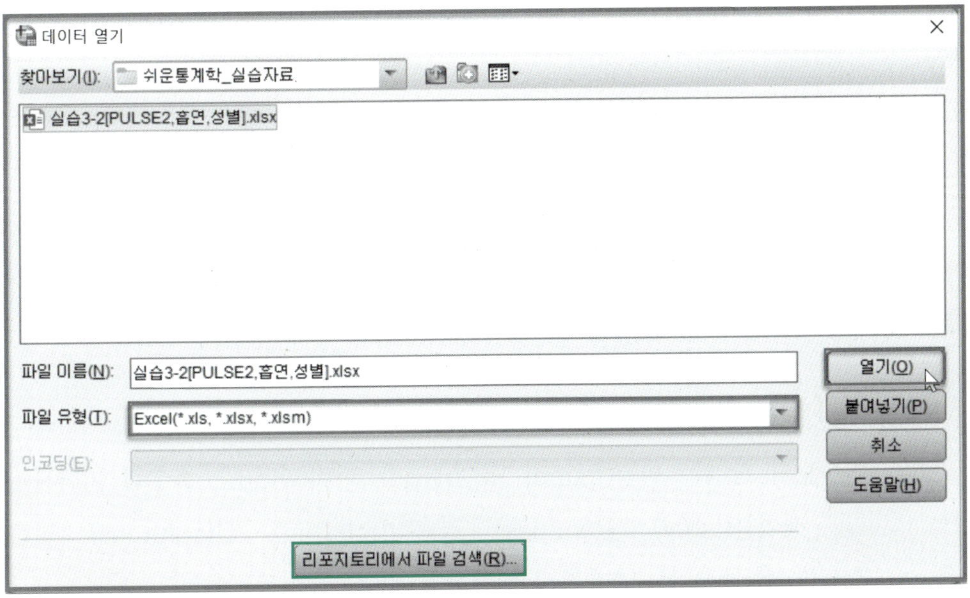

아래의 그림과 같이 **'데이터 첫 행에서 변수이름 읽어오기'에 표시를 할 경우 엑셀에서 입력된 데이터 첫 행은 변수**이다. 그러므로 엑셀에서 자료를 입력할 경우 첫 행은 변수이름으로 작성한다.

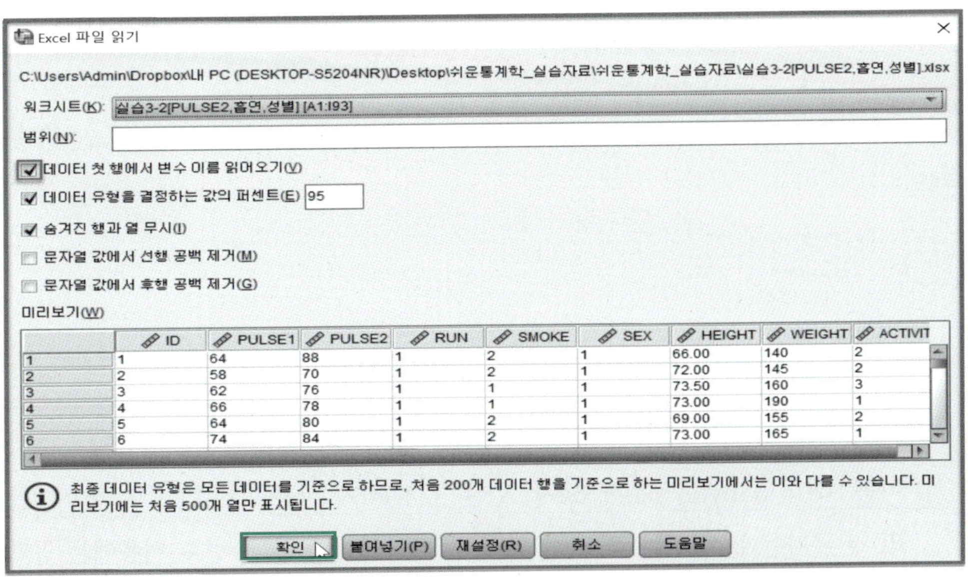

3.4.2 CSV형식으로 입력한 자료를 불러오기

❙ 파일(F) → 열기(O)→데이터(A)

텍스트가져오기 마법사(Text Import Wizard Step6)의 6단계를 통해 SPSS로 텍스트파일을 불러올 수 있다.

3.4.3 SPSS에서 직접자료입력

SPSS데이터 편집기는 두 개의 창으로 구성되어 있다. 첫째는 변수보기 창이며, 둘째는 데이터보기 창이다. 변수보기 창에서 자료를 입력할 변수를 생성한 후에 데이터보기 창에서 자료를 직접 입력할 수 있다.

❙ 변수보기 창의 기본구성

SPSS 변수보기 창에는 이름(name), 유형(type), 너비(width), 소수점 이하자리(decimals), 레이블(label), 값(values), 결측값(missing), 열(columns), 맞춤(align), 측도(measure) 등 10가지 선택메뉴가 있다.

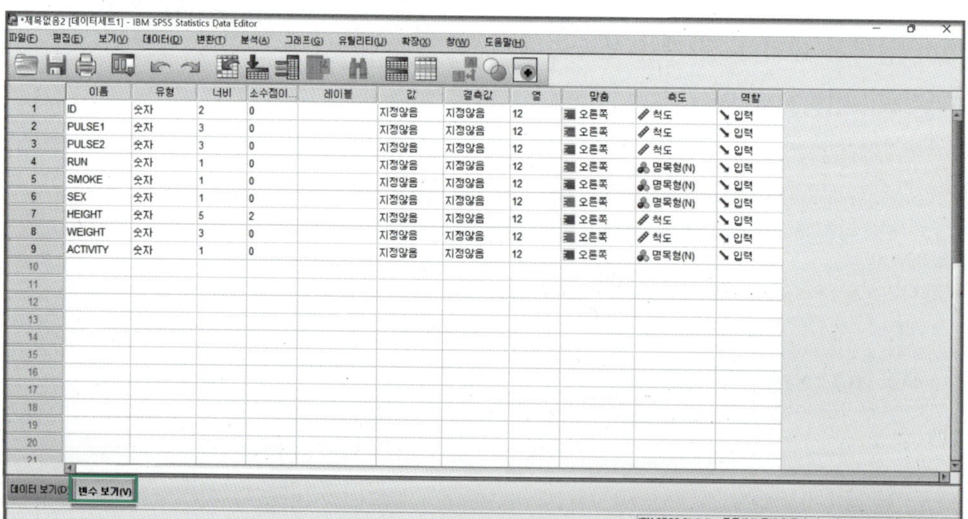

① **이름 : 최대 64byte(영문자 64자, 한글 32자)까지 사용**할 수 있으며 변수이름의 첫 글자는 **문자 또는 @, #, $ 문자 중 하나이어야 한다. 변수 이름에는 공백**

이 있어서는 안 된다. 변수이름 작성 시 언더라인(예 : 질문_1)은 가능하지만 하이픈(질문-1)은 되지 않는다.

② **유형** : 을 클릭하여 변수 유형 대화상자를 열고 변수의 유형과 너비 등을 선택한다.

변수유형은 관측자료를 표기하는 방식을 설명해준다. 일반적으로 SPSS의 변수값들은 숫자(numeric)형식으로 간주하나, 적합한 통계분석을 위해서 변수의 형식을 임의로 바꿀 수 있다. [유형]의 '숫자'를 선택하고 [...]단추를 누르면 여러 가지 유형을 선택할 수 있게 된다.

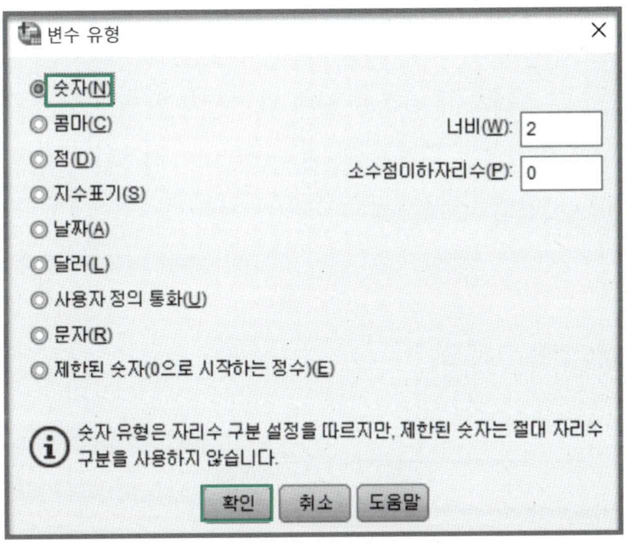

숫자(N) : 변수의 값이 수치인 경우

콤마(C) : 3자리마다 콤마를 표기하는 경우

점(D) : 세 자리마다 점을 표기하는 경우

지수표기(S) : 지수형식으로 표기하는 경우

날짜(A) : 날짜 및 시간으로 표기하는 경우

달러(L) : 미국화폐를 접두어로 표기하는 경우

사용자 정의 통화(U) : 옵션대화상자의 통화탭에서 정의한 사용자정의 통화형식으로 표시된 숫자변수

문자(R) : 문자, 숫자, 특수문자를 표기하는 경우

③ **너비(W)** : 직접 필요한 변수의 크기를 입력하거나 1 의 상하 버튼을 클릭하여 자리수를 변경한다.

④ **소수점이하자리(P)** : 너비와 같은 방법으로 직접 필요한 변수의 크기를 입력하

거나 1 의 상하 버튼을 클릭하여 자리수를 변경한다.

⑤ **레이블** : 변수에 대한 구체적 설명을 최대 256byte(영숫자 256자, 한글 128자)(한글 128자)까지 적을 수 있다.

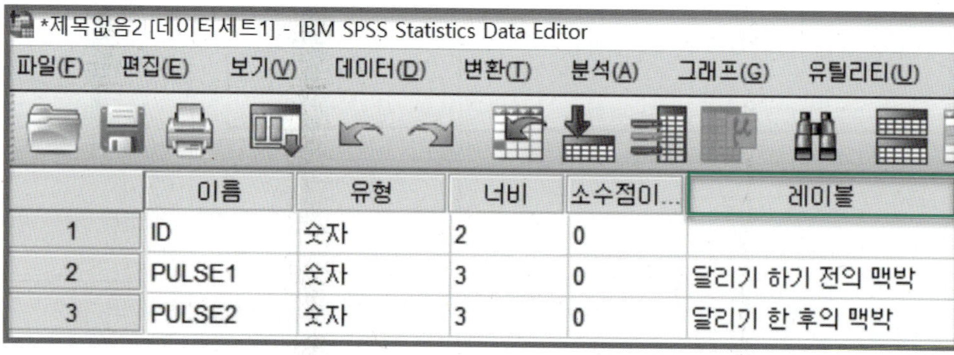

⑥ **값 : 변수값을 설명한다.** ... 을 클릭하여 변수값 설명 대화상자를 열고 변수값과 변수값에 해당하는 설명을 입력하고 추가(A) 를 클릭한다. 변수값 설명을 마치면 확인 을 눌러 변경사항을 등록한다.

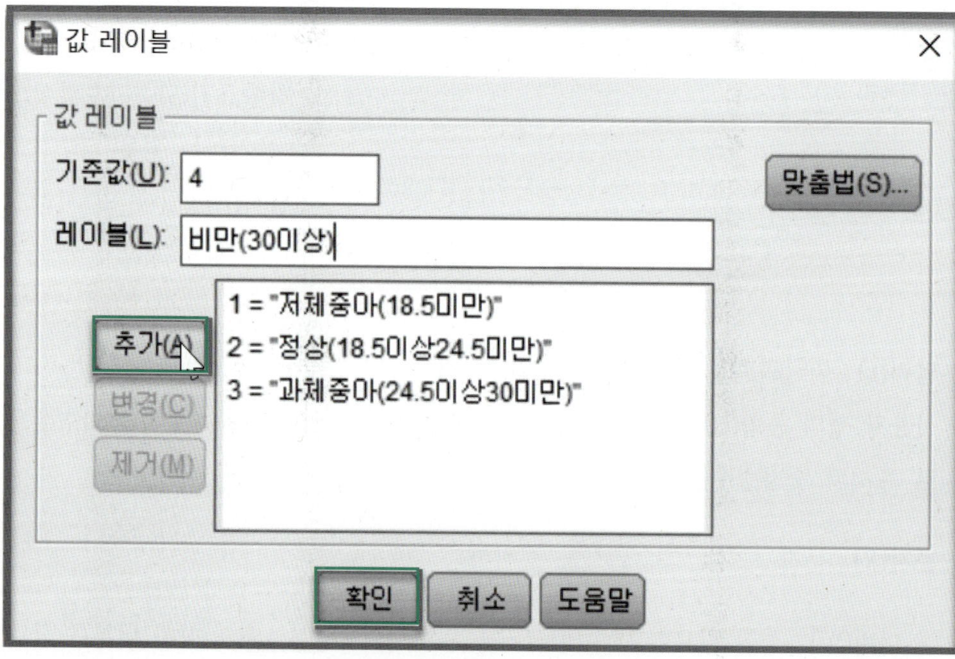

⑦ **결측값** : ... 을 클릭하여 결측값 대화상자를 열고 지정한 데이터 값을 사용자-결측값으로 정의한다. 결측값은 설문에 응답하지 않아서, **코딩 시에 여백으로**

또는 특별한 수치(예를 들어, 999) 등으로 처리한 경우를 의미한다. 결측값의 종류에는 시스템 결측값과 사용자 결측값의 두 가지가 있다. 사용자-결측값으로 지정된 데이터 값은 특수 처리로 표시되고 일반적인 계산에서 제외된다.

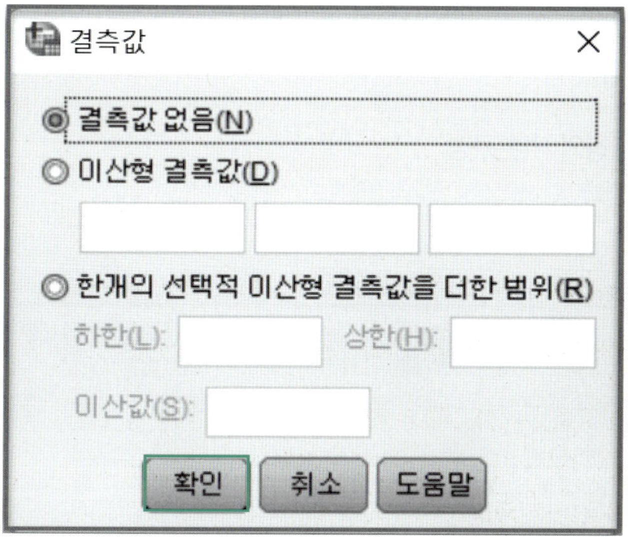

Ⅰ 시스템 결측값

응답치가 공백으로 처리된 경우, 이를 시스템 결측값이라고 한다. 이 무응답치는 점(.)으로 표시된다.

Ⅰ 사용자 결측값

응답치가 구체적으로 어떻게 누락되었는가를 나타내기 위해 사용되는 경우이다. 설문조사에서 '잘 모르겠음'은 99, '해당 없음'은 999, '응답거부'는 9999 등으로 사용자 무응답치를 지정한다.

⑧ **열** : 열너비에 대한 문자수를 지정할 수 있다. 1 의 상하버튼을 클릭하여 변경하거나 데이터 보기에서 열 경계선을 눌러서 끌면(drag & drop) 열 너비를 바꿀 수 있다.

⑨ **맞춤** : 데이터 보기에서 데이터 값 또는 변수값 설명 표시를 제어한다. 숫자변수에서는 오른쪽, 문자변수에서는 왼쪽이 디폴트 값으로 설정되어 있으며, 이 설정은 데이터 보기의 표시에만 적용된다.

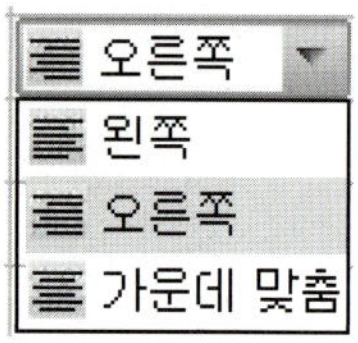

⑩ **측도** : 측정 수준을 척도형(등간 또는 비율척도), 순서형, 명목형으로 지정할 수 있다. 척도는 등간척도와 비율척도에 해당되는 변수를 지정할 경우에 사용된다. 순서척도는 서열척도를 지정하는 경우, 명목척도는 분류, 구분하는 경우에 사용되는 척도를 말한다.

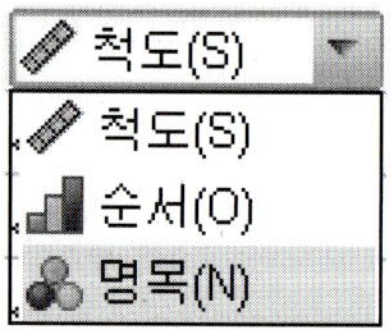

데이터보기 창의 기본구성

변수보기 창에서 변수를 생성하였으므로 이제 SPSS 데이터보기 창에서 자료를 입력할 수 있다.

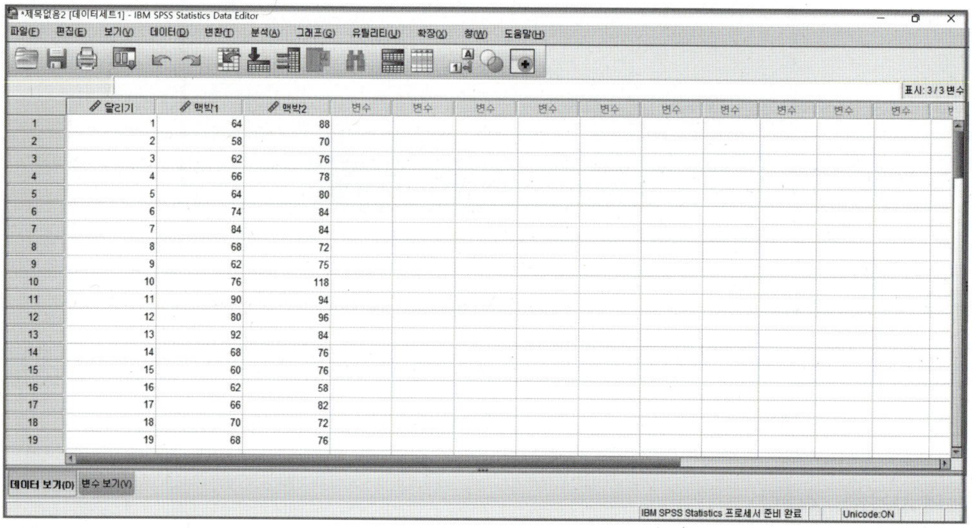

실습 3.1 검사기록지의 내용을 분석이 가능하도록 SPSS에 코딩한다.

검 사 기 록 지					
성명	홍길동	성별	남	구분	실험군

	통증	근력
사전검사	8	15
사후검사	3	32

1) 화면 하단의 [변수보기(V)]를 클릭하여 변수보기 창으로 전환한다.

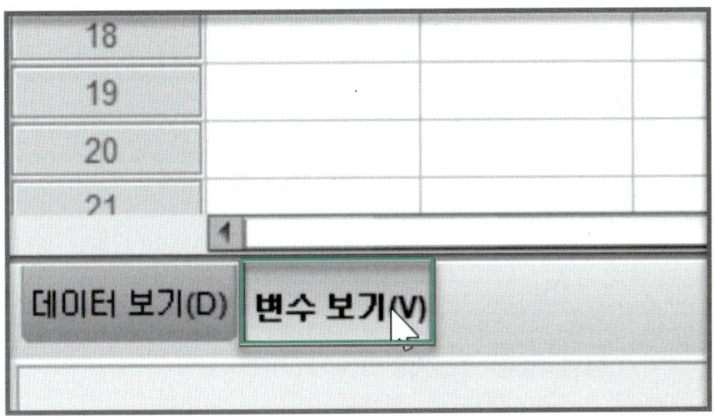

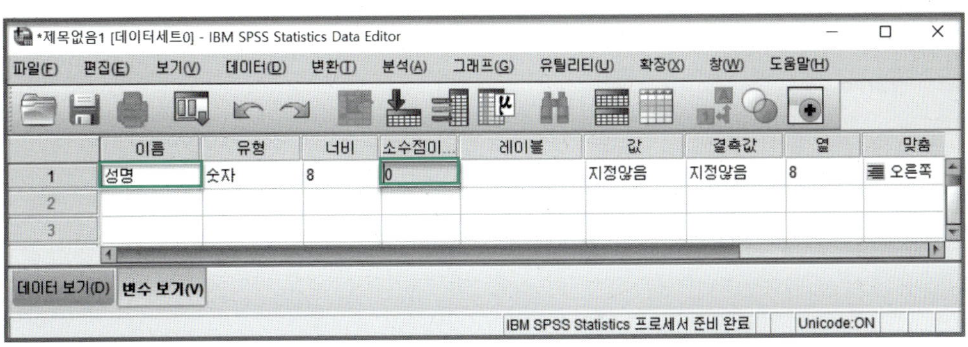

2) [이름]에 변수명을 '성명'이라고 입력한다.
3) '소수점이하자리'를 0으로 수정한다.
4) 변수 유형을 변경하기 위하여 ⋯을 눌러 [변수유형] 대화상자를 불러온다.

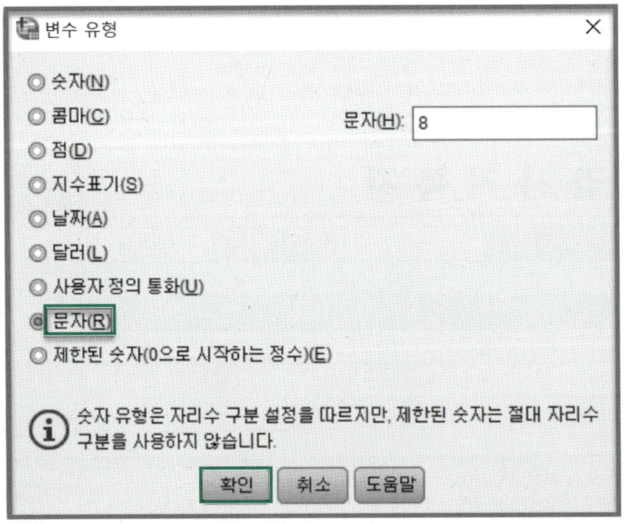

5) 변수유형을 [문자(R)]로 설정하고 문자길이를 확인한 후 확인 을 누른다.

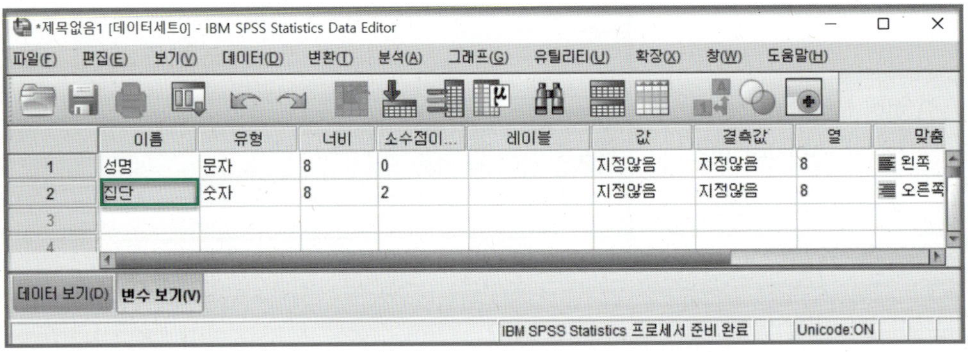

6) [이름]에 '집단'을 입력한다.

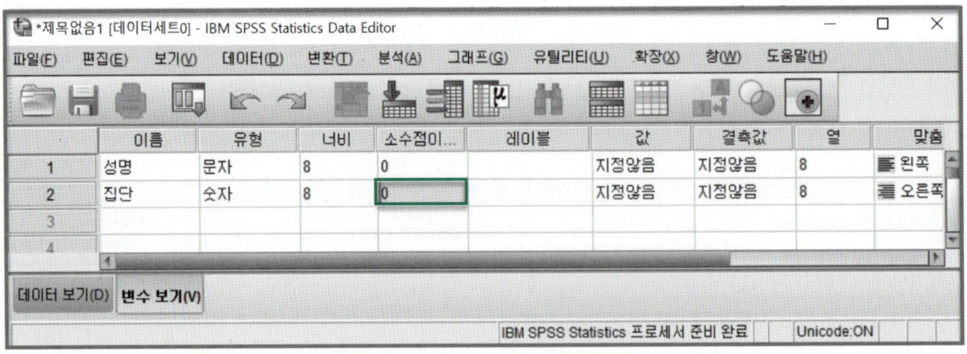

7) [소수점이하자리]를 '0'으로 변경한다. 숫자 '0'을 직접 입력하거나 마우스를 이용하여 1 의 ⬍을 눌러 변경할 수 있다.

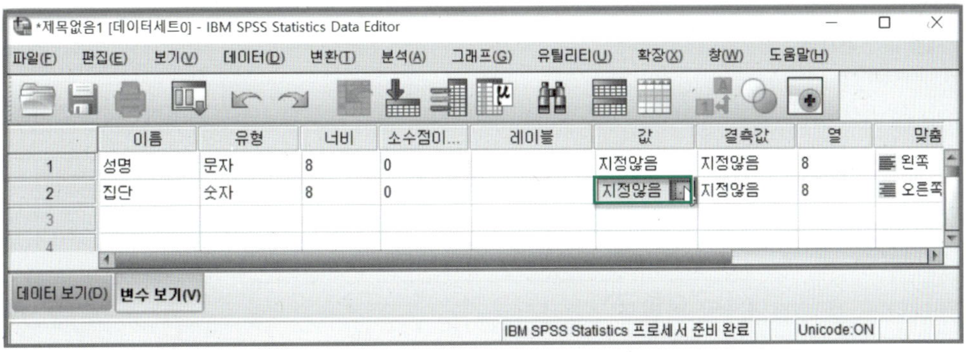

8) 변수값 설명을 위하여 [값]의 ⋯ 을 눌러 [변수값 설명] 대화상자를 불러온다.

Chapter 03

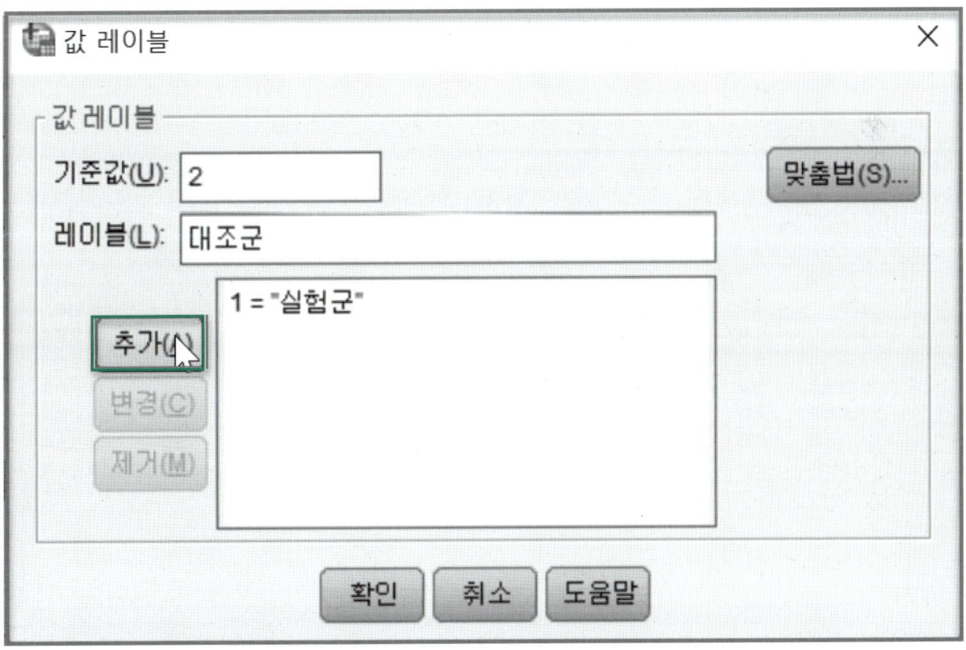

9) 기준값과 설명에 필요한 내용을 적고 추가(A) 를 누른다.
- 기준값(U) : 1, 레이블(L) : 실험군
- 기준값(U) : 2, 레이블(L) : 대조군

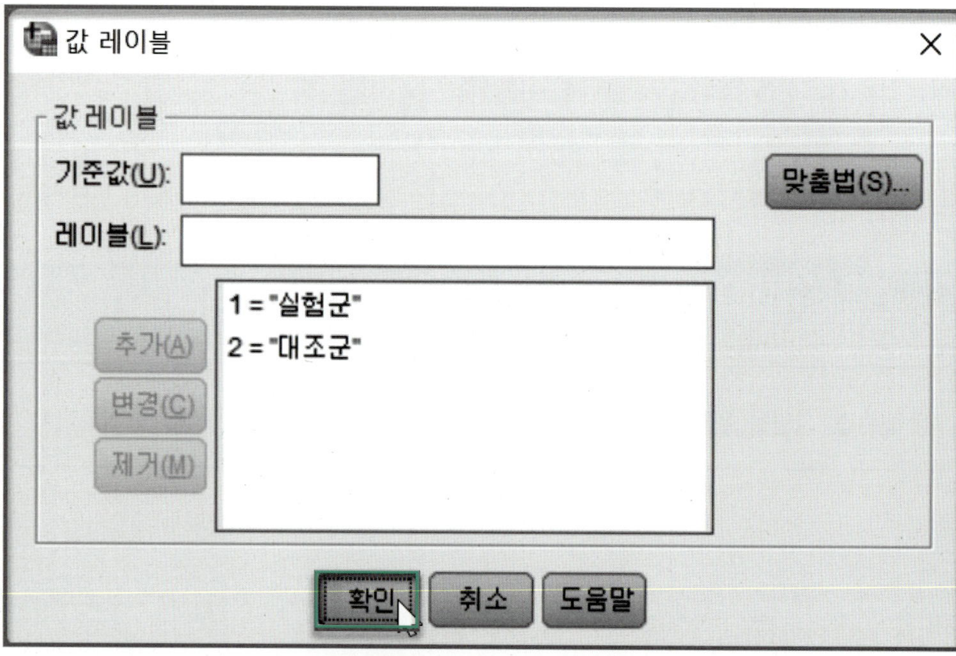

10) [변수값 설명]을 마치면 확인 을 누른다.

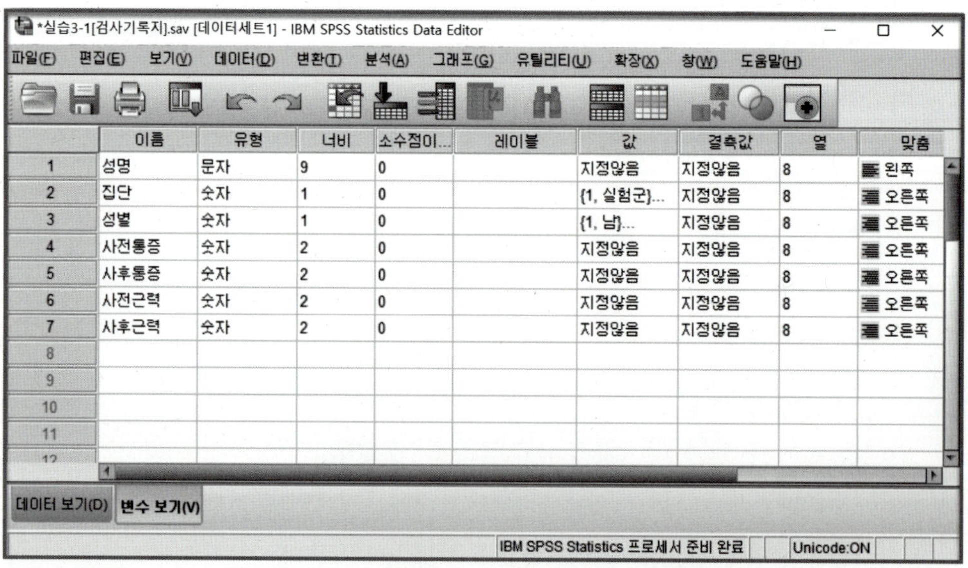

	이름	유형	너비	소수점이...	레이블	값	결측값	열	맞춤
1	성명	문자	9	0		지정않음	지정않음	8	왼쪽
2	집단	숫자	1	0		{1, 실험군}...	지정않음	8	오른쪽
3	성별	숫자	1	0		{1, 남}...	지정않음	8	오른쪽
4	사전통증	숫자	2	0		지정않음	지정않음	8	오른쪽
5	사후통증	숫자	2	0		지정않음	지정않음	8	오른쪽
6	사전근력	숫자	2	0		지정않음	지정않음	8	오른쪽
7	사후근력	숫자	2	0		지정않음	지정않음	8	오른쪽
8									
9									
10									
11									

11) 데이터 입력을 위한 나머지 변수명과 속성들을 위와 같은 방법으로 입력한다(성별 : 남 - 1, 여 - 2로 입력).

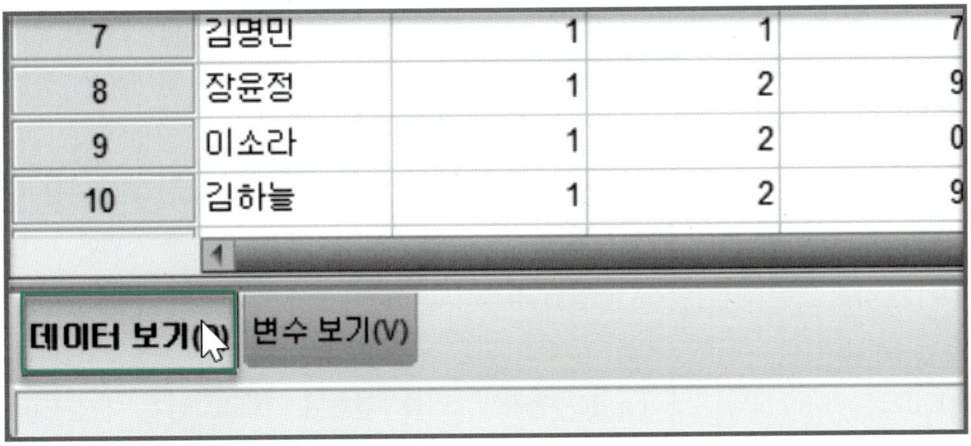

12) 화면 하단의 [데이터보기(D)]를 클릭하여 데이터보기 창으로 전환한다.

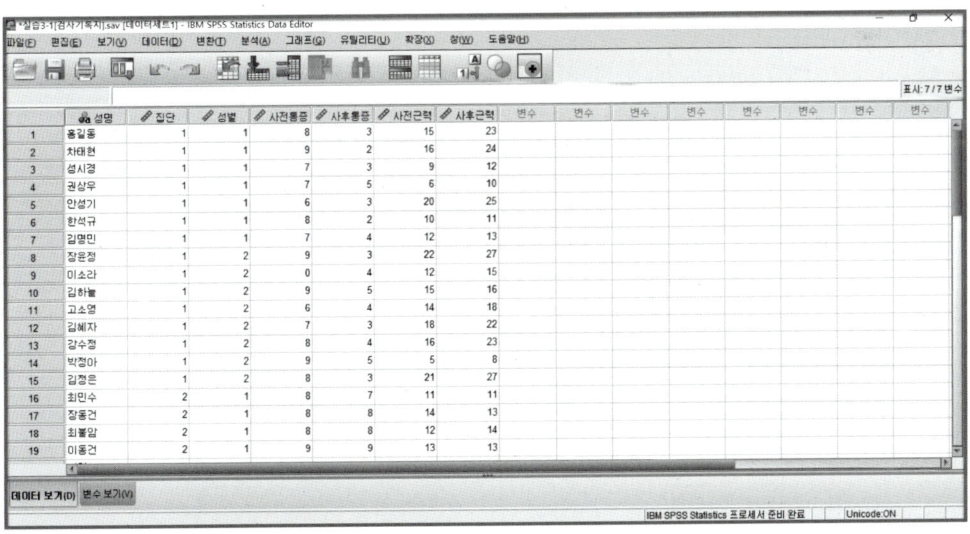

13) 검사기록을 각 항목에 맞게 입력한다.
집단 : 실험군은 '1'로, 대조군은 '2'로 입력한다.
성별 : 남자는 '1'로, 여자는 '2'로 입력한다.

실습 3.2 다음은 미국의 남학생과 여학생을 대상으로 한 자료이다. 변수의 측정으로 id, 달리기하기 전의 맥박, 달리기 한 후의 맥박, 달리기 유무, 흡연유무, 성별, 키, 몸무게, 활동성을 측정하였으며, 변수명과 코딩은 다음과 같이 하였다.

'PULSE1'은 달리기를 하기 전에 측정한 맥박 수이며, 'PULSE2'는 달리기를 한 후에 측정한 맥박수이다. RUN은 달리기 유무를 의미하며 달리기를 한 사람은 1, 달리기를 하지 않은 사람은 2로 코딩된 명목척도에 의한 범주형 변수이다. SMOKE는 흡연유무(흡연 1, 비흡연 2)를 말하고, SEX는 성별(남자 1, 여자 2)을 의미한다. HEIGHT는 inch(약 2.54cm)로 측정된 키를 말하며, WEIGHT는 파운드(약 0.453kg)로 측정된 몸무게이다. ACTIVITY는 활동성을 의미하며 낮은 경우에 1, 보통인 경우에 2, 높은 경우에 3으로 코딩되었다.

자료입력에 대한 실습으로는 1) SPSS의 데이터 편집기를 이용하여 자료를 직접 입력하는 경우와 2) 엑셀에서 자료를 입력하여 불러오는 경우로 두 가지가 있다.

ID	PULSE1	PULSE2	RUN	SMOKE	SEX	HEIGHT	WEIGHT	ACTIVITY
1	64	88	1	2	1	66.00	140	2
2	58	70	1	2	1	72.00	145	2
3	62	76	1	1	1	73.50	160	3
4	66	78	1	1	1	73.00	190	1
5	64	80	1	2	1	69.00	155	2
6	74	84	1	2	1	73.00	165	1
7	84	84	1	2	1	72.00	150	3
8	68	72	1	2	1	74.00	190	2
9	62	75	1	2	1	72.00	195	2
10	76	118	1	2	1	71.00	138	2
11	90	94	1	1	1	74.00	160	1
12	80	96	1	2	1	72.00	155	2
13	92	84	1	1	1	70.00	153	3
14	68	76	1	2	1	67.00	145	2
15	60	76	1	2	1	71.00	170	3
16	62	58	1	2	1	72.00	175	3
17	66	82	1	1	1	69.00	175	2
18	70	72	1	1	1	73.00	170	3
19	68	76	1	1	1	74.00	180	2
20	72	80	1	2	1	66.00	135	3
21	70	136	1	2	1	71.00	170	2
22	74	76	1	2	1	70.00	157	2
23	66	102	1	2	1	70.00	130	2
24	70	94	1	1	1	75.00	185	2
25	96	140	1	2	2	61.00	140	2
26	62	100	1	2	2	66.00	130	2
27	78	104	1	1	2	68.00	185	2
28	82	100	1	2	2	68.00	138	2
29	100	115	1	1	2	63.00	121	2
30	68	112	1	2	2	70.00	125	2
31	96	116	1	2	2	68.00	116	2
32	78	118	1	2	2	69.00	145	2
33	88	110	1	1	2	69.00	150	2
34	62	98	1	1	2	62.75	112	2
35	80	128	2	2	2	68.00	125	2
36	62	62	2	2	1	74.00	190	1
37	60	62	2	2	1	71.00	155	2
38	72	74	2	1	1	69.00	170	2
39	62	66	2	2	1	70.00	155	2
40	76	76	2	2	1	72.00	215	2
41	68	66	2	1	1	67.00	150	2
42	54	56	2	1	1	69.00	145	2
43	74	70	2	2	1	76.00	155	3
44	74	74	2	2	1	76.00	155	2
45	68	68	2	2	1	71.00	150	3
46	72	74	2	1	1	68.00	155	3

ID	PULSE1	PULSE2	RUN	SMOKE	SEX	HEIGHT	WEIGHT	ACTIVITY
47	68	64	2	2	1	69.50	150	3
48	82	84	2	1	1	76.00	180	2
49	64	62	2	2	1	75.00	160	3
50	58	58	2	2	1	66.00	135	3
51	54	50	2	2	1	69.00	160	2
52	70	62	2	1	1	66.00	130	2
53	62	68	2	1	1	73.00	155	2
54	48	54	2	1	1	68.00	150	2
55	76	76	2	2	1	74.00	148	3
56	88	84	2	2	1	73.50	155	2
57	70	70	2	2	1	70.00	150	2
58	90	88	2	1	1	67.00	140	2
59	78	76	2	2	1	72.00	180	3
60	70	66	2	1	1	75.00	190	2
61	90	90	2	2	1	68.00	145	1
62	92	94	2	1	1	69.00	150	2
63	60	70	2	1	1	71.50	164	2
64	72	70	2	2	1	71.00	140	2
65	68	68	2	2	1	72.00	142	3
66	84	84	2	2	1	69.00	136	2
67	74	76	2	2	1	67.00	123	2
68	68	66	2	2	1	68.00	156	2
69	84	84	2	2	2	66.00	130	2
70	61	70	2	2	2	65.50	120	2
71	64	60	2	2	2	66.00	130	3
72	94	92	2	1	2	62.00	131	2
73	60	66	2	2	2	62.00	120	2
74	72	70	2	2	2	63.00	118	2
75	58	56	2	2	2	67.00	125	2
76	88	74	2	1	2	65.00	135	2
77	66	72	2	2	2	66.00	125	2
78	84	80	2	2	2	65.00	118	1
79	62	66	2	2	2	65.00	122	3
80	66	76	2	2	2	65.00	115	2
81	80	74	2	2	2	64.00	102	2
82	78	73	2	2	2	67.00	115	2
83	68	68	2	2	2	69.00	150	2
84	72	68	2	2	2	68.00	110	2
85	82	80	2	2	2	63.00	116	1
86	76	76	2	1	2	68.00	108	3
87	87	84	2	2	2	63.00	95	3
88	90	91	2	1	2	64.00	125	1
89	78	80	2	2	2	68.00	133	1
90	68	68	2	2	2	62.00	110	2
91	86	84	2	2	2	67.00	150	3
92	76	76	2	2	2	61.75	108	2

SPSS의 데이터 편집기를 이용하여 자료입력 실습

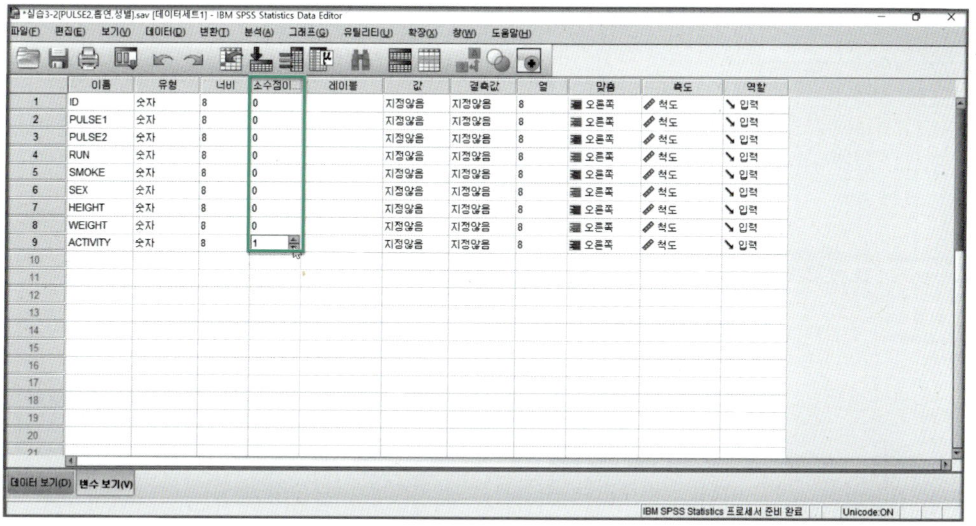

	이름	유형	너비	소수점이...	레이블	값	결측값	열	맞춤	측도	역할
1	ID	숫자	8	0		지정않음	지정않음	8	오른쪽	척도	입력
2	PULSE1	숫자	8	0		지정않음	지정않음	8	오른쪽	척도	입력
3	PULSE2	숫자	8	0		지정않음	지정않음	8	오른쪽	척도	입력
4	RUN	숫자	8	0		지정않음	지정않음	8	오른쪽	척도	입력
5	SMOKE	숫자	8	0		지정않음	지정않음	8	오른쪽	척도	입력
6	SEX	숫자	8	0		지정않음	지정않음	8	오른쪽	척도	입력
7	HEIGHT	숫자	8	0		지정않음	지정않음	8	오른쪽	척도	입력
8	WEIGHT	숫자	8	0		지정않음	지정않음	8	오른쪽	척도	입력
9	ACTIVITY	숫자	8	1		지정않음	지정않음	8	오른쪽	척도	입력

1) 데이터 편집기의 [변수 보기(V)] 탭에서 변수 이름을 입력한다. 나머지 속성들은 자동으로 설정된 값을 그대로 사용하고 소주점이하자리는 '0'으로 변경한다.

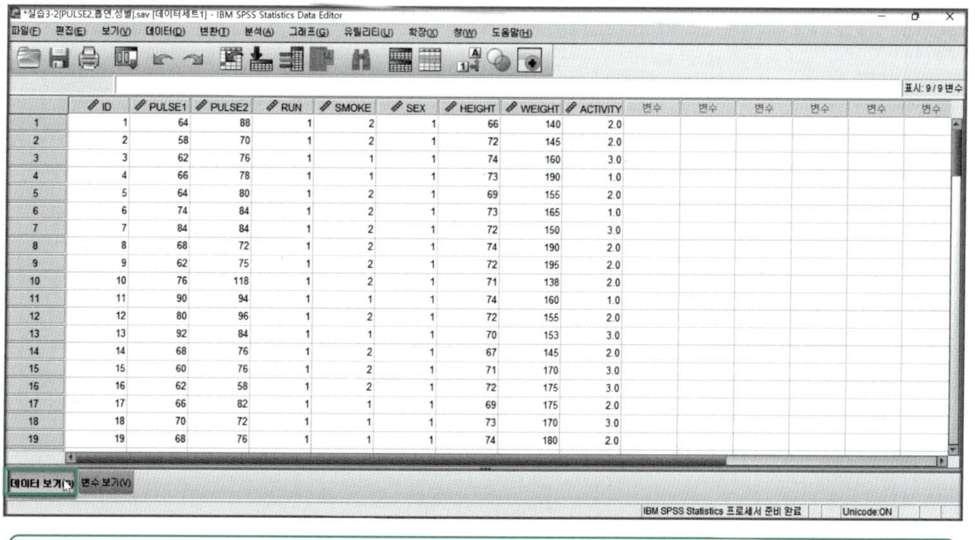

	ID	PULSE1	PULSE2	RUN	SMOKE	SEX	HEIGHT	WEIGHT	ACTIVITY
1	1	64	88	1	2	1	66	140	2.0
2	2	58	70	1	2	1	72	145	2.0
3	3	62	76	1	1	1	74	160	3.0
4	4	66	78	1	1	1	73	190	1.0
5	5	64	80	1	2	1	69	155	2.0
6	6	74	84	1	2	1	73	165	1.0
7	7	84	84	1	2	1	72	150	3.0
8	8	68	72	1	2	1	74	190	2.0
9	9	62	75	1	2	1	72	195	2.0
10	10	76	118	1	2	1	71	138	2.0
11	11	90	94	1	1	1	74	160	1.0
12	12	80	96	1	2	1	72	155	2.0
13	13	92	84	1	1	1	70	153	3.0
14	14	68	76	1	2	1	67	145	2.0
15	15	60	76	1	2	1	71	170	3.0
16	16	62	58	1	2	1	72	175	3.0
17	17	66	82	1	1	1	69	175	2.0
18	18	70	72	1	1	1	73	170	3.0
19	19	68	76	1	1	1	74	180	2.0

2) 데이터 편집기의 [데이터 보기(D)] 탭을 클릭하고 해당 변수의 데이터 값을 입력한다.

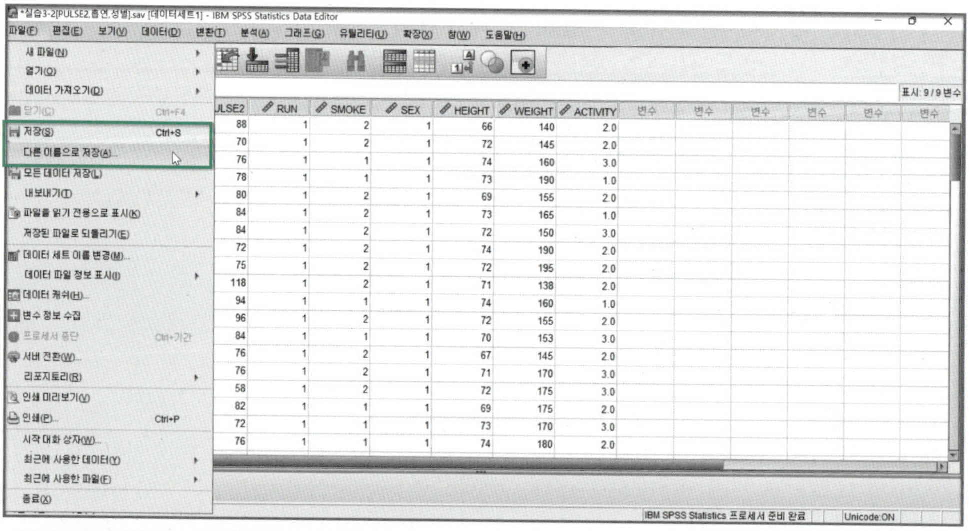

3) [파일(F)] - [저장(S)] 또는 [다른 이름으로 저장(A)]을 클릭하거나 [Ctrl] + [S] 또는 을 클릭하여 저장하기 대화상자를 연다.

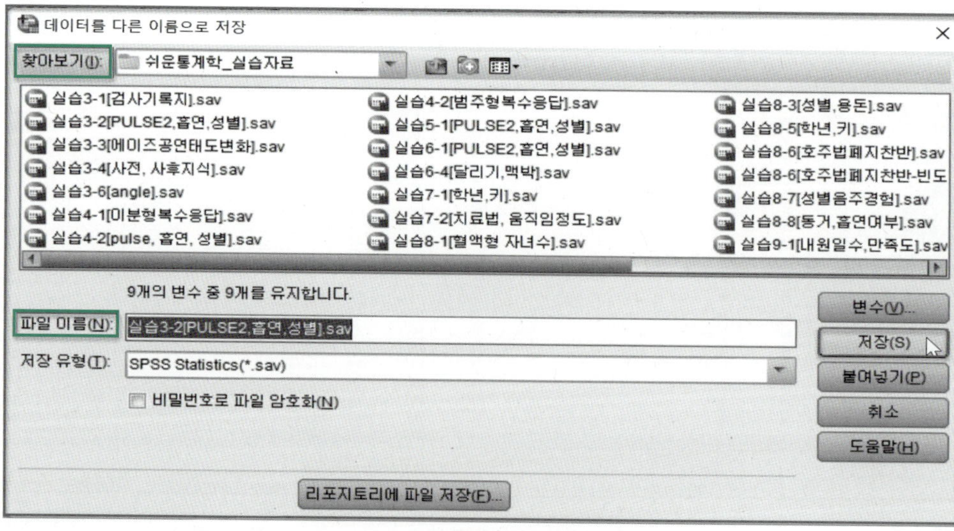

4) 저장할 위치와 파일 이름(N)을 지정하고 저장(S)을 누른다.

엑셀에 입력된 자료를 불러오기

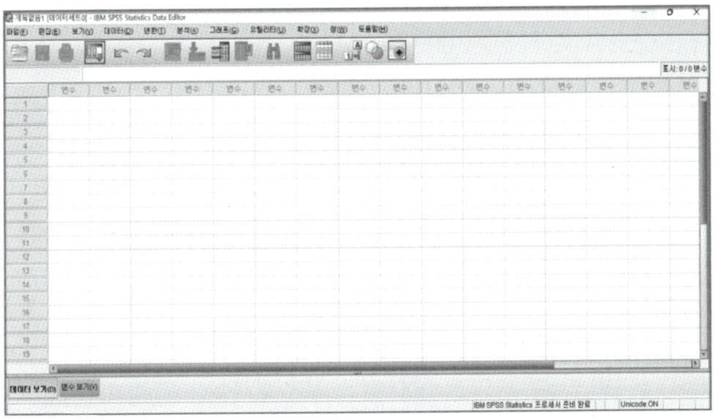

1) 엑셀에 입력된 데이터 파일을 확인한 후 SPSS를 실행한다.

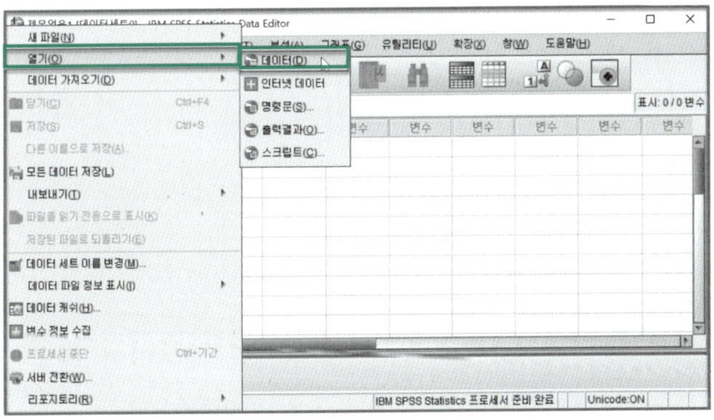

2) [파일(F)] - [열기(O)] - [데이터(D)]를 선택하거나 를 클릭하여 [데이터 열기] 대화상자를 불러온다.

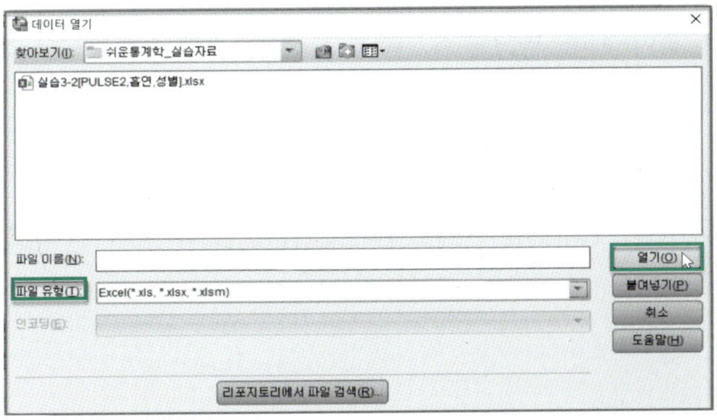

3) [데이터 열기] 대화상자에서 [파일 유형(T)]을 Excel로 변경하고 데이터가 입력된 엑셀파일을 선택한 후 [열기(O)]를 누른다.

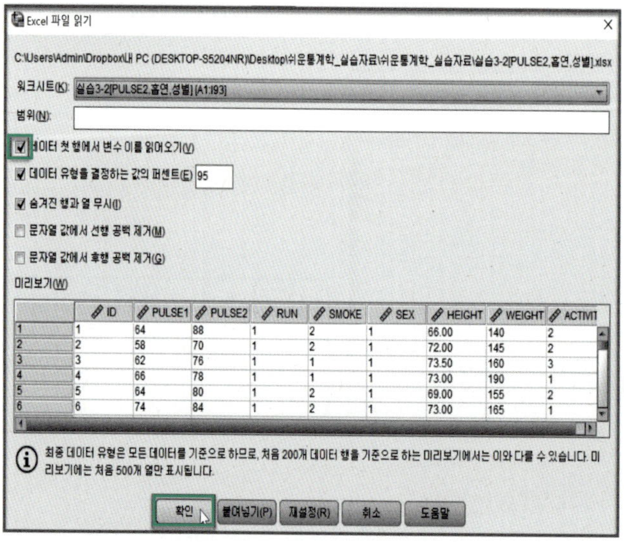

4) [Excel 파일 읽기] 대화상자에서 [데이터 첫 행에서 변수 이름 읽어오기(V)]를 체크하고 데이터 유형을 결정하는 값의 퍼센트를 확인한 후 [확인]을 누른다.

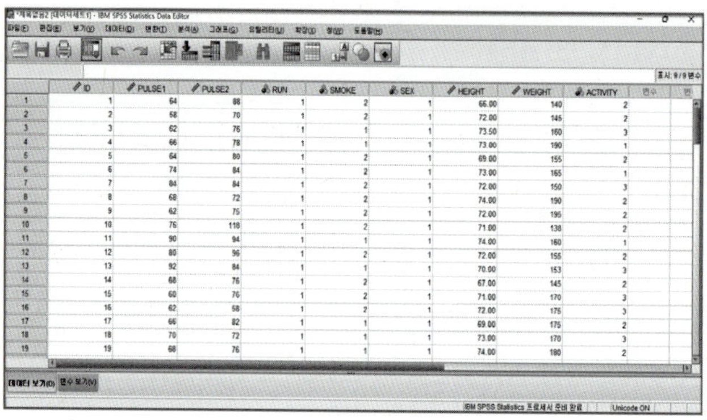

5) 변환된 데이터의 내용을 확인한다.

3.4.4 데이터의 편집

편집(edit)은 데이터의 내용을 수정하거나 복사하는데 사용되는 메뉴이다. 여기서는 데이터 복구하기, 수정하기, 잘라내기, 복사하기, 붙이기 등에 관하여 알아본다.

(1) 지워진 데이터 복구하기

입력된 데이터가 지워진 경우, 복구(undo)를 누르거나, Ctrl+Z를 누르면 원래의 데이터를 복구할 수 있다.

(2) 입력된 자료의 수정

이미 입력된 자료를 수정하려면 셀에 마우스의 포인트를 이동시켜 자료를 입력한 뒤 Enter키를 누르거나, 화살표의 방향키를 누르면 자료값이 바뀌게 된다.

(3) 잘라내기, 복사하기, 붙이기

자료를 잘라 내거나, 복사하거나, 붙이기를 위해서는 편집(edit)메뉴에서 작업을 진행하면 된다.

- 잘라내기(cut) : 잘라내는 범위를 정한 후 편집메뉴에서 [잘라내기]를 누른다.
- 복사(copy) : 복사하는 범위를 정한 후 편집메뉴에서 [복사]를 누른다.
- 붙여넣기(paste) : 붙여 넣는 범위를 정한 후 편집메뉴에서 [붙여넣기]를 누른다.

3.4.5 새로운 사례 및 변수의 삽입과 삭제

(1) 새로운 사례의 삽입

이미 입력된 파일에 새로운 사례(case)를 추가할 경우, 삽입하고자하는 사례(case) 행을 마우스로 지정하면 해당 행이 검은색으로 반전되어 나타나있고, 이 때, 다음과 같이 진행하면 새로운 행이 추가된다.

편집(E) → 케이스삽입(I)

(2) 새로운 변수의 삽입 및 삭제

- 새로운 변수삽입 : case를 삽입하는 것과 유사하다.
  편집(E) → 변수삽입(V)

(3) 변수 및 사례 삭제

변수나 사례를 삭제하고자 할 경우에는 삭제하고자하는 변수나 사례를 마우스로 선택한 후, edit메뉴에서 지우기(del)를 누르거나, 마우스의 오른쪽 단추를 눌러 잘라내기(cut)나 지우기(del)를 선택하면 된다.

3.5 데이터변환(코딩변경)

데이터변환은 **변수계산, 난수시작값, 코딩변경, 시계열변수생성 등 다양한 작업**을 할 수 있게 해준다.

3.5.1 변수 계산하기

(1) 단위 변경하는 새로운 변수 만들기

[실습 3.2]의 자료를 가지고 BMI(체질량지수)의 변수를 생성하는 것을 실습해 보자. BMI(체질량지수)는 체중(kg)을 키의 제곱(m^2)으로 나눈 값($BMI = \frac{kg}{m^2}$)이다. 이를 측정하기 위해 자료에서 체중은 파운드(lb)로, 키는 인치(inch)로 측정이 되어 있으므로 체중은 kg으로 키는 m로 자료를 변환한다. HEIGHT는 **inch(약 2.54cm)**로 측정된 키를 말하며, WEIGHT는 **파운드(약 0.453kg)**로 측정된 몸무게이다.

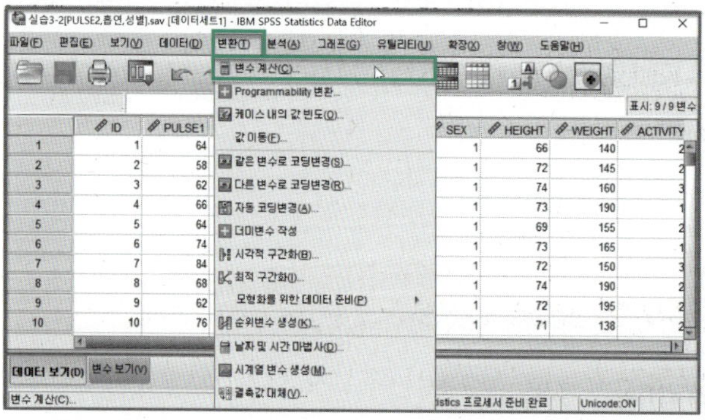

1) [변환(T)] - [변수계산(C)]을 선택한다.

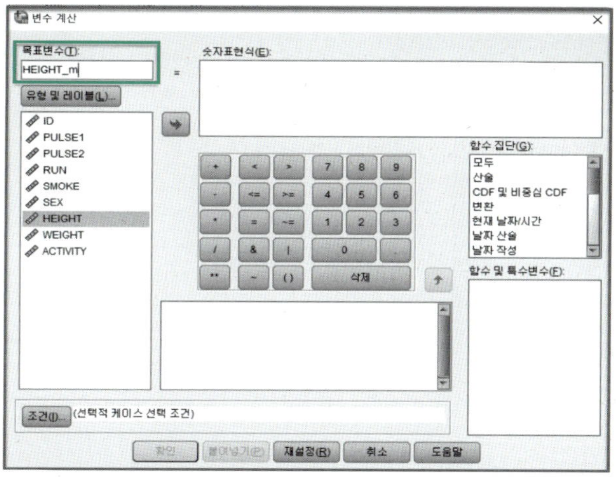

2) [목표변수(T)]란에 대상 변수를 입력한다.

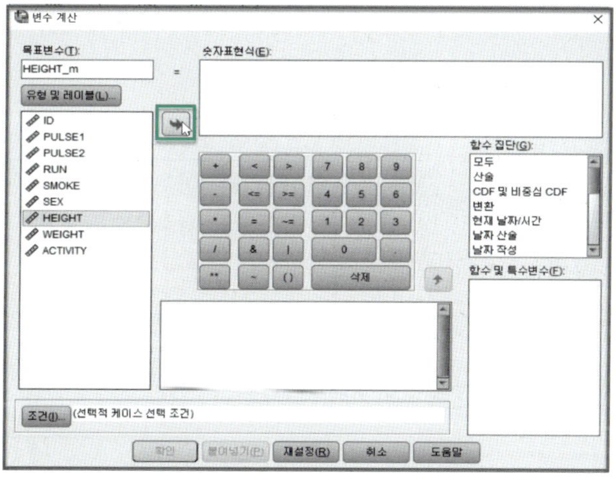

3) HEIGHT를 선택한 후 ➡를 눌러 [숫자표현식(E)]에 넣는다.

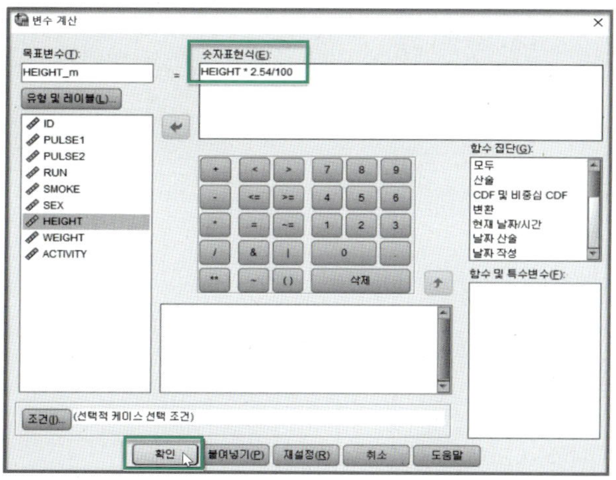

4) [숫자표현식(E)]에 $HEIGHT \times 2.54/100$을 넣고 확인을 누른다.

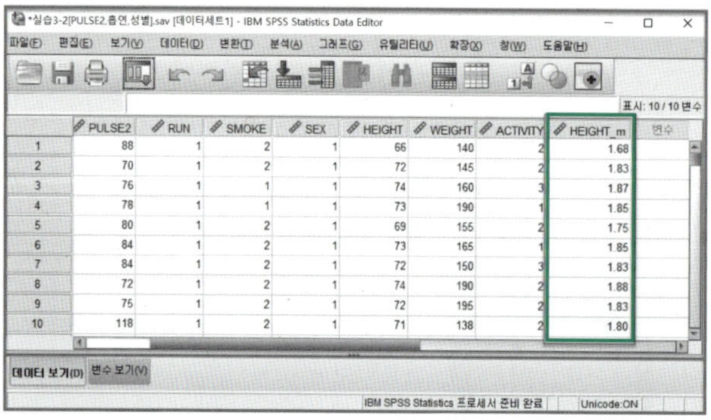

5) 변경된 새로운 변수의 내용을 확인한다.

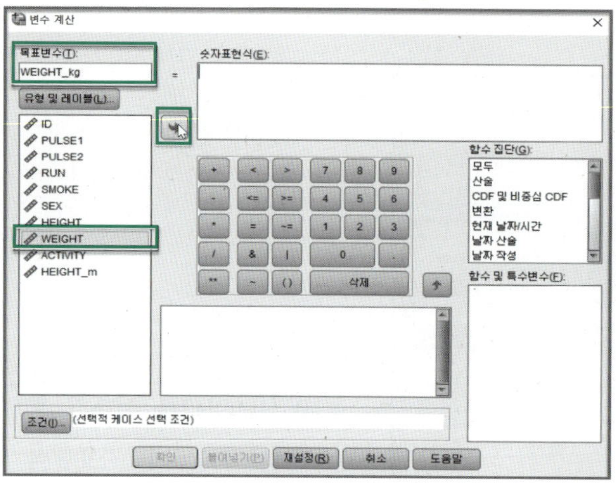

6) [변환(T)] - [변수계산(C)]을 선택한다. 대상변수를 입력한 후 WEIGHT를 선택하고 을 눌러 [숫자표현식(E)]에 넣는다.

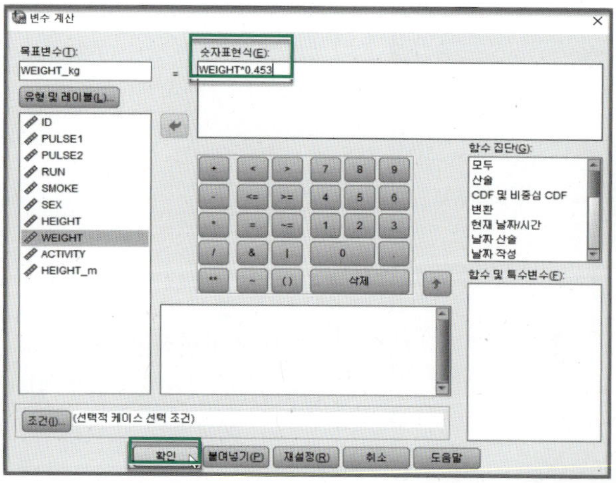

7) [숫자표현식(E)]에 $WEIGHT \times 0.453$을 넣고 확인 을 누른다.

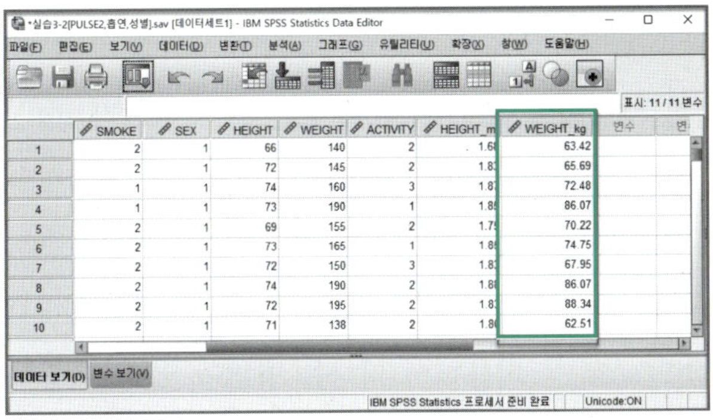

8) 변경된 새로운 변수의 내용을 확인한다.

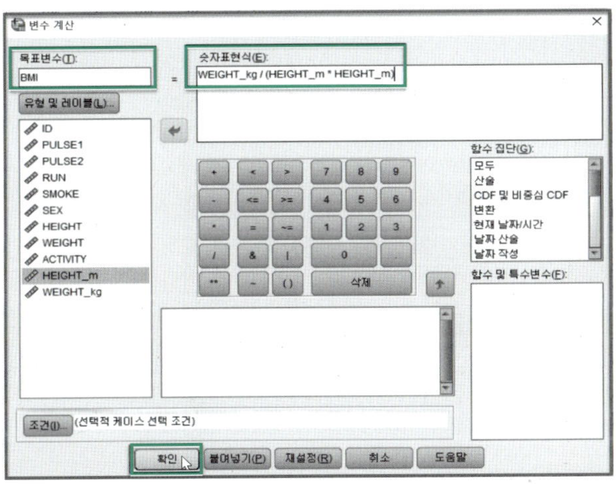

9) [변환(T)] - [변수계산(C)]을 선택한다. 대상 변수 입력 후 [숫자표현식(E)]에 BMI 계산식 체중(kg) / 키의 제곱(m^2)인 WEIGHT_kg/(HEIGHT_m*HEIGHT_m)을 넣고 확인을 누른다.

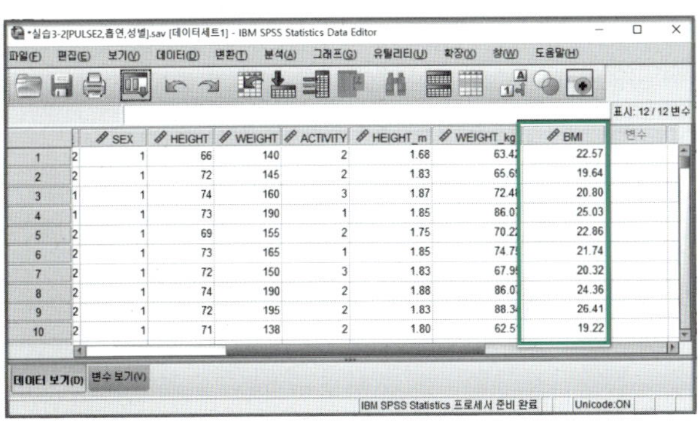

10) 변경된 새로운 변수의 내용을 확인한다.

(2) 변수들의 합계 구하기

다음 자료는 **협압을 세 번 측정한 자료이며, 이들의 합계**(sum)를 구하고자 한다. 이 경우 변수계산을 이용하면 된다. 예를 들면, 강의평가가 10문항으로 이루어졌을 때 우리는 10문항에 대한 총점을 강의평가로 사용한다면 이 경우도 10문항의 변수의 합을 구하면 된다. 합계를 구하는 방법은 가장 알기 쉬운 방법으로 변수 3개를 모두 **산술적으로 더하는 방법과 함수(sum)를 이용해서 더하는 방법**이 있다. 산술적으로 모두 더할 경우 한 변수라도 결측값이 있으면 합계가 결측값이 되고, 함수식을 이용할 경우 변수의 값이 한 개라도 있으면 합계를 계산한다는 차이점이 있다. 그러므로 연구의 목적에 따라 산술적인 방법을 사용해서 합계를 구할 것인지, 아니면 함수식을 이용해서 합계를 구할 것인지 구분해야 한다.

① 함수식을 이용하여 변수들의 합계를 구하는 경우

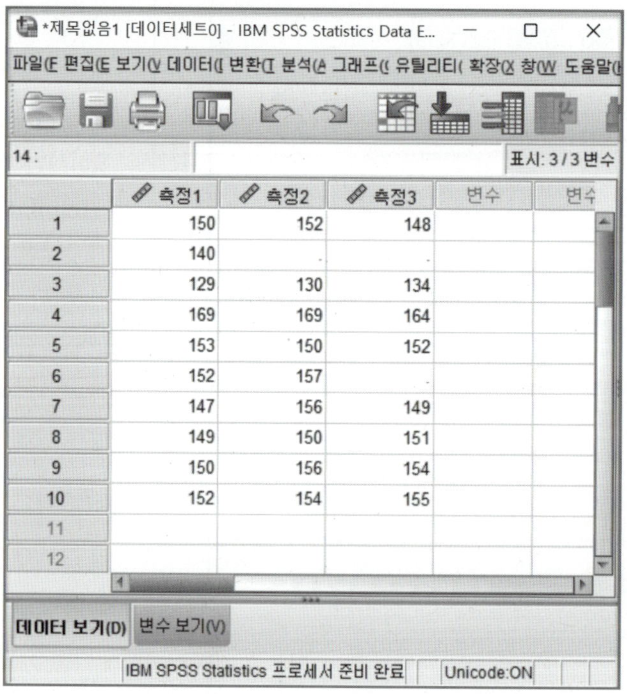

1) 분석을 위한 자료를 입력한다. 세 번의 측정자료의 합을 구하려고 한다.

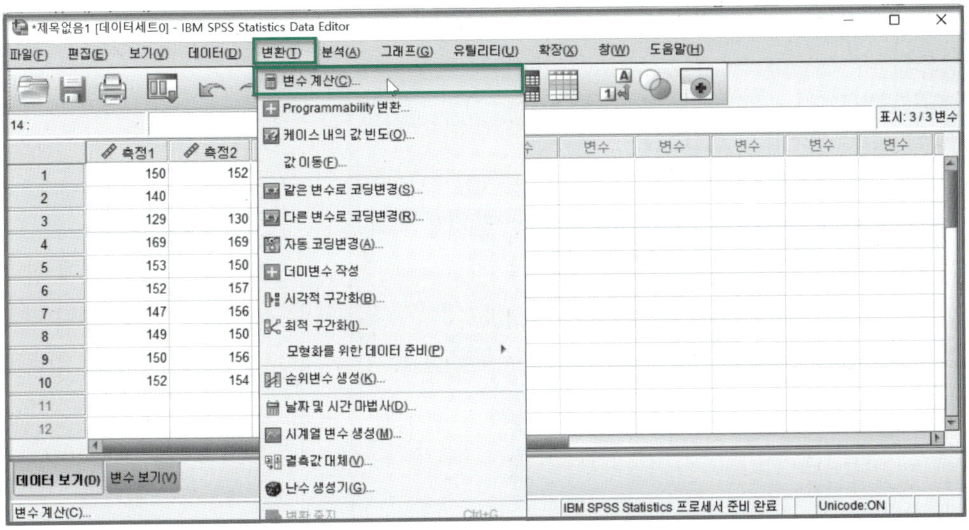

2) [변환(T)] - [변수계산(C)]을 선택한다.

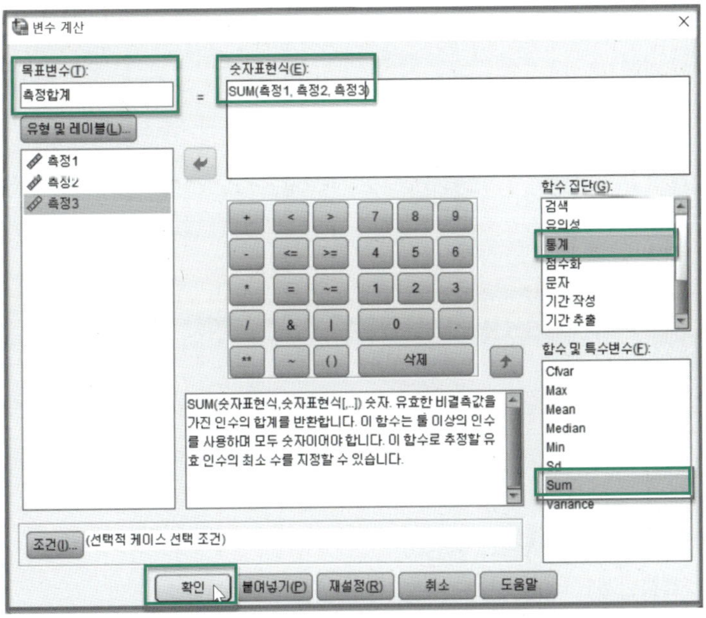

3) [함수집단(G)]에서 [통계]를 선택하면 [함수 및 특수변수(F)]란에 관련 함수들이 나타난다. 이 중 [Sum]을 선택하고 [↑]을 누르면 숫자표현식란에 'SUM(?,?)' 나타난다. 이 식에 ?대신 합계를 구할 변수명을 필요한 만큼 입력한 후 [확인]을 누른다.

② 산술식을 이용하여 변수들의 합계를 구하는 경우

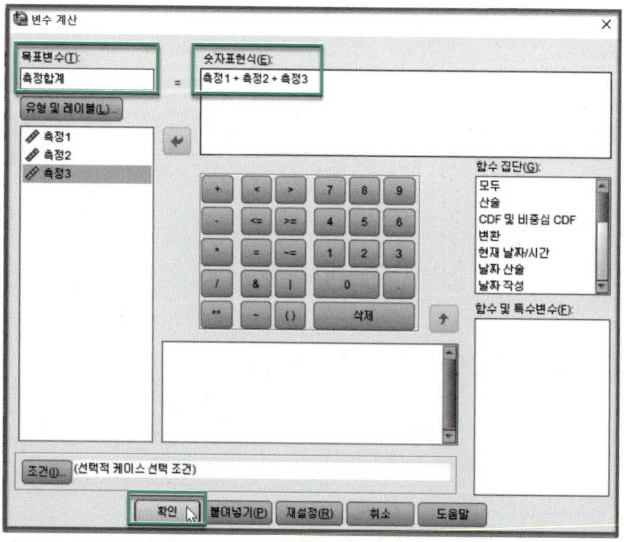

4) [목표변수(T)]란에 합계를 저장할 변수이름 '측정합계'를 입력하고, 숫자표현식에 '측정1 + 측정2 + 측정3'을 입력한 후 확인 을 누른다.

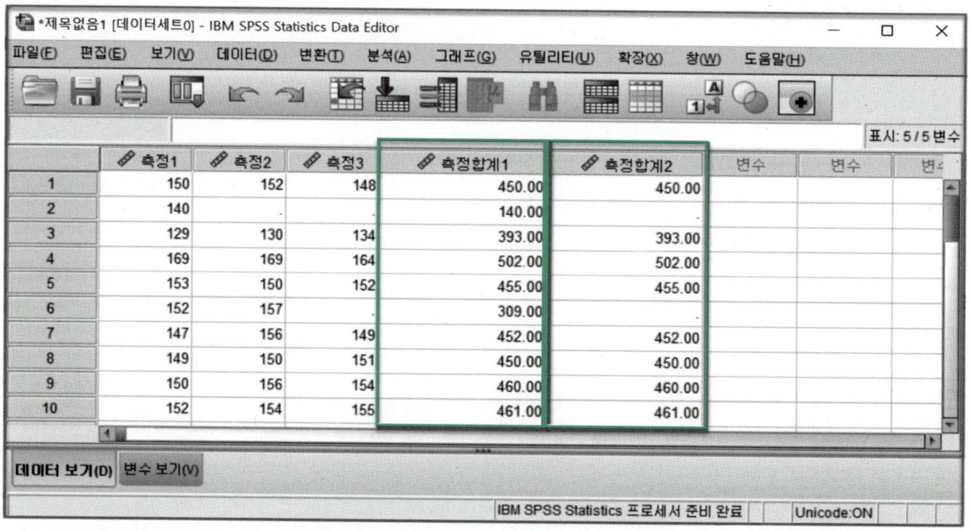

5) 산술식과 SUM 함수의 결과를 비교하기 위하여 [측정합계1]과 [측정합계2]라는 변수로 별도의 합계를 구하였다.

함수식 : SUM(측정1, 측정2, 측정3)

산술식 : 측정합계1 = 측정1 + 측정2 + 측정3

결과를 비교하면, 산술식을 이용한 경우는 2번째와 6번째 측정합계2가 결측으로 처리된 반면, 함수식을 이용한 경우는 합계의 값이 구해졌다. **왜냐하면, 함수식을 이용할 경우에는 결측값이 있어도 자료가 1개 이상 있으면 결측 처리를 하지 않고 연산을 수행하기 때문이다.**

(3) 변수들의 평균 구하기

① 함수식을 이용하여 변수들의 평균을 구하는 경우

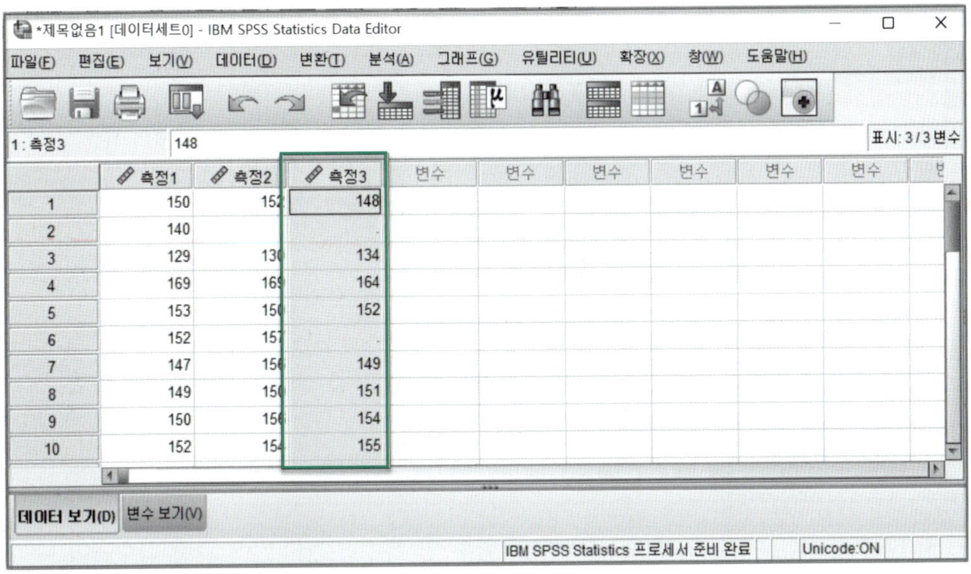

1) 분석을 위한 자료를 입력한다. 세 번의 측정자료의 평균을 구하려고 한다.

② 산술식을 이용하여 변수들의 평균을 구하는 경우

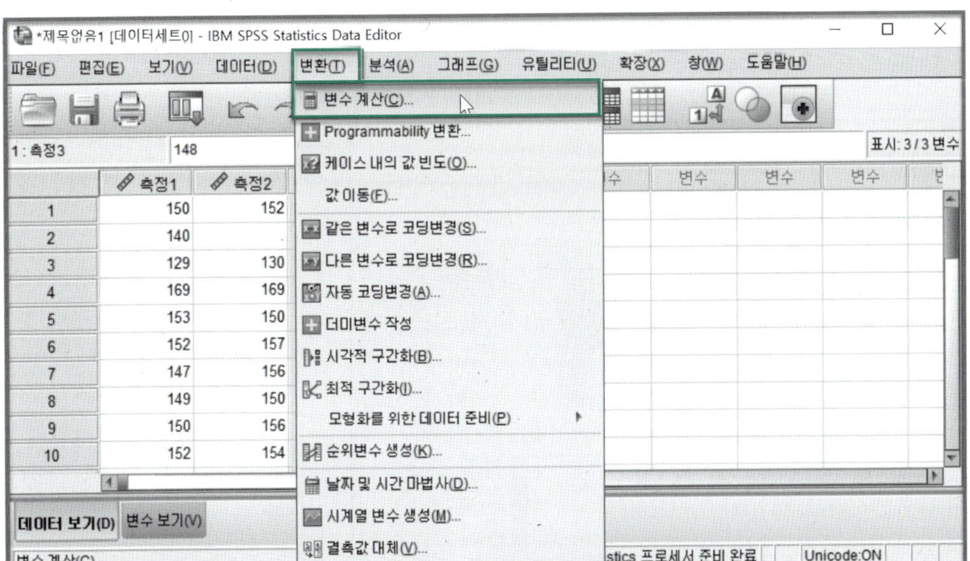

2) [변환(T)] - [변수계산(C)]을 선택한다.

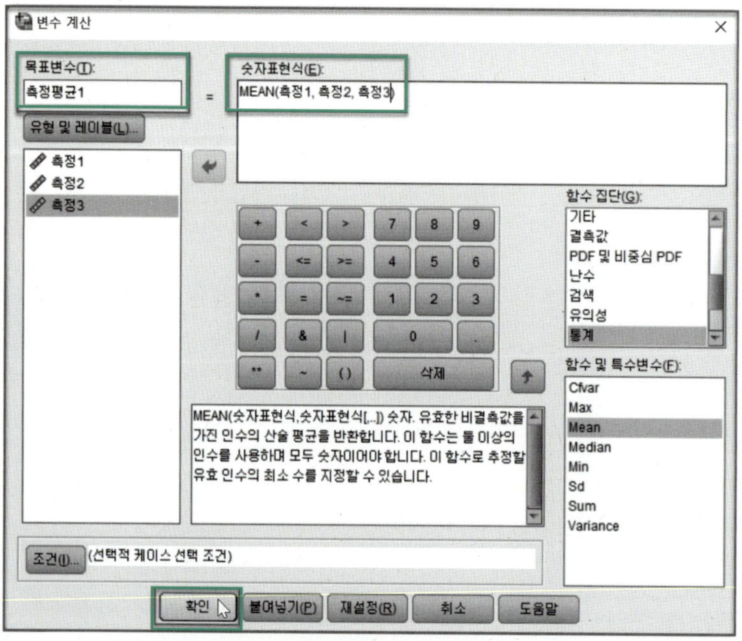

3) [함수집단(G)]에서 [통계]를 선택하면 [함수 및 특수변수(F)]란에 관련 함수들이 나타난다. 이 중 [Mean]을 선택하고 을 누르면 숫자표현식란에 'Mean(?,?)' 나타난다. 이 식에 ?대신 합계를 구할 변수명을 필요한 만큼 입력한 후 확인 을 누른다.

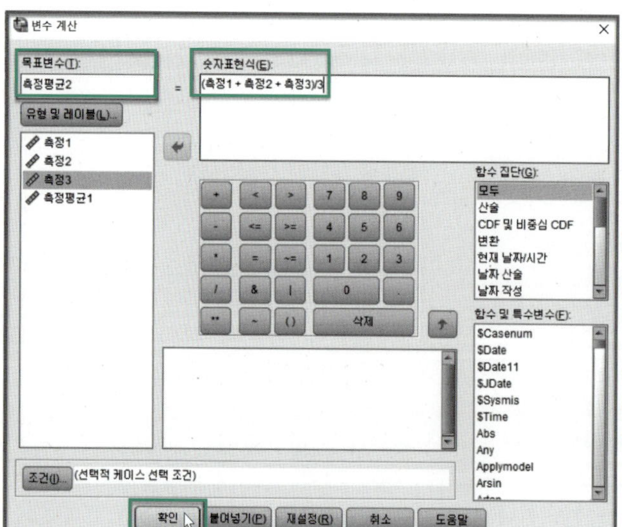

4) [목표변수(T)]란에 합계를 저장할 변수 이름 '측정평균2'를 입력하고, [숫자표현식(E)]에 '(측정1 + 측정2 + 측정3) / 3'을 입력한 후 확인 을 누른다.

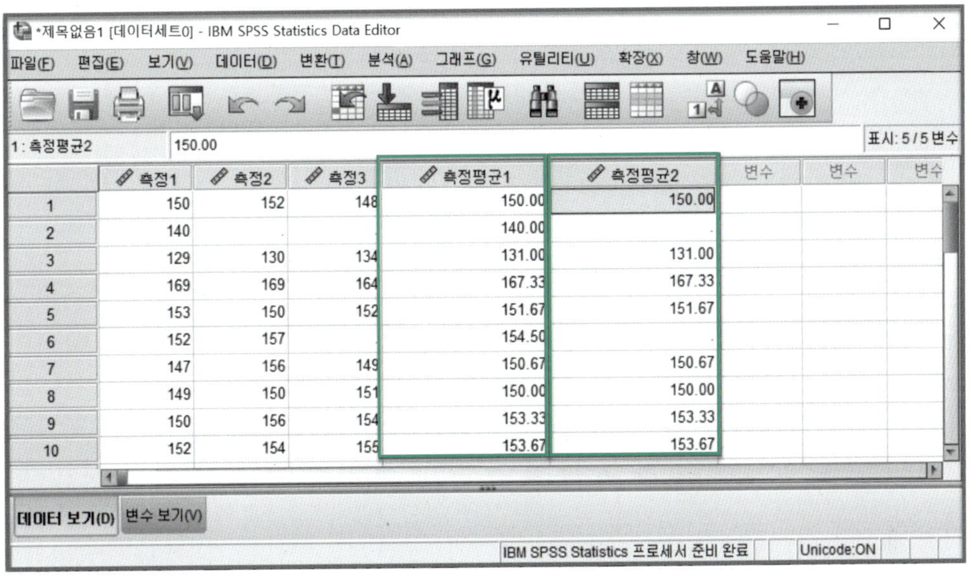

5) 산술식과 MEAN 함수의 결과를 비교하기 위하여 [측정평균1]과 [측정평균2]라는 변수로 별도의 평균을 구하였다.
함수식 : 측정평균1=MEAN(측정1, 측정2, 측정3)
산술식 : 측정평균2=측정1+측정2+측정3
결과를 비교하면, 산술식을 이용한 경우는 2번째와 6번째 측정평균2가 결측으로 처리된 반면, 함수식을 이용한 경우는 합계 값을 구했다. **왜냐하면, 함수식을 이용할 경우에는 결측값이 있어도 자료가 1개 이상 있으면 결측 처리를 하지 않고 연산을 수행하기 때문이다.**

3.5.2 같은 변수로 코딩 변경하기

(1) 같은 변수로 코딩 변경하기(역코딩 실습)

실습 3.3 남학생과 여학생의 청소년에이즈예방 뮤지컬공연 관람 전과 후 에이즈 관련 태도의 변화 정도를 다음의 척도로 측정하였다. 아래의 측정은 '매우 그렇다'가 1점, '전혀 그렇지 않다'가 5점으로 점수가 높을수록 차별 태도가 낮음을 의미하므로 해석 시 헷갈릴 수 있다. 따라서 '매우 그렇다'를 5점, '그렇다' 4점, '보통' 3점, '그렇지 않다' 2점, '전혀 그렇지 않다' 1점으로 역코딩하여 3문항에 대한 합계를 구하였다. 이처럼 원래의 척도를 역으로 코딩하여 합계를 구하면 점수가 높을수록 차별이 심한 것으로 해석되므로 좀 더 쉽게 이해할 수 있다. 따라서 척도를 역코딩하는 것을 실습해보자.

에이즈 감염인에 대한 태도 설문

내 생각에는.........	매우 그렇다	그렇다	보통이다	그렇지 않다	전혀 그렇지 않다
1. 나는 에이즈 감염인과 같은 학교에 다닐 수 있다.	①	②	③	④	⑤
2. 나는 에이즈 감염인과 악수나 포옹을 할 수 있다.	①	②	③	④	⑤
3. 나는 에이즈 감염인을 편견이나 차별 없이 대할 수 있다.	①	②	③	④	⑤

SPSS에서 자료를 입력 시 A가 첫 번째 문항이므로 변수명을 'a1_1'으로 하였고, 뮤지컬이 끝난 후에도 동일한 문항으로 측정을 하여서 변수명을 'a1_2'로 설정하였다. 즉, 뒤에 하이픈으로 연결된 _1은 '사전'을 의미하는 것이고, _2는 '사후'를 의미하도록 변수명을 설정한 것이다. 물론 이 책을 읽는 여러분들은 여러분이 이해하기 쉽게 나름대로 규칙을 정하여 변수명을 만들 수 있을 것이다.

'a1_1'의 설명(레이블)은 '사전_에이즈 감염인과 같은 학교에 다닐 수 있다', 'a1_2'의 레이블은 '사후_에이즈 감염인과 같은 학교에 다닐 수 있다'이다. 'a2_1'과 'a2_2'는 에이즈 감염인과 포옹을 할 수 있는지에 대한 학생들의 답변을 측정한 것이고 'a2_1'의 레이블은 '사전_에이즈 감염인과 포옹을 할 수 있다', 'a2_2'의 레이블은 '사후_에이즈 감염인과 포옹을 할 수 있다'이다, a3_1'과 'a3_2'는 각각 뮤지컬 공연을 관람하기 전과 후 에이즈 감염인을 편견이나 차별 없이 대할 수 있는지에 대한 학생들의 태도를 측정한 것이며 'a3_1'의 레이블은 '사전_에이즈 감염인을 편견이나 차별 없이 대할 수 있다', 'a3_2'의 레이블은 '사후_에이즈 감염인을 편견이나 차별 없이 대할 수 있다'이다.

자료입력에 대한 실습은 1) 학생들의 태도를 역코딩하는 경우와 2) 역코딩된 태도의 평균을 구하는 경우로 두 가지가 있다.

① 역코딩

일반적으로 역코딩은 2가지 경우에 한다. 앞에서의 사례와 같이 해석을 쉽게 하기 위해서 역코딩을 하는 경우와 척도의 문항 중 다른 문항과 질문의 문항이 반대인 문항이 있을 경우 역코딩을 해 준다. 예를 들면, 강의 만족도의 질문에서 '나는 교재에 만족한다', '나는 강사의 교수법에 만족한다' 등은 같은 방향인데, '나는 강사의 수업 준비에 불만족한다'와 같이 방향이 다른 질문이 있다고 가정을 해보자. 이럴 경우 마지막 질문을 역코딩 해주어 다른 문항과 합산해서 강의만족도의 합계를 구해야 할 것이다. 즉, 역문항은 다른 문항들과 질문의 방향이 반대인 문항을 의미한다. **역문항은 신뢰도를 저해하는 요인이 되기 때문에 역코딩을 통해 다른 문항들과 일관성이 있도록 코딩해줌으로써 측정의 신뢰도를 높여주어야 한다.**

에이즈 감염인에 대한 태도 설문 결과

a1_1	a1_2	a2_1	a2_2	a3_1	a3_2
4	2	4	2	5	2
4	2	1	1	2	1
1	1	1	1	1	1
2	2	2	2	3	2
4	2	2	2	3	2
3	2	2	2	5	2
3	2	4	2	4	2
4	2	3	2	5	2
4	2	2	1	2	1
2	1	3	2	4	2
3	2	2	1	4	1
4	1	5	1	5	1
5	1	4	2	5	2
4	2	2	2	3	2
3	2	3	2	3	2
2	1	1	1	1	1
1	1	1	1	1	1
1	1	4	2	4	2
4	2	3	2	5	2
4	2	2	1	2	1

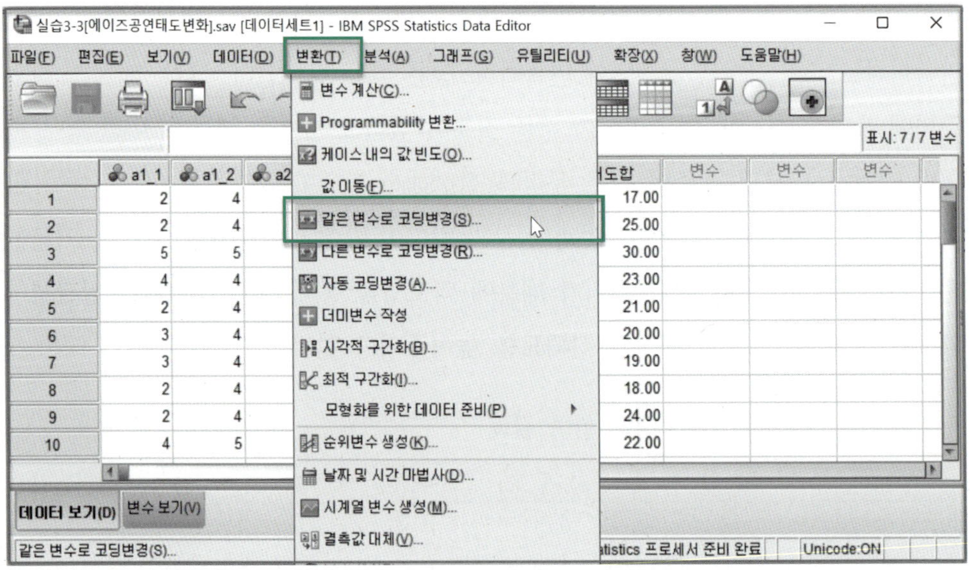

1) [변환(T)] - [같은 변수로 코딩변경(S)]을 선택한다.

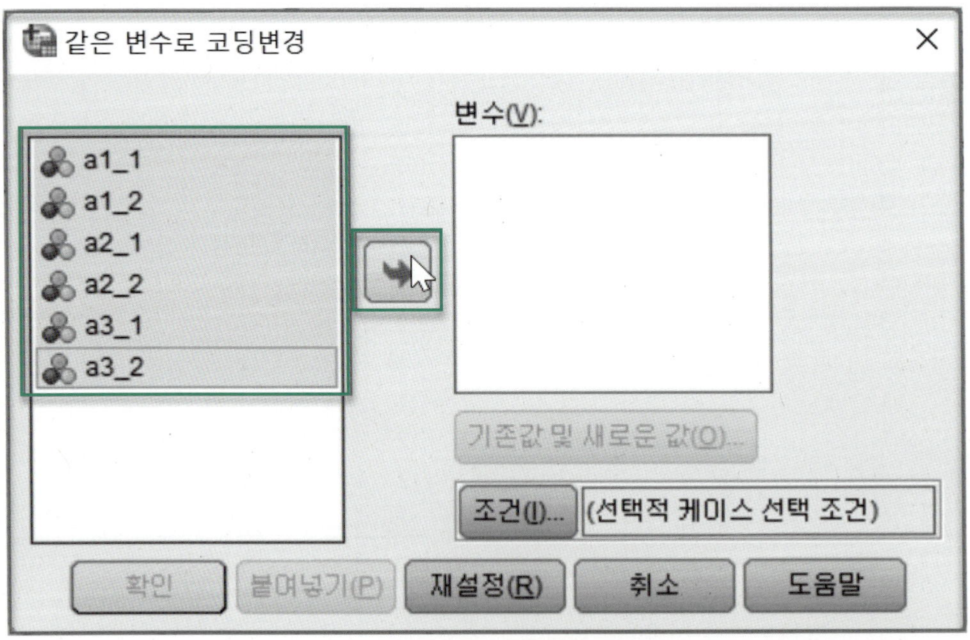

2) 변수를 역코딩하기 위해 변경할 변수인 'a1_1, 'a1_2', 'a2_1', 'a2_2', 'a3_1', 'a3_2'를 선택하고 ➡를 눌러 오른쪽 [변수(V)] 칸으로 이동한다.

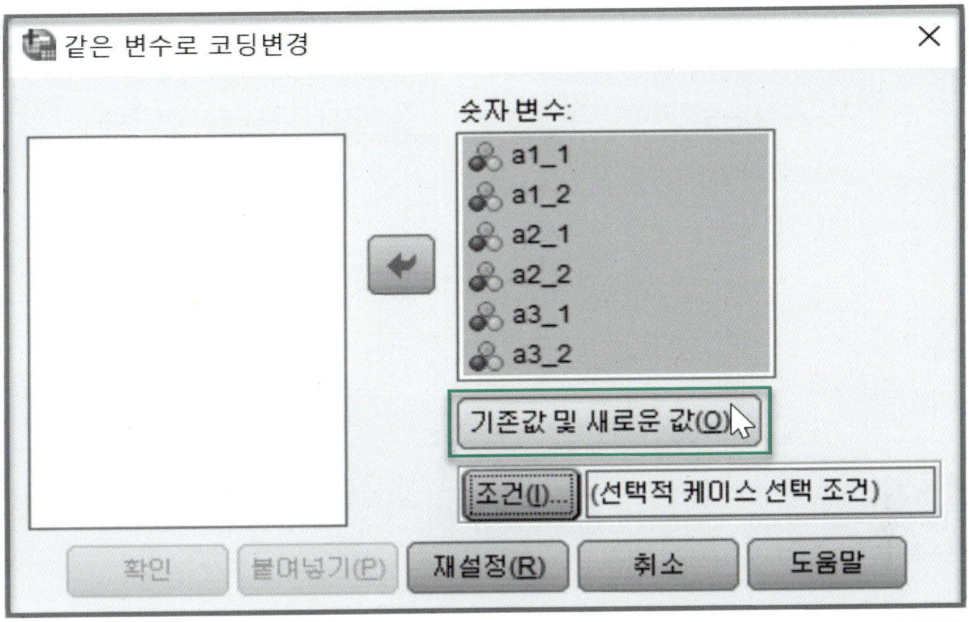

3) [기존값 및 새로운 값(0)]을 누른다.

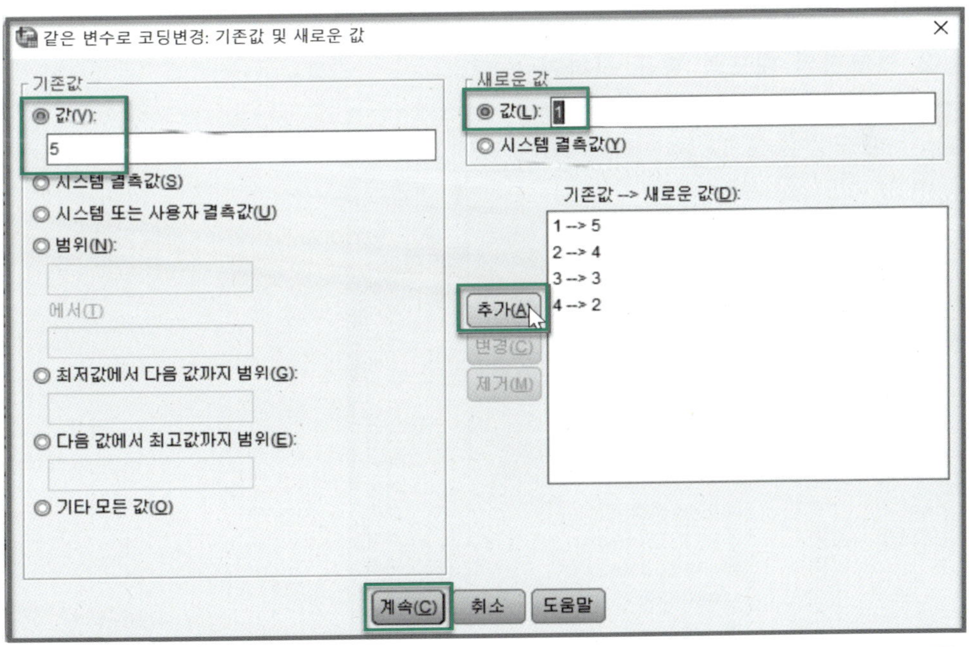

4) 변환하고자 하는 값을 입력해 변환한다.
예 : 1 → 5, 2 → 4, 3 → 3, 4 → 2, 5 → 1
5) 모든 값을 변환한 후 [계속(C)]을 누른다.

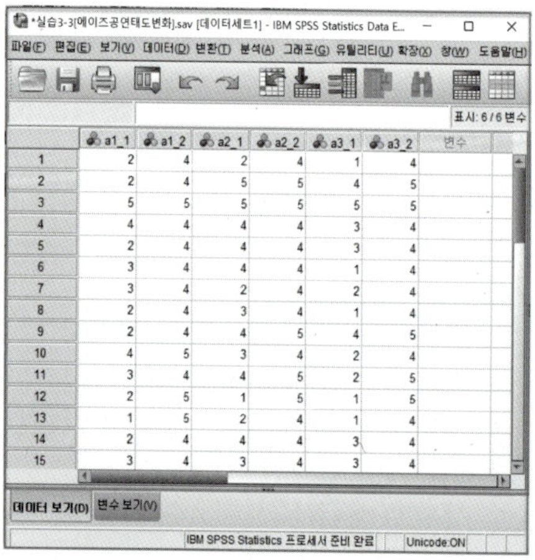

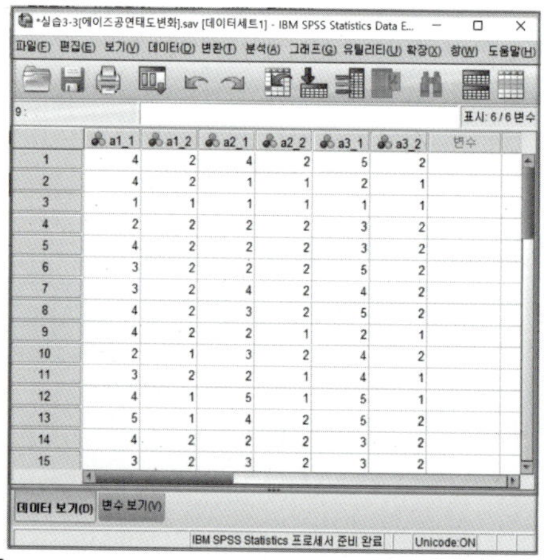

→ 역코딩 후

6) 역코딩된 결과를 확인한다.

② 역코딩된 태도의 평균 구하기

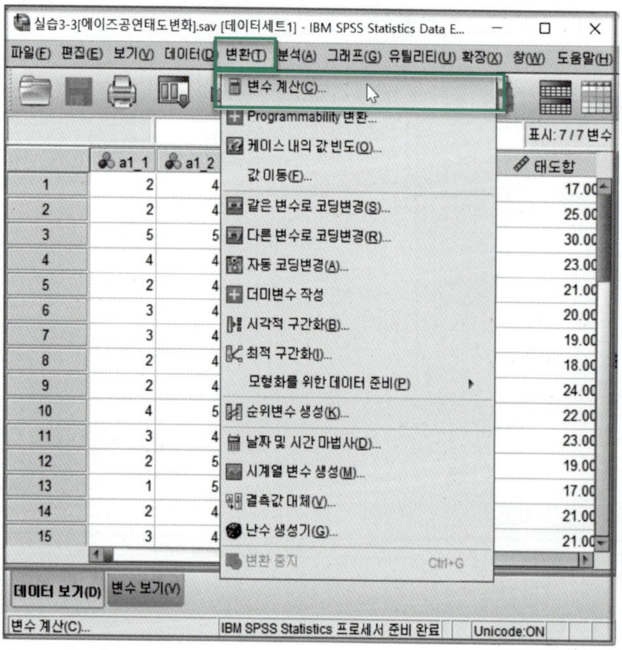

1) [변환(T)] - [변수 계산(C)]을 선택한다.

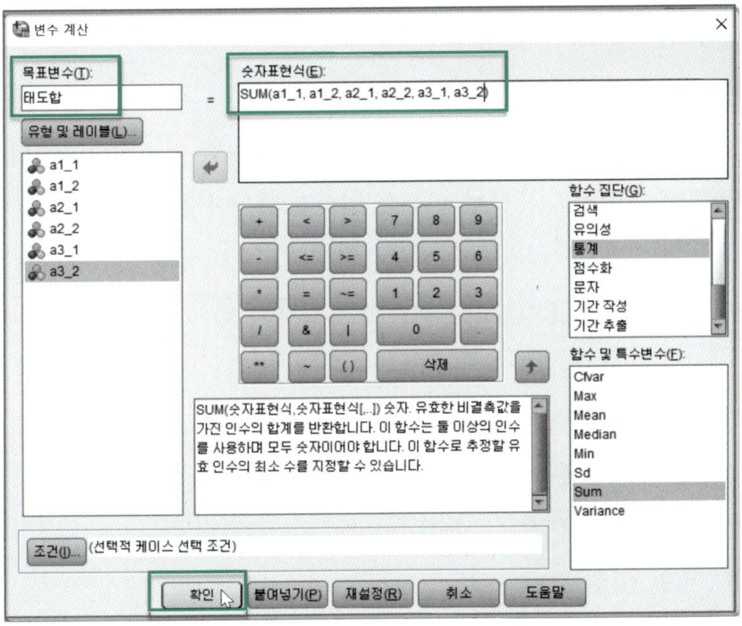

2) 변환하고자 하는 변수들을 선택 후 숫자표현식으로 표현한다.
* 목표변수에는 공백이 있어서는 안되며 반드시 숫자가 아닌 **문자로 시작**하여야 한다.

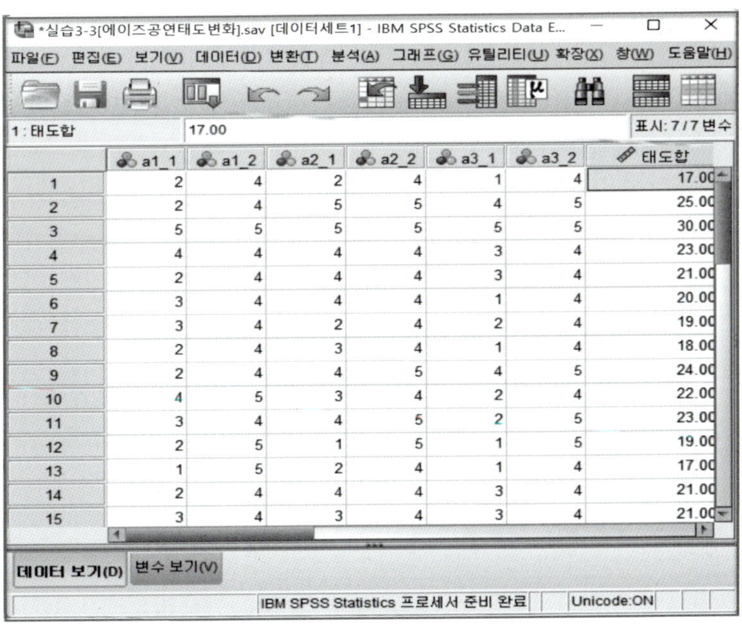

3) 생성된 변수의 결과를 확인한다.

3.5.3 다른 변수로 코딩 변경하기

① 연속변수를 범주형 변수로 코딩 변경하기

[실습 3.2]의 자료를 가지고 앞에서 변수계산에 실습한 연속변수인 BMI(체질량변수) 연속변수를 코딩변경을 통하여 범주형 변수로 만들어 보자. 체질량지수의 변경은 다음과 같다. BMI가 18.5 미만이면 저체중이며, 18.5 이상 23 미만은 정상체중, 23 이상 25미만은 과체중, 25이상이면 비만으로 분류된다.

BMI〈18.5 : 저체중 (1로 코딩)
18.5≤BMI〈23 : 정상체중 (2로 코딩),
23≤BMI〈25 : 과체중 (3으로 코딩),
25≥BMI : 비만 (4로 코딩)

즉, 18.5 미만은 1로 코딩변경, 18.5≤BMI〈23은 2로 코딩변경, 23≤BMI〈25는 3으로 코딩변경, 25≥BMI은 4로 코딩을 변경하면 새로운 변수인 범주형 변수를 만들 수 있다. 코딩변경은 같은 변수로 코딩을 변경할 수 있고, 아니면 새로운 변수로 코딩을 변경할 수도 있다. 같은 변수로 코딩을 변경하면 기존의 변수인 BMI를 덮어쓰는 것이므로 이 경우에는 바람직하지 않으며, 새로운 변수로 코딩을 변경하는 것이 바람직하다.

코딩변경을 위해서 다음과 같이 실행한다.
변환(T) → 코딩변경(R) → 새로운 변수로(D)

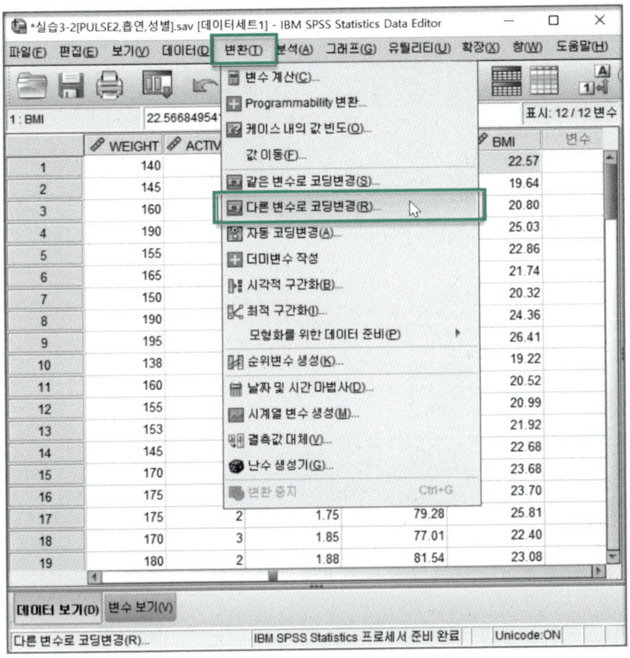

1) [변환(T)] - [다른 변수로 코딩변경(R)]을 선택한다.

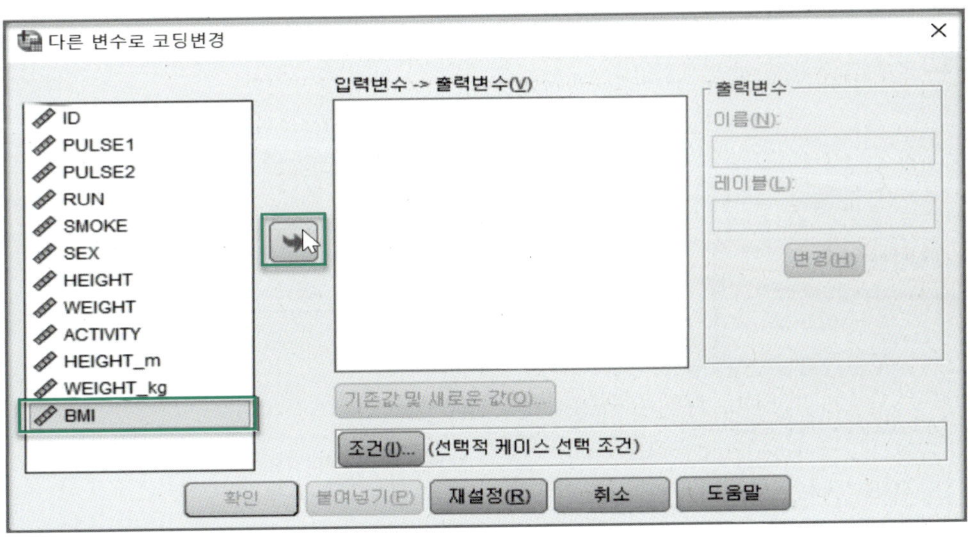

2) 변경할 변수인 'BMI'를 선택하고 ➡를 눌러 오른쪽 칸으로 변수를 이동한다. BMI 변수는 연속변수이므로 BMI를 범주형 변수로 변환하고자 한다.
예 : BMI〈18.5 : 저체중, 18.5≤BMI〈23 : 정상체중,
23≤BMI〈25 : 과체중, 25≥BMI : 비만

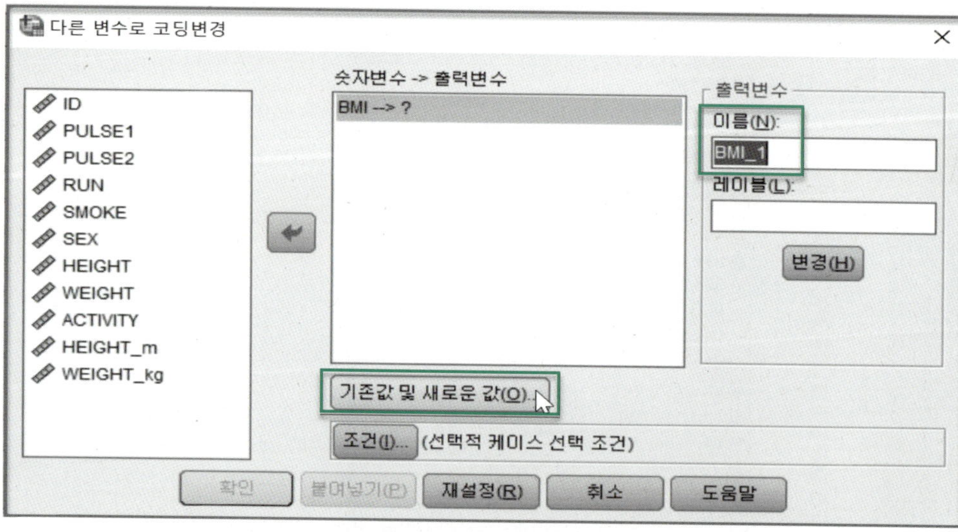

3) 출력변수 이름을 입력한 후 변경(H)를 누른다.

4) 기존값 및 새로운 값(O)... 을 누른다. 조건(if)은 논리조건에 따라 데이터집단군에 대한 값을 선택적으로 변환하는데 사용되는 키워드이다. 출력변수창에서 이름(name)란에 “BMI_1"이라고 입력하고 기존 값 및 새로운 값(old and new values)을 지정한다.

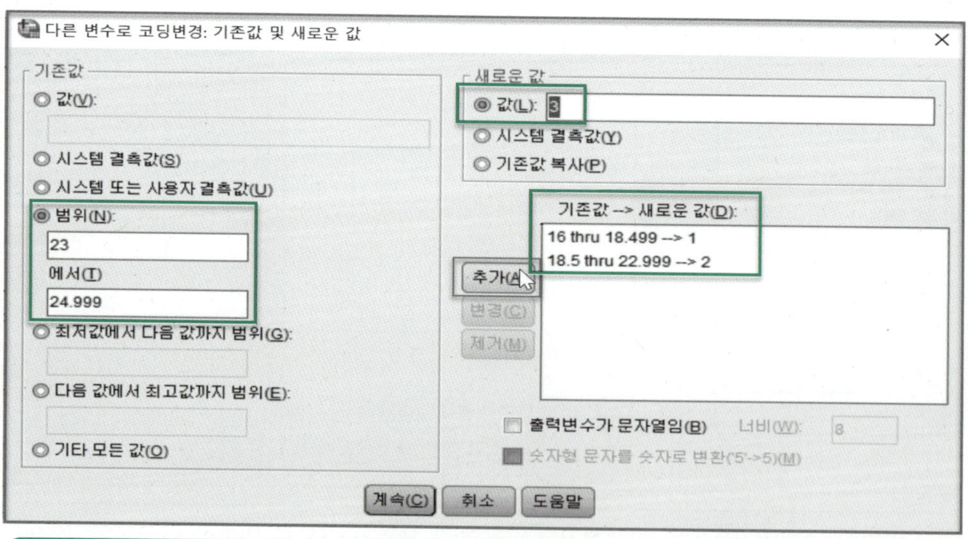

5) [범위(N)]를 선택하고 구간을 설정한 후 기준값을 입력하고 추가(A)를 누른다. 같은 방법으로 23에서 24.999까지 한다.

예) 16에서 18.499은 - 1　18.5에서 22.999은 - 2　23에서 24.999은 - 3

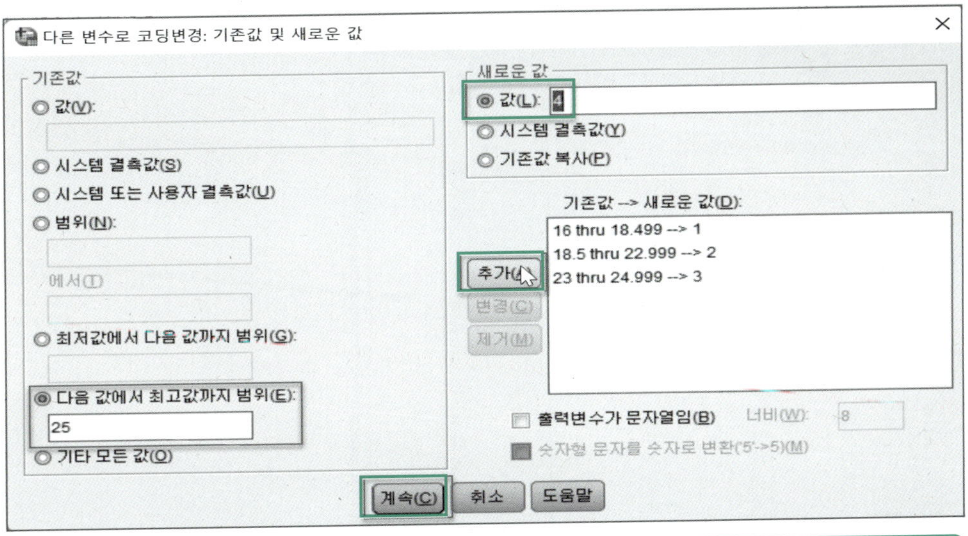

6) [다음 값에서 최고값까지 범위(E)]를 선택하여 25 이상 값을 기준값 4로 입력하고 추가한다.

7) 구간 설정이 모두 끝나면 계속 을 누른다.

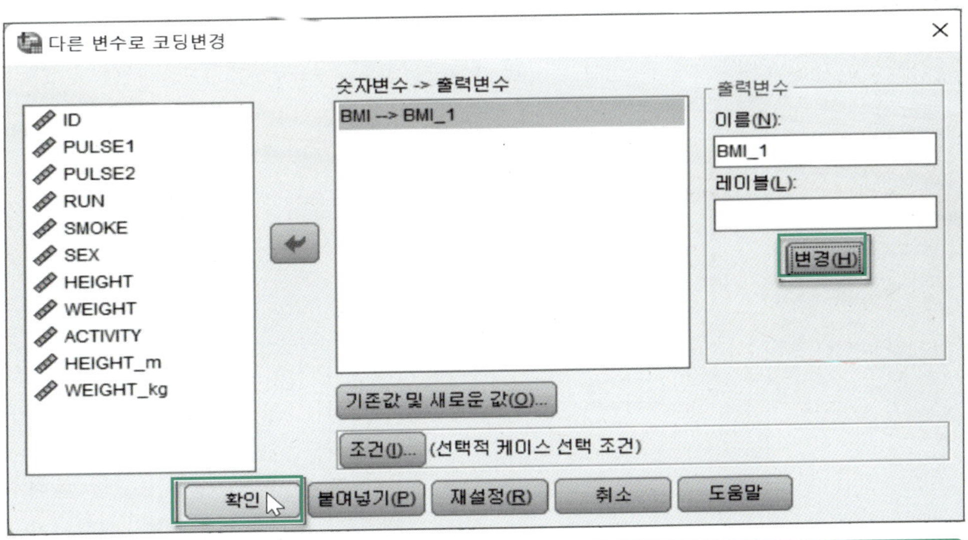

8) 변경을 마쳤으면 확인 을 누른다.

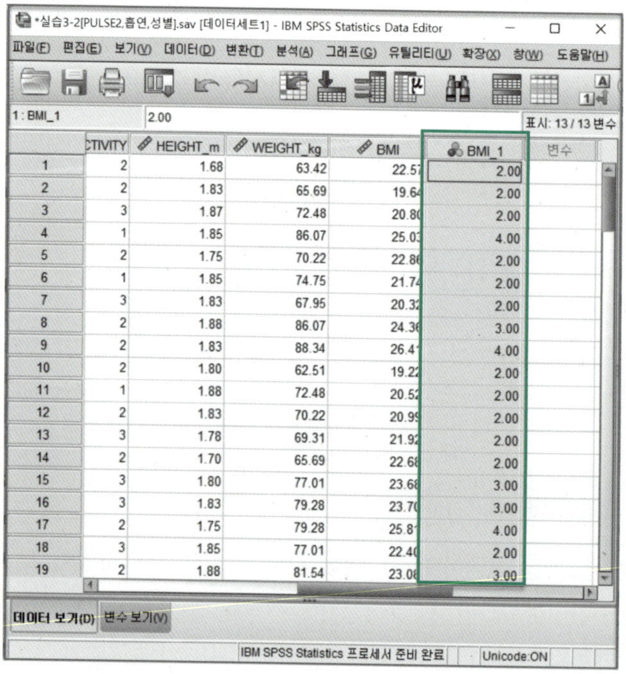

9) 변경된 새로운 변수의 내용을 확인한다.

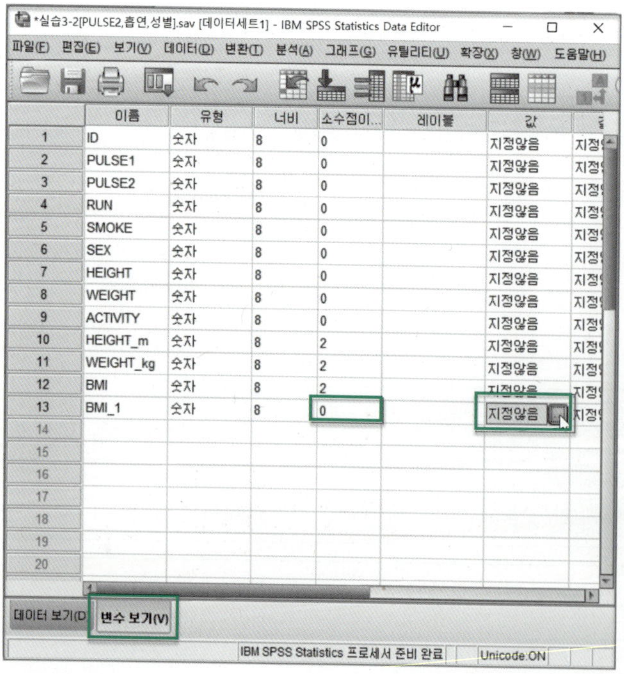

10) [변수보기(V)] 탭을 클릭한다. 범주형 변수이므로 값의 [...]을 눌러 [변수값 설명] 대화상자를 불러와서 변수값을 입력한다.

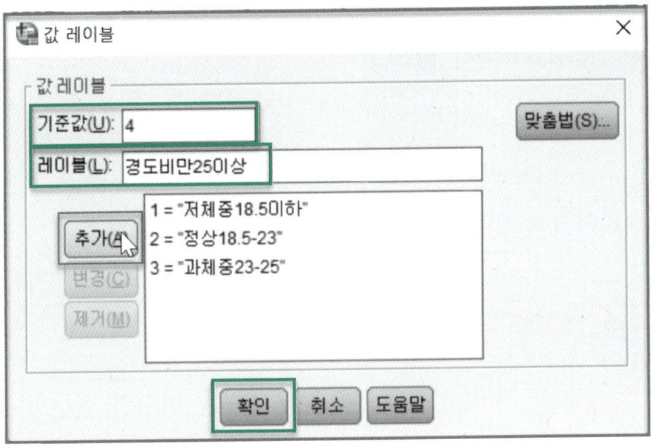

11) 변수값에 대한 설명을 기준값과 설명란에 입력한 후 추가(A) 를 눌러 내용을 추가한 후 입력이 완료되면 확인 을 누른다.

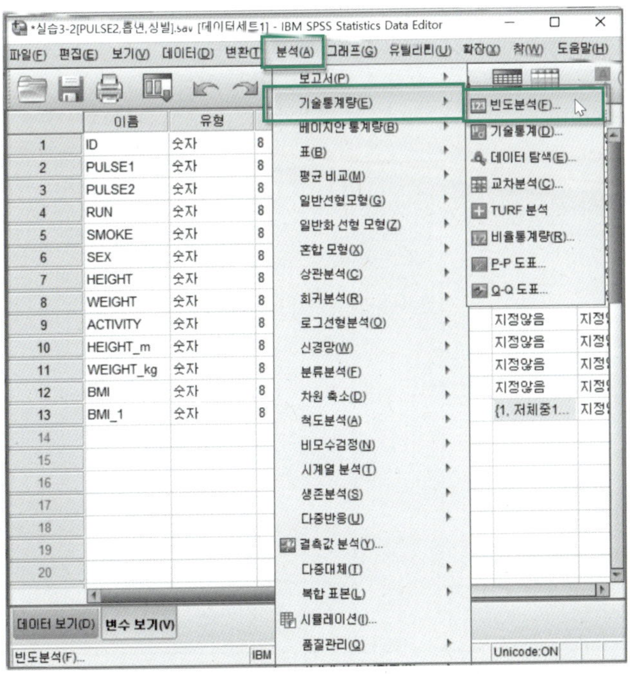

12) [분석(A)] - [기술통계량(E)] - [빈도분석(F)]을 선택한다.

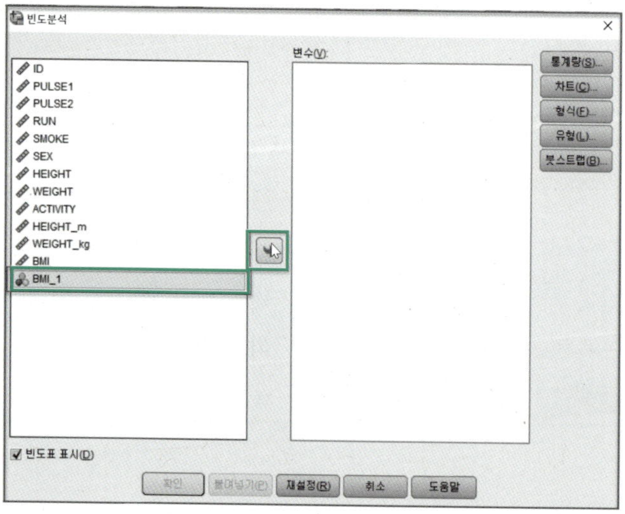

13) 원하는 변수인 범주형 변수인 BMI_1을 선택한 후 를 누른다.

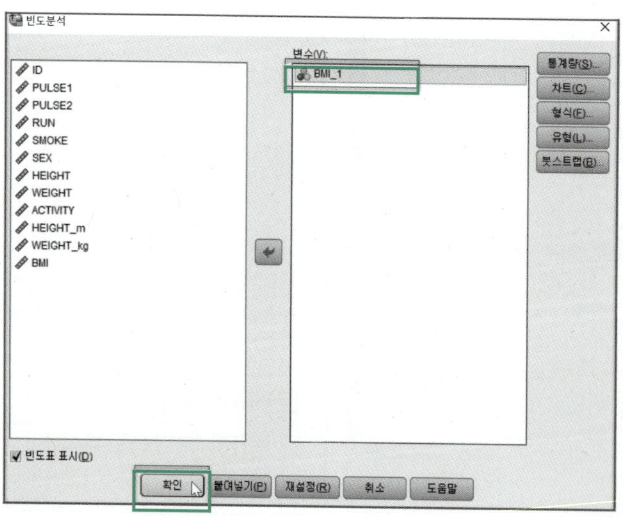

14) 확인 을 누른다.

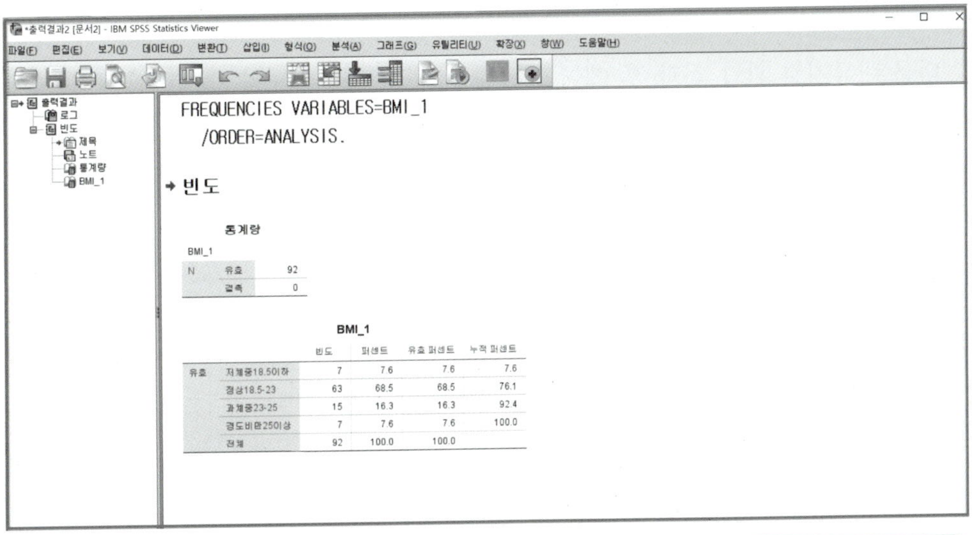

15) 빈도분석 결과를 확인한다.

- 통계량의 결측은 값이 기록되지 않은 것(무응답)을 의미한다.
- 빈도는 각 구간의 도수를 의미한다.
- 퍼센트는 결측값(missing value)을 포함한 각 구간의 백분율을 의미한다.
- 유효 퍼센트는 결측값(missing value)을 제외한 각 구간의 백분율을 의미한다.
- 누적퍼센트는 각 구간 이하의 백분율(유효 퍼센트)을 더해서 얻은 결과이다.

실습 3.4

다음은 뮤지컬 관람 전과 후 에이즈 관련 지식의 변화 정도를 측정하기 위해 에이즈에 대한 지식을 5가지 문항으로 물어본 자료이다. 뮤지컬 관람 전 문항은 각각 'a1_1', 'a2_1', 'a3_1', 'a4_1', 'a5_1'로, 뮤지컬 관람 후 문항은 'a1_2', 'a2_2', 'a3_2', 'a4_2', 'a5_2'로 코딩한다.

문항에 대한 응답을 살펴보면 '맞다'는 1점, '틀리다'는 2점, '모르겠다'는 3점으로 코딩되어 있다. 이때 지식 점수를 얻기 위해서는 설문 대상자가 정답을 맞출 경우 1점으로 코딩을 하고, 오답을 할 경우 0점으로 코딩을 변경해야 한다. 다음의 예를 살펴보면 문항1과 문항2는 '틀리다'가 정답이며, 문항3과 문항5는 '맞다'가 정답이다. 그러므로 에이즈에 대한 지식을 평가하기 위해서 정답이면 1점, 오답이나 '모르겠다'로 응답했을 경우 0점으로 변경해서 코딩을 해야 한다.

지식	맞다	틀리다	모르겠다
1. 에이즈 감염인과 식사를 같이 하면 에이즈에 감염될 수 있다. (a1_1, a1_2)	①	<u>②</u>	③
2. 에이즈는 모기를 통해서 감염될 수 있다. (a2_1, a2_2)	①	<u>②</u>	③
3. 에이즈는 성관계시 콘돔을 사용하면 예방할 수 있다. (a3_1, a3_2)	<u>①</u>	②	③
4. 에이즈는 적절한 치료와 건강관리를 하면 일상생활에 지장이 없다. (a4_1, 4_2)	<u>①</u>	②	③
5. 보건소 및 병원에 가면 무료로 익명검사를 받을 수 있다. (a5_1, 5_2)	<u>①</u>	②	③

② 정답과 오답으로 코딩 변경하기

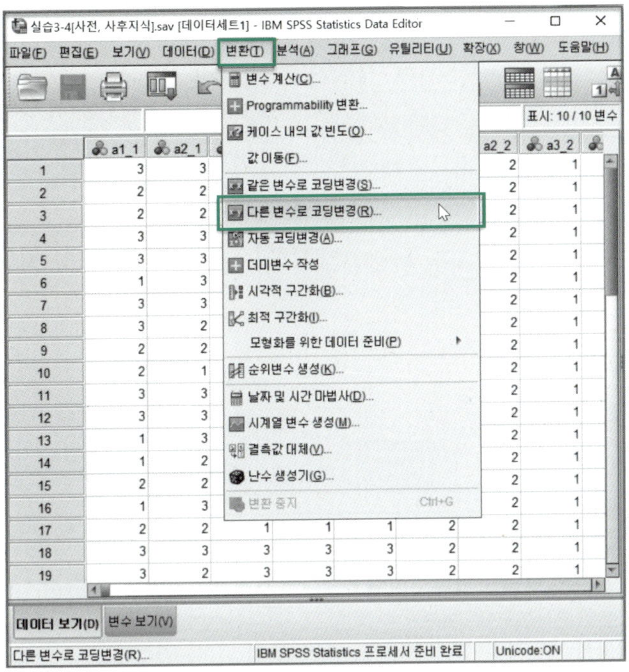

1) [변환(T)] - [다른 변수로 코딩변경(R)]을 선택한다.

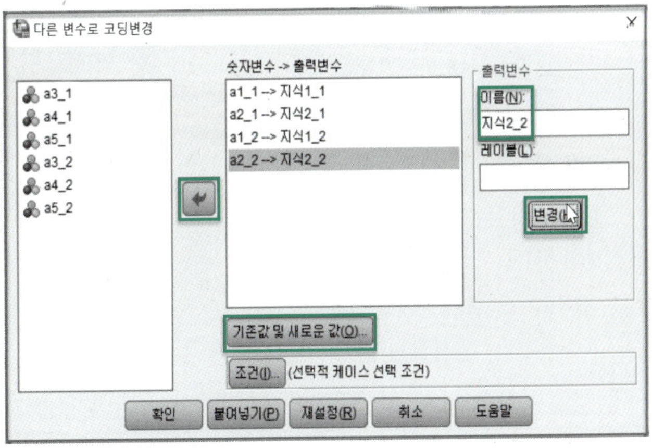

2) 변환하고자 하는 변수를 선택한 후 를 누른다. [출력변수]에 '이름(N)' 입력 후 '기존값 및 새로운 값(O)'을 누른다.
(지식1_1, 지식2_1, 지식1_2, 지식2_2은 정답이 ②로 같으므로 같이 선택한다.)

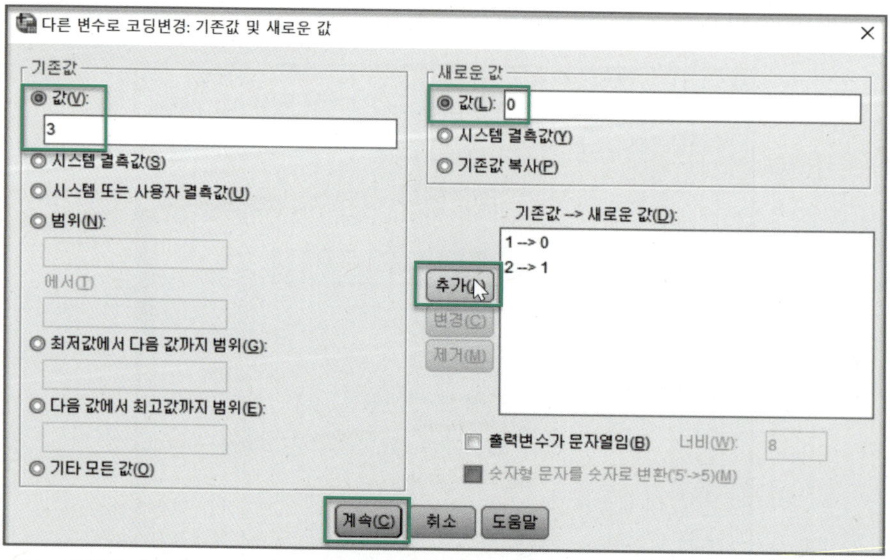

3) 변경하고자 하는 값 입력한 후 '추가(A)'를 누른다. 1번 문항과 2번 문항은 '틀리다'가 정답이므로 2는 1로, '맞다'와 '모르겠다'인 1과 3은 0으로 코딩 변경한 후 계속 과 확인 을 누른다.

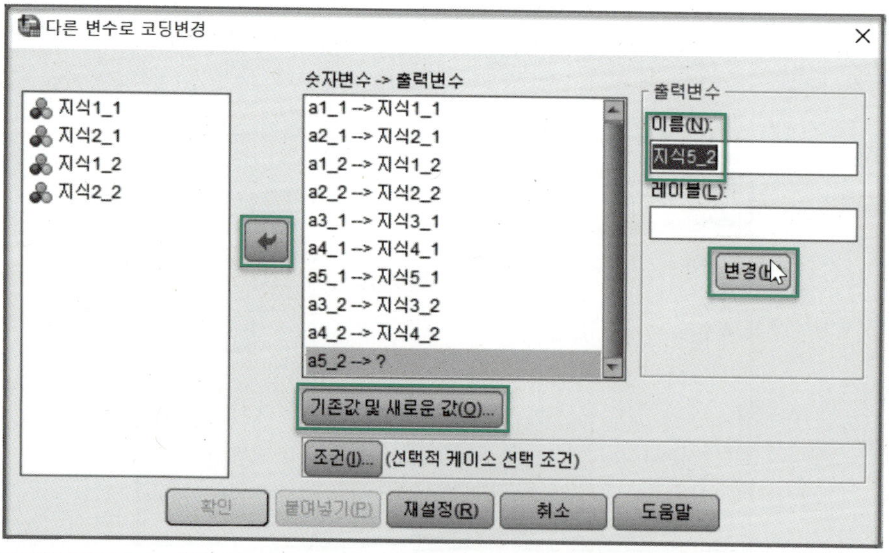

4) 변환하고자 하는 변수를 선택한 후 ➡를 누른다. [출력변수]에 '이름(N)' 입력 후 '기존값 및 새로운 값(O)'을 누른다.
(지식3_1, 지식4_1, 지식5_1, 지식3_2, 지식4_2, 지식5_2는 정답이 ①으로 같으므로 같이 선택한다.)

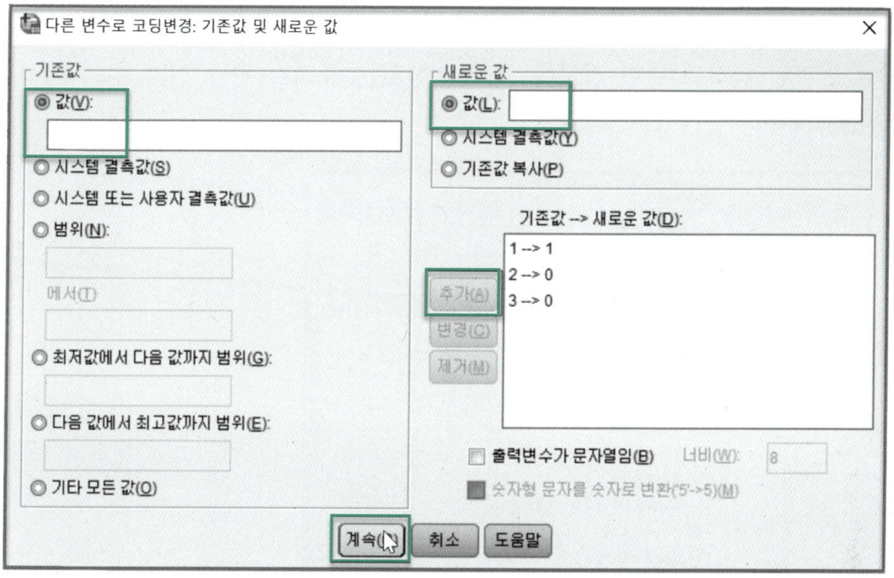

5) 3번, 4번, 5번 문항의 정답은 '맞다'이므로 1은 1로, '틀리다'와 '모르겠다'인 2과 3은 0으로 코딩 변경한 후 [계속]을 누른다.

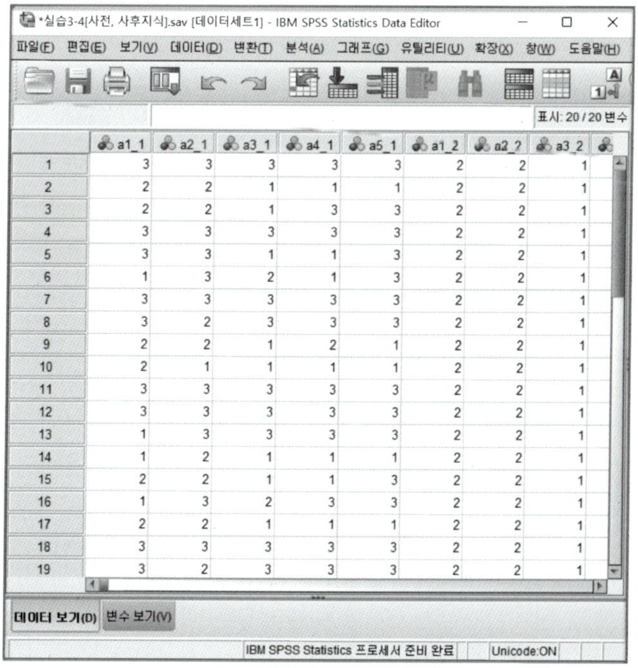

6) [확인]을 눌러 결과를 확인한다.

③ 사전지식과 사후지식의 변화 확인하기

에이즈 관련 지식의 변화 정도를 알기 위해서는 뮤지컬 관람 전과 후의 지식점수를 알아야 한다.

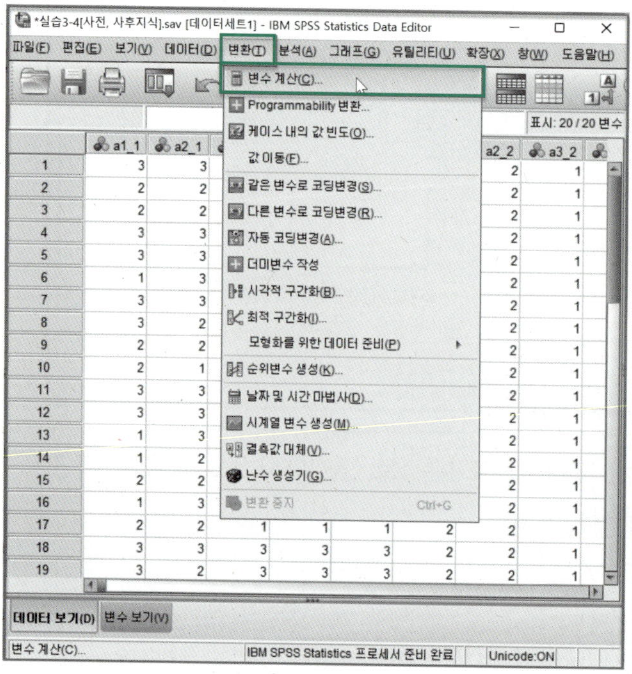

1) [변환(T)] - [변수 계산(C)]을 선택한다.

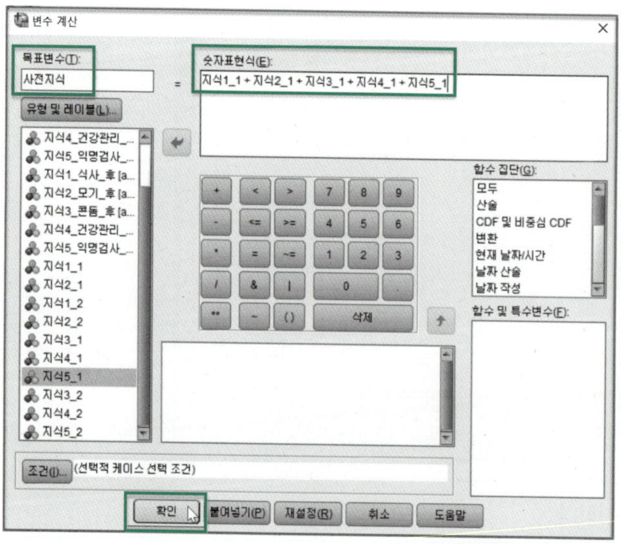

2) 사전지식을 측정하기 위해 사전지식에 해당하는 변수(□_1)를 모두 더한 후 [확인]을 누른다.
(산술적으로 더할 경우 변수에 결측값이 하나라도 있으면 합계가 결측값이 되고, 함수식을 이용하면 변수가 한 개라도 있으면 합계를 계산한다. 그러므로 연구의 목적에 따라 산술적인 방법을 사용할 것인지, 함수식을 이용할 것인지 구분해야 한다.)

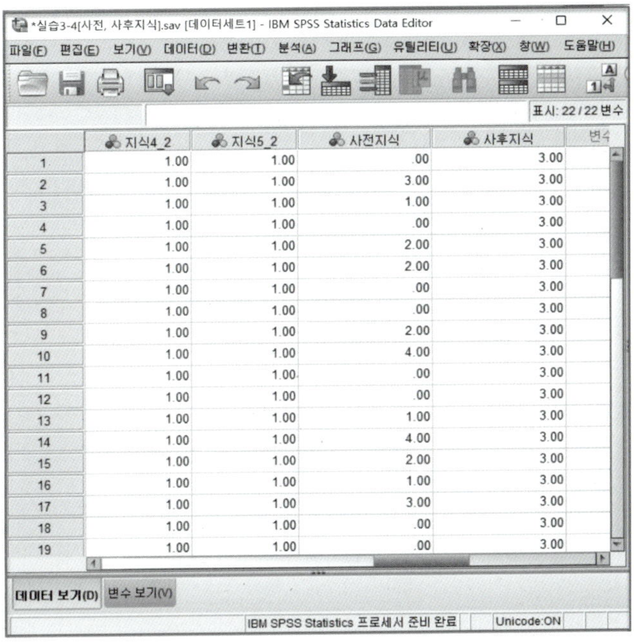

3) 사후지식을 측정하기 위해 사후지식에 해당하는 변수(□_2)를 모두 더한 후 [확인]을 누른다.

(산술적으로 더할 경우 변수에 결측값이 하나라도 있으면 합계가 결측값이 되고, 함수식을 이용하면 변수가 한 개라도 있으면 합계를 계산한다. 그러므로 연구의 목적에 따라 산술적인 방법을 사용할 것인지, 함수식을 이용할 것인지 구분해야 한다.)

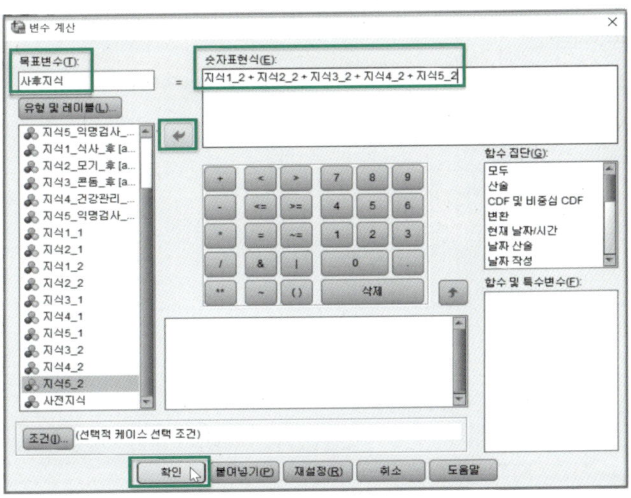

4) 사전지식과 사후지식의 변화를 확인한다.

실습 3.5 연속변수를 범주형 변수로 만들기

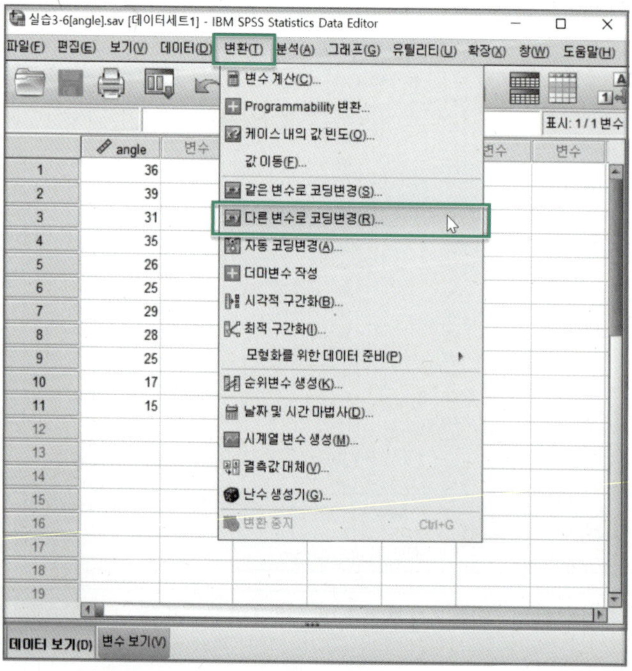

1) [변환(T)]-[다른 변수로 코딩변경(R)]을 선택한다.

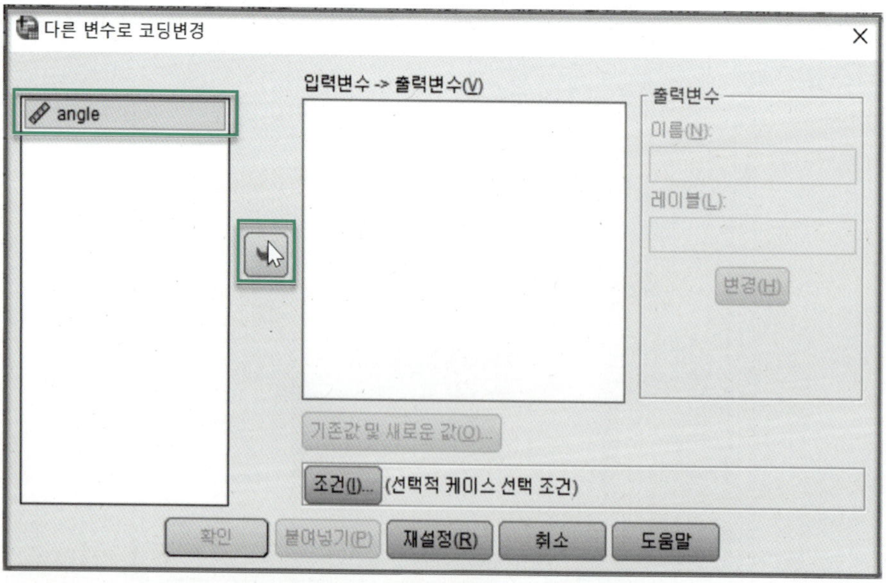

2) 변경할 변수를 선택하고 ➜를 눌러 오른쪽 칸으로 변수를 이동한다.

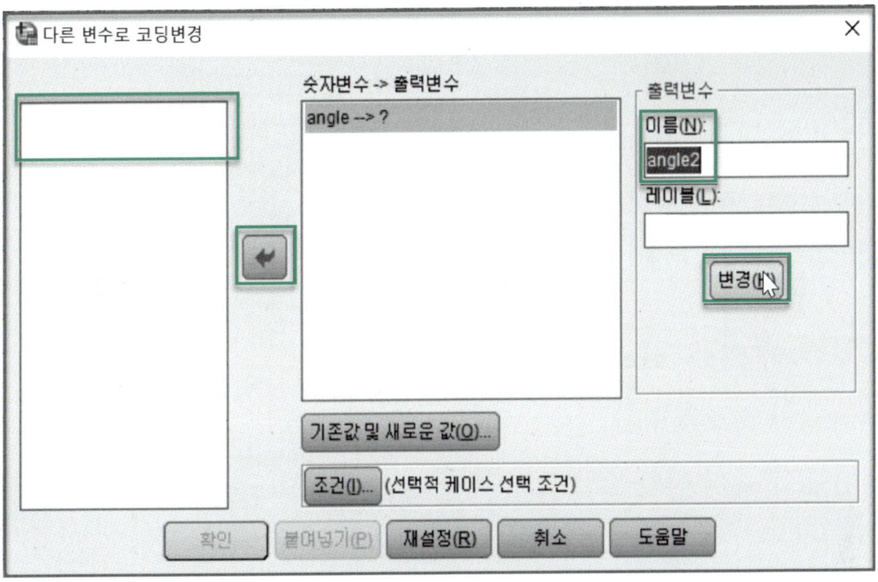

3) 출력변수 이름을 입력한 후 변경(H)을 누른다.

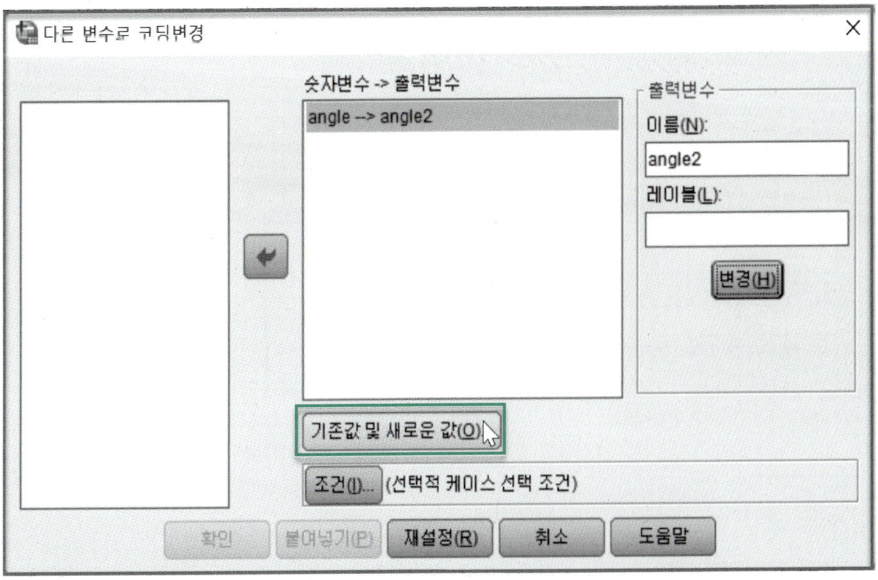

4) 기존값 및 새로운 값(O)... 을 누른다.

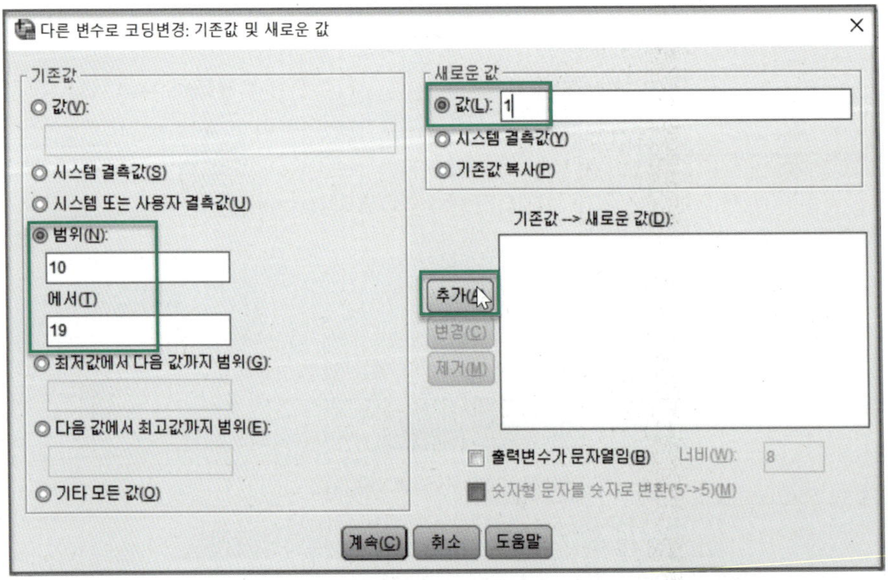

5) [범위(N)]를 선택하고 구간을 설정한 후 기준값을 입력하고 추가(A)를 누른다.
예) 10에서 19

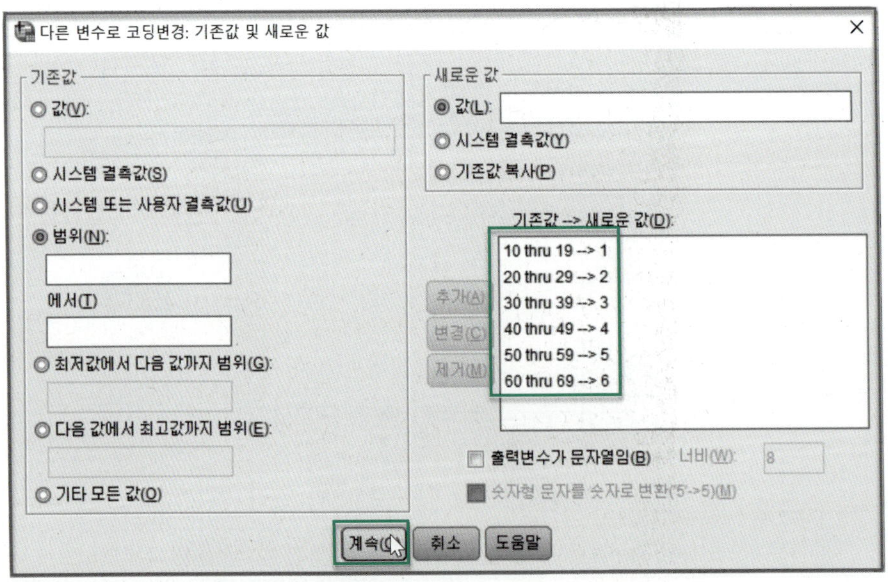

6) 구간 설정이 모두 끝나면 계속을 누른다.

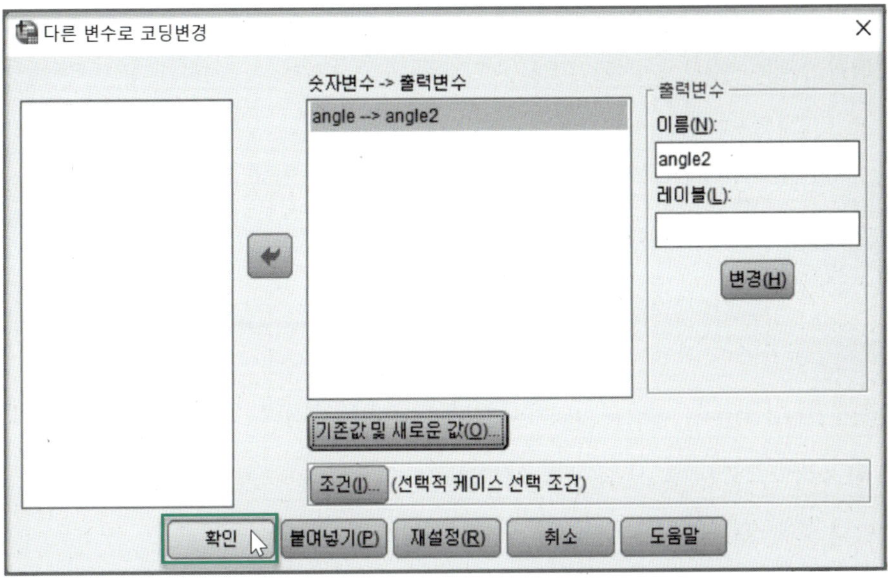

7) 변경을 마쳤으면 확인 을 누른다.

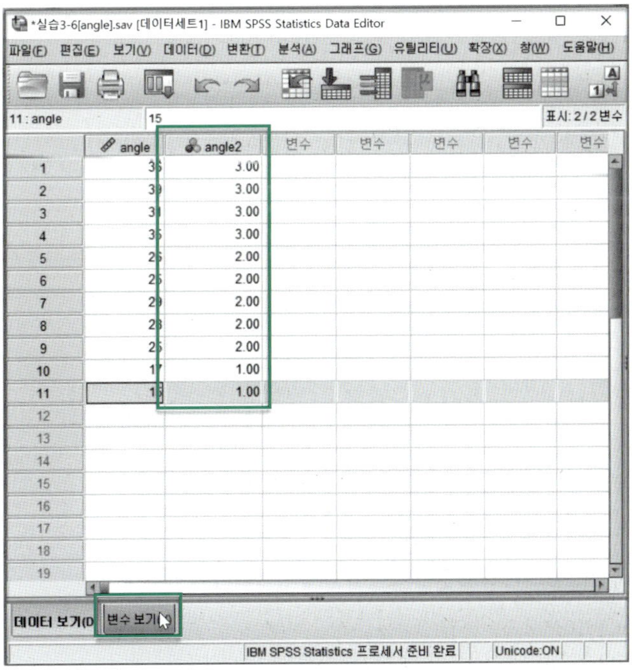

8) 변경된 새로운 변수의 내용을 확인한 후 [변수보기(V)] 탭을 클릭한다.

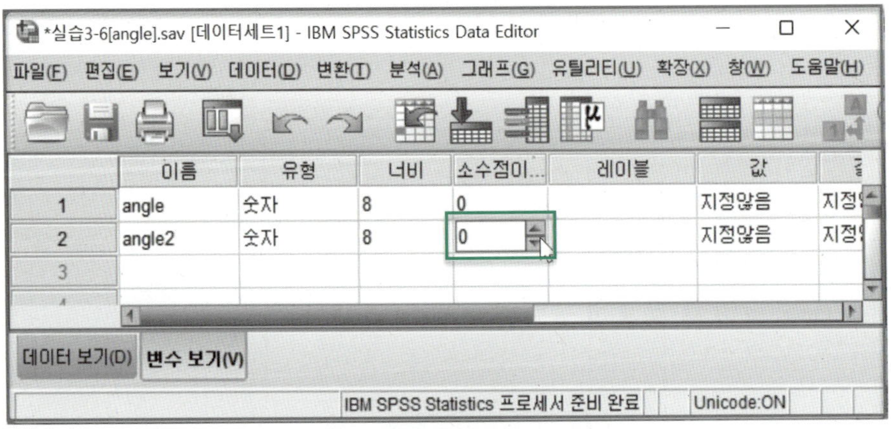

9) 소수점이하자리수를 '0'으로 변경한다.

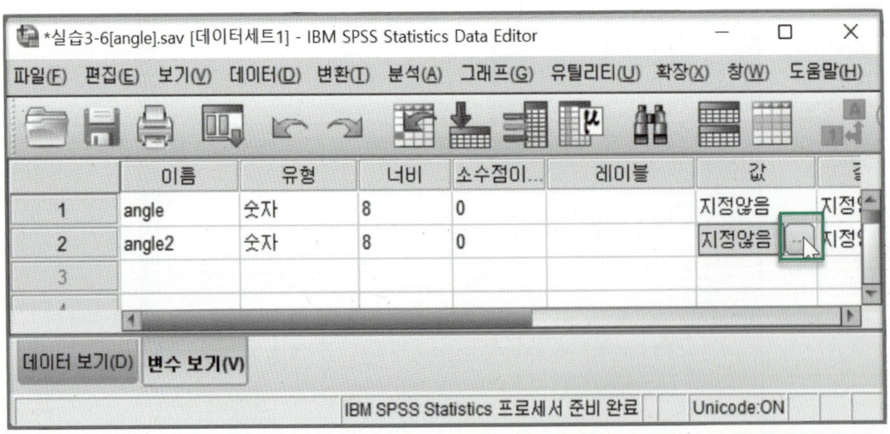

10) 값의 […]을 눌러 [변수값 설명] 대화상자를 불러온다.

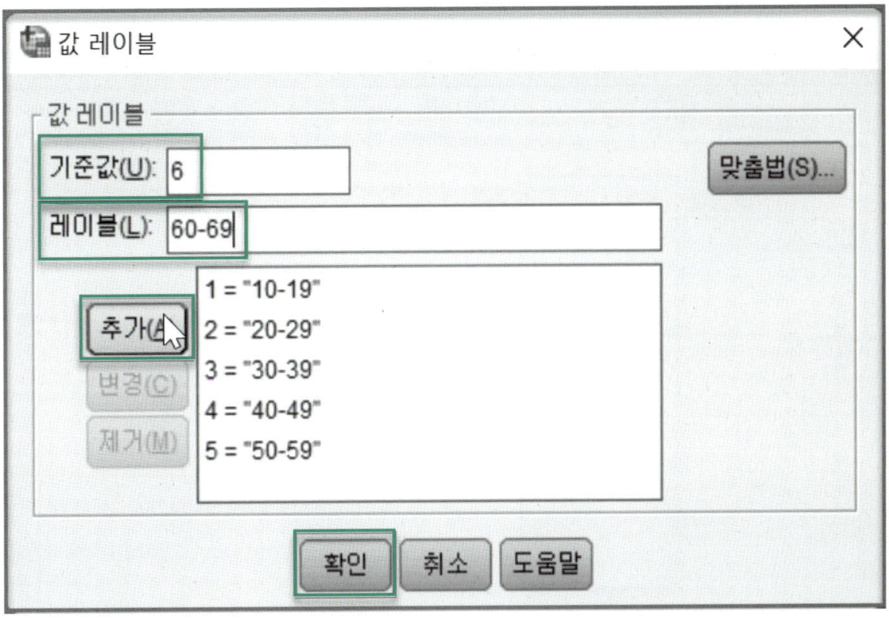

11) 변수값에 대한 설명을 기준값과 설명란에 입력한 후 [추가(A)]를 눌러 내용을 추가한 후 입력이 완료되면 [확인]을 누른다.

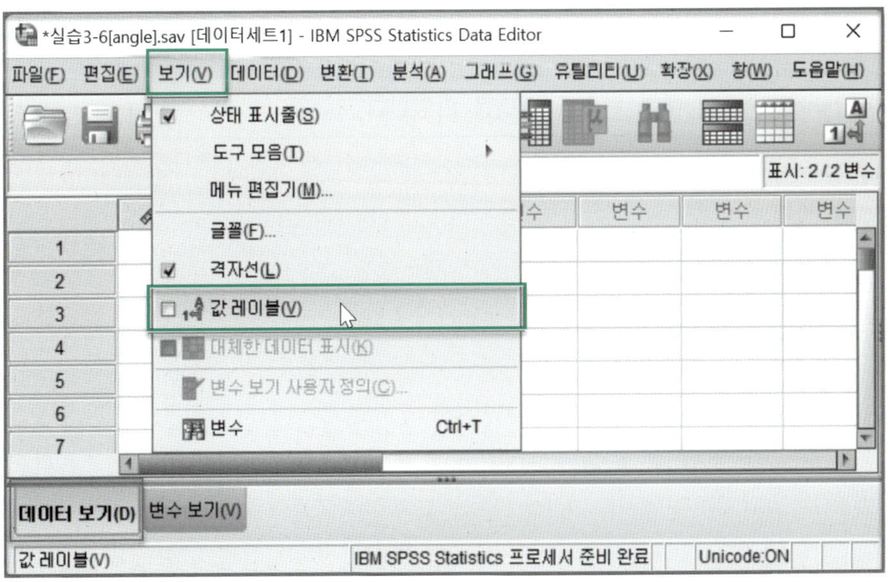

12) [보기(V)] - [값 레이블(V)]을 선택한다.

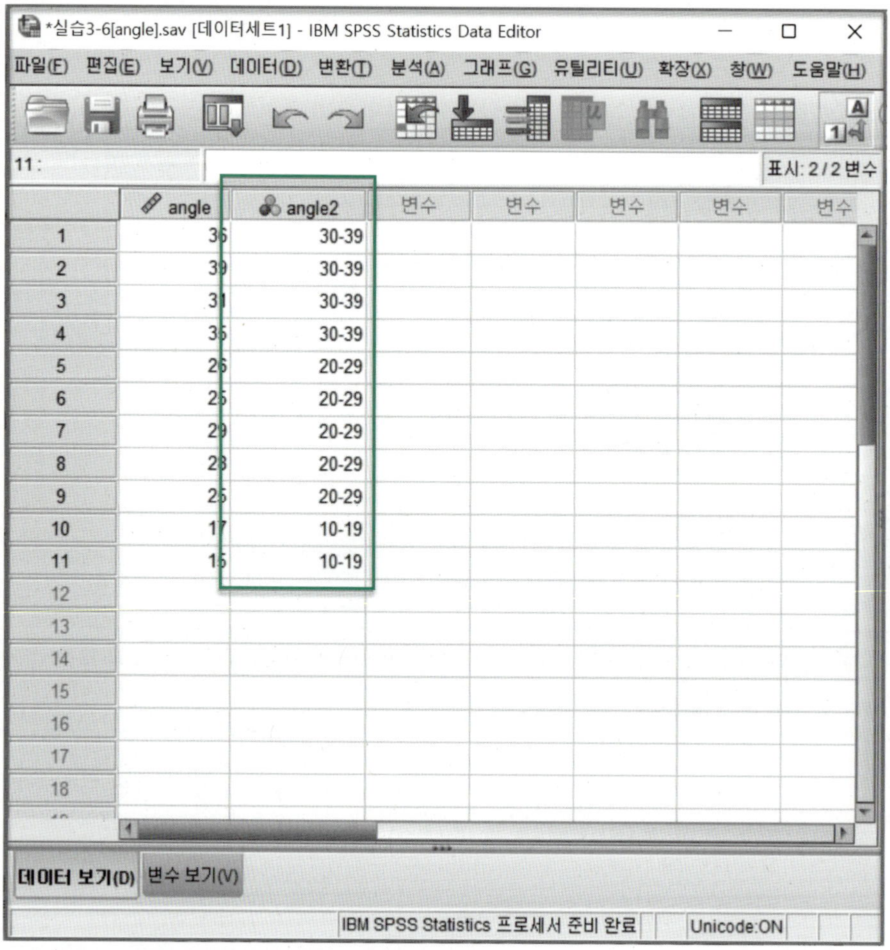

13) angle2 변수에 대한 변수값 설명을 확인한다.

Chapter 04

설문조사

Chapter 04 설문조사

조사연구를 하는 이유는 탐색, 기술, 설명, 예측 및 평가의 목적을 갖고 있다. 설문조사의 목적도 마찬가지이다. 설문조사(survey research)는 사회적 집단에 속한 개인의 인구사회적 특성인, 성, 소득, 정치적, 종교적 단체에의 가입, 사회, 경제적 지위, 교육정도, 연령, 생활비, 직업, 인종을 조사할 수 있다. 연구주제에 따라 대상자의 지식, 태도 및 행동 등을 조사할 수 있다. 통계학의 응용분야 중 사회과학분야의 경우로 예를 들면, 생활만족도, 행복도, 스트레스, 우울, 음주동기 등과 같은 추상적인 개념을 측정하여야 할 때가 많다. 이러한 개념적인 주제나 사건의 성질을 나타내는 주제는 수량화되어야만 통계적 분석이 가능하다. 설문조사는 이렇게 수량화에 가장 많이 쓰이는 방법이다.

설문조사는 사회과학 분야에서 연구가 많이 이루어지고 있고, 사회과학 방법론에 많은 기여를 했다. 예를 들면, 표본추출의 절차, 조사연구의 설계 및 수행, 조사문제의 개념정의 및 조작화, 자료의 분석방법 등이다. 이러한 조사는 수집방법에 따라 면접조사, 우편조사, 집단조사, 전화조사, 인터넷조사, 통제관찰 등으로 분류된다.

4.1 설문조사의 장 · 단점

4.1.1 설문조사의 장점

설문조사는 풍부한 자료를 얻을 수 있다. 풍부한 자료는 센서스 방법과 같은 대규모 모집단에서 얻을 수도 있으며, 이보다 훨씬 저렴한 표본조사를 통해서도 가능하다. 또한 어떤 경우에 있어서는 설문조사가 실험실, 현지실험, 현지조사보다 비용이 많이 드는 경향이 있지만 얻어지는 정보의 양과 질을 따지고 보면 경제적이다. 설문조사에 의하여 수집된 자료는 비교적 정확성이 높다. 이 정확성(正確性)은 표본오차의 범위 내에서의 정확도를 의미한다. 거대한 모집단으로부터 수집된 자료는 그 범위가 넓고 사실적이기 때문에 여러 가지 가설을 설정할 수 있다. 표본설계가 잘 되어 있는 경우 즉, **대표성 있는 표본이라면 일반화(一般化)의 정도와 수준이 높다.**

4.1.2 설문조사의 단점

설문조사에 의해 획득된 정보는 피상적이다. 그러나 좋은 연구방법을 사용할 경우 정보의 획득에 있어 피상성을 극복할 수 있다. 설문조사는 일반적으로 성격상 어떤 문제에 깊이 파고들기(intensive)보다는 광범위한(extensive)자료를 얻고자 할 때 적합한 방법이다.

❙ 실태조사는 시간과 비용이 많이 든다.

규모가 큰 조사에 있어서는 하나의 가설이 검증되는데 수개월이 걸릴지도 모른다. 표본추출과 조사표의 개발은 많은 조작이 필요하고, 면접을 잘 하려면 면접자의 기술, 시간과 비용이 소요된다. 그러나 작은 규모의 설문조사는 이러한 문제점을 어느 정도 해소할 수 있다.

❙ 표본을 이용하는 조사는 모두 표본오차(sampling error)를 갖는다.

설문조사에서 얻은 정보가 상대적으로 정확하다고 할지라도 어느 정도의 오차는 항상 내재되어 있다. 이러한 오차의 가능성은 조사의 통계적인 신뢰구간(confidence level)을 설정함으로써 감소시킬 수 있다. 즉, 센서스 자료와 기타 외부정보를 비교하고 동일한 모집단을 각각 독립적인 확률표집을 하게 되면 오차를 줄일 수 있는 것이다.

설문조사 방법의 약점이라기보다는 잠재적인 문제점은, 면접(面接) 시 사회적으로 바람직하다고 생각하는 것을 말할 가능성이 크다는 점을 들 수 있다. 예를 들면, 미혼 여성에게 성경험이 있는지를 질문할 경우 사회적으로 바람직한 쪽으로 응답할 가능성이 있다. 혼전성경험은 바람직하지 않다고 사회가 여기므로 성경험이 있다고 하더라도 없다고 응답할 가능성이 높다. 이러한 문제점을 해소하려면 질문의 순서와 물어보는 양식 등을 이용해서 정확한 응답을 유도해야 한다.

마지막으로 설문조사는 고도의 조사지식과 기술이 요구된다. 유능한 연구자가 되려면 표본추출방법, 설문지 작성방법, 조사표구성, 면접기술, 자료의 분석 등과 같은 방법들을 익혀야 한다. 그러나 이러한 방법들은 하루 아침에 얻어지는 기술은 아니다. 연구자는 실제로 조사를 설계하고 여러 번의 시행착오, 교육, 훈련과 경험을 쌓아야 한다.

4.2 오차의 개념

표본오차(sampling error)는 모집단을 전수 조사하는 대신에 일부만을 조사하여 모집단에 대한 정보를 얻는 과정에서 일어나는 오차를 의미한다. 비표본오차(non-sampling error)는 표본오차 이외에 발생할 수 있는 모든 오차이다.

표본오차

표본오차는 흔히 **표준오차(standard error)**와 **유의수준**에 의해서 결정된다. 예를 들어, 표본비율로 모비율을 추정하면 표준오차는 $SE(\hat{p}) = \sqrt{\hat{p}(1-\hat{p})/n}$로 추정된다. 95% 신뢰수준에서 오차한계는 유의수준(α)가 0.05일 때 Z값은 1.96이다.

그러므로 95%의 표본오차는 $1.96 \times SE(\hat{p}) = 1.96\sqrt{\hat{p}(1-\hat{p})/n}$라고 할 수 있다.

$$(95\%\ 표본오차 = 1.96 \times SE(\hat{p}) = 1.96 \times \sqrt{\frac{\hat{p}(1-\hat{p})}{n}})$$

$\hat{p}(1-\hat{p})$의 최댓값은 $\hat{p}=0.5$일 때 $0.5 \times 0.5 = 0.025$이다.

> 그렇다면 표본수가 1,600개일 때 표본오차를 구해 보자.
> $n = 1,600$개의 표본을 사용할 경우에 표본오차는
> $1.96 \times SE(\hat{p}) = 1.96\sqrt{0.5(1-0.5)/1600} \fallingdotseq 0.025$이다. 이 경우에 "95%신뢰수준에서 오차한계(표본오차)는 ±2.5%"라고 표현한다.

비표본오차

비표본오차가 발생하는 요인에는 무수히 많은 경우의 수가 있을 수 있으나, 그 중 대표적인 요인은 다음과 같은 경우이다.

① **설문의 결함** : 설문지의 질문 내용이 원래 의도된 내용을 추정하지 못하거나, 특정 대답을 유도하는 식의 질문으로 왜곡된 결과를 줄 수 있다.

② **무응답오차** : 응답을 거부하는 경우에 이들은 어떤 특별한 경향을 띠고 있는 경우가 많다.

③ **기타요인** : 조사원의 미숙이나 불성실한 조사, 조사단위의 누락, 자료 정리과정에서의 오류 등이다.

4.3 표본추출

표본추출방법에는 확률표집과 비확률표집이 있다. 확률표집(random sampling)은 모든 대상자가 뽑힐 가능성을 모두 동일하게 설정하는 방식으로 작은 표본으로도 모집단의 특성을 대변할 수 있는 대표성을 갖게되며 방법으로는 단순무작위 표집, 계통표집, 층화표집, 집락표집 등이 있다. 비확률표집(non-random sampling)은 확률적 방식을 취하지 않고 표집하기 때문에 대상자가 뽑힐 확률이 동일하지 않게 된다. 표집을 위한 표집틀을 구하기 어려운 경우에 비확률 표집을 하게 되며 방법으로는 임의표집, 판단표집, 할당표집 등이 있다.

4.3.1 확률표집(Random sampling)

① 단순무작위 표집(simple random sampling)

단순무작위 표집은 모든 표집의 원형이라고 할 수 있다. 이 표집은 통 속에 공을 넣고 눈을 감고 한 개씩 꺼내는 방식으로 표집을 하는 것이다. 일단 꺼낸 뒤에 공을 다시 넣지 않기 때문에 두 번 뽑힐 가능성은 없고 누구든지 뽑힐 가능성이 동일하다. 5,000명의 모집단에서 100명의 표본을 뽑는다고 하면 뽑힐 확률은 100/5000=0.02

또는 2%이다.

실제로 단순무작위 표집을 하려면 5,000명 모집단에 각각 일련번호를 부여한 후에 난수표를 이용하여 각기 다른 100개의 번호를 찾아내든지 아니면 난수를 제공하는 컴퓨터 프로그램을 이용하여 필요한 수만큼 무작위로 표본을 추출하는 방법이다.

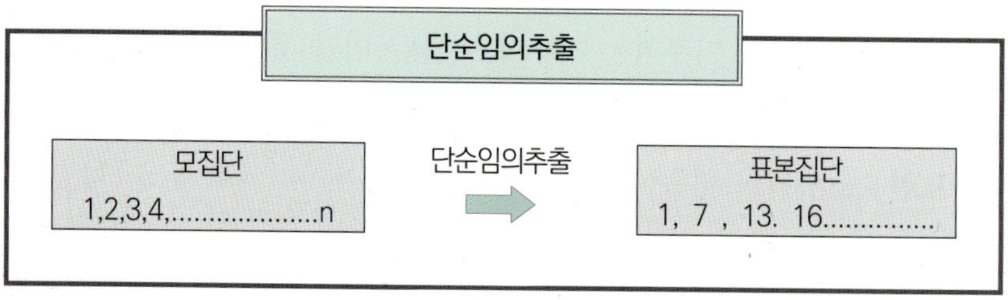

그림 4.1 단순무작위추출

② **계통표집(systematic sampling)**

모집단의 리스트(명부)로부터 개시번호를 무작위로 정하고 그 다음은 일정한 추출 등간으로 표본을 뽑는 방법이다. 여기서, **추출등간은 (모집단의 크기 N)/(표본의 크기 n)으로 구한다.** 예를 들어, 1,000명으로부터 100명을 뽑는 경우, 추출 등간은 10 $(\frac{1,000}{100} = 10)$이다. 즉, 1~10번까지는 무작위로 한 번호를 추출하고, 그 다음부터는 10번째 등간마다 뽑으면 된다. 예를 들면, 처음에 4번 학생이 뽑혔을 경우 그 다음은 14번, 24번, ⋯⋯, 994번까지 뽑으면 된다.

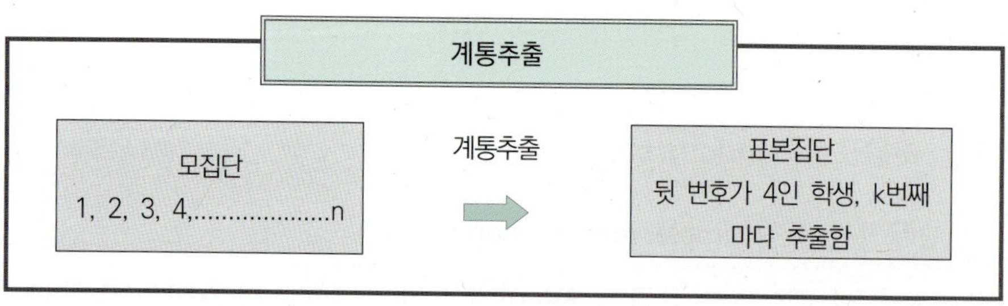

그림 4.2 계통추출

③ **층화표집(stratified sampling)**

미리 모집단을 연구자가 관심있는 동질한 특성을 가진 층(성별, 지역별 등)으로 나누어서(층화해서), 각 층(그룹)으로부터 무작위로 표본을 추출하는 방법이다. 예를 들어, 남자와 여자로 나눈다거나 직업별로 나누고, 같은 그룹에는 동질의 사람이 모이도록 해야 한다.

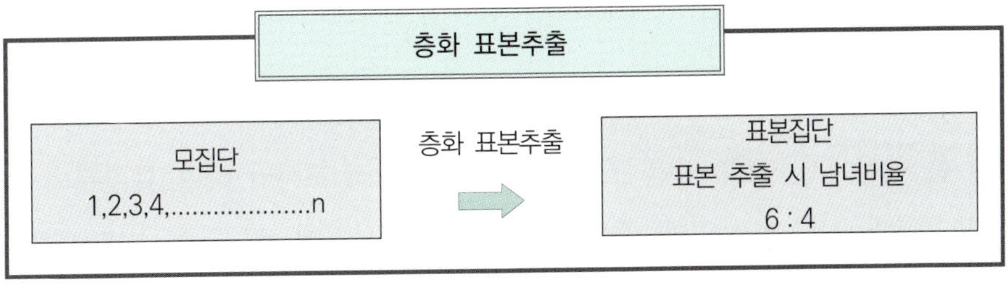

그림 4.3 층화 표본추출

④ **집락추출(cluster sampling)**

미리 모집단을 집단으로 나누고 그 집단을 무작위로 뽑는 방법이다. 추출된 집단은 모두 전수 조사하는 방법이 집락추출이다. 집단을 나누는 방법은 층화추출과 달리 집단 내가 동질하게 하는 것이 아니라 각 집단이 비슷한 것이 되도록 한다.

⑤ **다단추출(multi-stage sampling)**

모집단으로부터의 추출을 몇 단계로 나누어서 실시하는 방법이다. 예를 들어, 전국적인 조사를 한다고 할 때, 먼저 시도를 무작위로 뽑은 다음에 뽑힌 각각의 시도로부터 구・면・동을 무작위로 뽑고, 마지막으로 구・면・동에서 사람을 뽑는 식으로 하는 경우가 이에 해당된다.

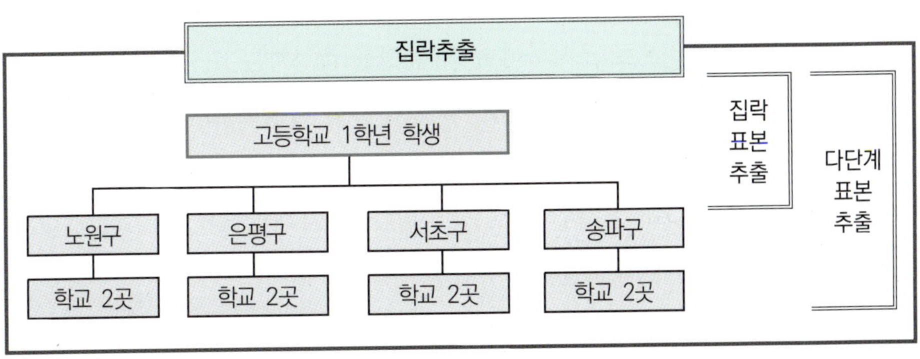

그림 4.4 계통추출

4.4 조사방법의 형태

4.4.1 시간적 차원에 따른 분류(The time dimension)

사회조사는 **시간적 차원**에 따라 크게 횡단조사와 종단조사로 분류한다.

횡단조사(cross-sectional study)

어떤 한 시점에서 사회현상을 조사하는 것을 횡단적 조사라 하며, 대부분의 사회조사가 이 방법을 사용하고 있다. 예를 들면, 어느 한 시점에 조사하여 성별, 연령, 교육수준, 경제상태 등에 따라 건강행동의 차이를 분석하여 보건정책에 대한 평가를 하기 위한 기초자료를 조사하는 것을 말한다. 횡단적 조사는 시간과 비용이 적게 든다는 장점이 있으나 어떤 현상의 진행과정, 변화, 인과관계를 파악할 수 없다는 단점이 있다. 탐색적 조사, 기술적 조사, 설명적 조사가 다 사용될 수 있으나 일반적으로 기술적 조사에 많이 사용된다.

종단조사(longitudinal study)

여러 시간에 걸쳐, 적어도 두 번 이상 조사를 반복하는 것을 종단적 조사라 한다. 종단적 조사는 횡단적 조사에 비하여 복잡하고 비용이 많이 드는 반면에 사회현상의 변화나 인과관계를 파악할 수 있다. 종단적 조사는 탐색적 조사나 설명적 조사로 일반적으로 많이 사용되며, 패널조사(panel study)와 시계열조사(time series study)로 나눌 수 있다.

① **패널조사(panel study)** : 조사자가 동일한 대상(개인, 집단, 조직 등)에 대하여 시간 간격을 두고 반복적으로 조사하여 변화 과정을 측정하는 조사를 말한다. 패널조사는 종단조사 형식인데 조사대상을 바꾸지 않고 동일 대상으로 한다는 점에서 시계열조사와 차이가 있다. 동일 집단이 시간 경과에 따라 변화하는 양상을 파악을 파악할 수 있기 때문에 상당히 유용한 자료원이 된다. 환자패널조사, 청소년 패널조사, 여성패널조사 등이 이에 해당된다.

패널조사가 다른 조사설계에 비하여 다른 점은 동일 집단을 반복하여 조사한다는 점인데 이로 인하여 얻는 이득도 크지만 이를 유지하기 위한 비용도 만만치 않다는 단점이 있다. 사회조사를 설계하는데 있어서 한 시점에서 1천 명의 표본을 얻는데

1천만 원이 소요된다고 할 때 종단설계로 1년 사이에 두 번의 조사를 하는데는 대략 2천만원이 소요될 것이다. 이 때 조사를 두 번할 뿐이지 특별히 추가로 고려할 사항은 별로 없기 때문이다. 그런데 패널조사는 이와 상당히 다르다. 같은 사람을 찾아서 반복 조사를 해야 하는데 패널에 소속된 응답자들이 시간 경과에도 불구하고 계속 남아 있다가 조사에 응할지 불확실 하기 때문이다. 그래서 패널 구성원을 유지하기 위한 인센티브를 제공해야 하는데 여기에 상당한 비용이 지출될 수 있다. 만일 불가피하게 패널 성원이 탈락할 경우에 다른 사람으로 교체하기도 하는데 이때에는 기존 성원과 특성이 비슷한 사람을 찾아서 채워 넣어야 하기 때문에 상당히 번거로운 일이 된다. 만일 탈락자를 그대로 둔채 남아 있는 성원들로만 후속 조사를 한다면 일정 시간 경과 후에 탈락자가 증가하여 최초의 패널 성원의 절반도 안되는 경우라도 발생하면 패널을 유지해야 될지 심각한 위기에 처하게 된다. 즉, 패널조사는 효용성도 크지만 유지관리에 많은 비용이 소요되는 특성이 있다.

② **시계열 조사(time series study)** : 여러 시간에 걸쳐 조사를 반복 실시한다는 점에서는 패널연구와 같으나 동일한 사람, 집단, 조직을 대상으로 하지 않는다는 점에서 패널연구와 다르며, 동일한 대상이 아니므로 패널연구보다 좀 더 쉽게 조사할 수 있다. 우리나라에서 수행되는 국민건강영양조사, 청소년건강행태조사 등이 이에 속한다.

③ **유사종단적 조사(quasi-longitudinal study)** : 종단적 조사가 실제로 어렵기 때문에 종단적 조사와 횡단적 조사를 결합한 조사방법이다. 예를 들면, 횡단적 조사를 실시하여 각 연령대별(10대, 20대, 30대, 40대, 50대, 60대 이상)로 부모를 모시는 것에 대한 의견을 조사함으로써 과거부터 오랜 시간에 걸친 의식의 변화를 추론해볼 수 있다.

4.4.2 자료수집 기법에 따른 분류

자료수집의 기법에 따라 양적 조사(quantitative study)와 질적 조사(qualitative study)로 구분된다. 양적 조사는 양적인 표현인 숫자로 측정하는 자료수집을 의미하며, 질적 조사는 글, 그림, 녹음, 영사기 등을 이용하여 질적인 자료를 수집하는 방법이다. 설문지조사, 실험, 내용분석, 기존 통계자료 분석 등은 양적 조사방법을 주로 사용하며, 현지조사(관찰), 역사적 방법 등은 질적 조사방법을 많이 사용한다.

(1) 양적조사

① 설문지 조사(questionnaire study)

설문지를 이용하여 자료를 수집하는(스스로 답하도록 하거나 면접을 통해 기입하는) 조사를 설문지조사라 한다. 설문지조사에는 다음과 같은 자료수집 방법이 있다.

- **우편조사** : 우편으로 응답자에게 설문지를 송달하여 우편으로 회수하는 방법이다. 설문지를 우편으로 우송한 후에 반송용봉투를 이용하여 응답을 받는 방법이다. 우편조사는 최소의 비용과 노력으로 광범위한 지역과 대상을 표본으로 삼을 수 있는 장점이 있으나 회수율이 심각하게 낮은 단점이 있다.
- **전화조사** : 전화를 이용하여 조사자가 질문을 하고 설문지에 기입하는 방법이다. 조사원과 응답자가 전화를 통하여 서로 질문을 주고받는 방법이다. 면접조사에 비하여 비용이 아주 적게 드는 장점이 있으나, 여러 가지 비표본오차로 인하여 편의(bias)가 심각해지는 경우가 있다. 특히 정치적 문제나 개인의 사생활과 관련된 문제 등에서는 솔직한 답변을 얻기가 힘들다.
- **집합조사** : 조사대상자를 동일한 장소에 집합시켜서 설문지를 나누어주고, 필요시 간단한 설명을 하면서 조사대상자로 하여금 설문지에 기입하도록 하는 방법이다.
- **배포조사** : 설문지를 배부하여 조사대상자가 다른 장소에서 기입하도록 하고 나중에 회수하는 방법이다. 조사대상자가 기입할 때에 조사자가 그곳에 있지 않다는 점에서 집합조사와 다르다.

② 면접(face to face interview)

면접조사는 조사원이 응답자를 직접 대면하여 조사하는 방법이다. 조사원에 대한 인건비가 다른 방법에 비하여 월등히 높다는 단점이 있지만 다른 방법보다 응답률이 높고 비표본오차가 적다는 장점이 있다. 면접도 설문지조사의 한 형태이나, 응답자로부터 원하는 정보나 의견, 신념, 태도 등의 표현을 얻기 위해서 서로 대면하여 언어적 상호작용에 의해 자료를 수집한다는 점에서 설문지조사와 다르다. 또한, 면접의 경우에는 응답자에게 직접 설문지가 주어지지 않고 응답자에게 질문을 읽어 주고 조사자가 직접 응답 내용을 기입한다는 점에서 설문지조사와 다르다.

③ **실험**(experiment)

실험은 조사대상에 대한 여러 변수간의 인과관계를 인위적으로 규정한다. 즉, 외부 변수를 통제하고 독립변수를 조작하여 종속변수를 관찰함으로써 그 인과관계를 파악하는 것이다. 실험의 경우 가장 많이 사용하는 방법은 조사대상을 두 집단으로 분류한 후 한 집단(실험집단)에는 실험적 처리를 하고 다른 집단(통제집단)에는 실험적 처리를 하지 않은 후 그 결과를 비교하는 것이다.

④ **내용분석**(content analysis)

내용분석은 서적, 신문, 문서, 영화, 노래 등 기존자료를 객관적・체계적으로 분석하여 정보를 얻어내는 방법이다. 즉, 연구자는 ① 먼저 논문, 책, 신문, 영화, 음악 등 분석할 자료를 정하고, ② 그 속에 담긴 내용을 분석 할 틀(체제)을 설정한 후, ③ 얼마나 자주(많이) 그러한 단어, 주제 등이 사용되었는가를 분석하는 방법이다.

⑤ **이차자료 분석**(existing statistical data analysis)

정부기관이나 기존 연구자료에서 발표된 통계자료를 이용해서 새로운 정보를 얻어내는 방법이다. 연구자는 자기의 관심사항에 따라 기존 통계자료를 다른 형태로 결합하거나 기존 통계자료 그 자체를 통해 새로운 사실을 찾아낼 수 있다.

(2) 질적 조사

① **현지조사 : 관찰**(field study: observation)

시각, 청각과 같은 감각기관을 통해서 실제로 현지를 답사하여 보거나 들어서 현상을 인지하고 수집하는 방법이다. 현지조사는 주로 작은 집단의 사람을 오랜 기간에 걸쳐 조사하는 방법이다. 이를 위해 연구자는 ① 연구하고자 하는 주제를 정한 후, ② 이 연구를 위한 사회집단이나 지역을 선정하고, ③ 그 사회적 상황에서 역할을 정한 후 조사를 시작한다. 이 때 연구자가 조사대상집단의 일원으로서 역할을 수행하면서 관찰하는 방법과 조사대상집단의 역할을 수행하지 않고 제3자의 입장에서 관찰하는 방법도 있다.

② **역사적 방법**(historical method)

역사적 자료를 이용하여 과거의 어떤 시대적 사회현상이나 사건을 연구하는 조사

방법이다. 연구자는 과거의 한 시대 또는 여러 시대를 분석할 수 있고, 한 문화 또는 여러 문화를 비교하여 조사할 수 있다. 이 조사를 위해 연구자는 ① 자기가 연구하고자 하는 주제를 먼저 정하고, ② 필요한 자료를 그 당시 책, 문서 , 신문, 일기, 사진, 지도 등의 문서기록, 관찰, 관련자(후손, 당시 사건의 관련자 등)와의 면담 등을 통해 자료를 얻은 후, ③ 수집된 자료를 분석하여 보고서를 작성한다.

4.4.3 실험 설계에 따른 분류

신뢰도와 타당도

설문지를 사용하기 전에 설문지가 잘 만들어졌는지 검토하는 것은 아무리 강조해도 지나치지 않을 만큼 매우 중요하다. 확률표집을 이용하여 자료수집을 객관적으로 치밀한 방법으로 조사하고 분석을 정확하게 하였다고 하여도 설문지가 잘못되어 원하는 내용을 측정하지 못하거나, 조사대상이 설문지를 성의 없게 응답하여 원하는 방향의 결과를 얻지 못한다면 그 자료는 쓸모가 없게 된다. 예를 들면, 몸무게와 키의 상관성을 알아보기 위하여 체중을 측정하고자 한다. 만약 정확하지 않은 체중계를 이용해서 몸무게 측정하였다면, 그 측정이 아무리 정확히 잘 이루어지고 분석을 잘 하였어도 이를 통해 얻어진 결론은 정확한 것이라고 할 수 없을 것이다. 특히 사회현상을 측정할 때는 그 자체의 성질상 직접적으로 측정하기 어려운 경우가 많으므로 설문이 측정하고자 하는 것을 정확히 측정할 수 있는지 검토하는 것이 매우 중요하다. 문항분석을 통한 분석은 문항의 애매성, 모호성 및 기술적인 수준에서의 내적 일관성(internal consistancy)을 다루는 것이므로 그 자체가 곧 이론적 타당성 또는 신뢰성을 담보하지는 않는다. 그러므로 설문이 좋은지 안 좋은지는 신뢰도와 타당도의 검증이 있어야 한다.

신뢰도(reliability)

신뢰도는 측정도구가 측정하고자 하는 현상을 **일관되게 측정하는 능력**을 말한다. 즉, 측정도구를 동일한 응답자들에게 반복해서 적용했을 때 일관된 결과가 나오는 정도를 그 측정도구의 신뢰도라 한다. 또는 측정도구, 즉, 질문문항에 대해 같은 견해를 가지고 있는 사람들이 같은 응답을 하는 정도를 의미한다. 길이를 측정하는 자가 온도에 따라 길어졌다, 짧아졌다 한다면 자의 사용가치는 감소할 수밖에 없다. 사회현상이나 사람들의 태도, 의견 등을 조사하는 측정도구도 이와 마찬가지이다. 즉, 측정도구가 잴 때마다 다른 결과가 나온다든지, 어떤 사물에 같은 태도를 가진 사람들이 서로 다른 응답 패턴을 보인다면 우리는 그 측정도구를 신뢰할 수 없다. 결국 신뢰도란 측정도구의 안전성 및 정확성에 대한 측면이다. 쉽게 다시 설명하면 몸무게를 측정하는 체중계가 측정할 때 마다 숫자가 달라진다면 그 체중계는 신뢰도가 떨어지는 도구인 것이다.

신뢰도를 측정하는 방법

전통적인 방법으로 재조사법, 복수양식법, 반분법, 내적일관성(크론바흐알파 : Cronbach's Alpha)법이 있다.

재검사법은 동일한 상황에서 동일한 측정도구로 동일한 대상을 시간을 달리하여 두 번 측정하여 그 결과를 비교하는 것이며, 두 측정결과에 대한 상관분석을 통해 상관계수가 높게 나오면 신뢰성이 높다는 것을 의미한다.

복수양식법은 최대한 비슷한 두 가지 형태의 측정도구를 동일한 표본에 차례로 적용하여 신뢰도를 측정하는 것이다. 그러나 이 것은 두 가지 형태의 측정도구를 동등하게 만드는 것이 쉽지 않다는 단점이 있다.

반분법은 측정도구를 임의로 반으로 나누어 실험대상에 적용한 후 양쪽의 결과에 대한 상관분석을 통해 분석하는 방법이다. 그러나 반분법은 특정 항목에 대한 신뢰도를 정확히 파악할 수 없으며, 집합적 신뢰성 파악만이 가능하다.

마지막으로 신뢰도를 측정할 때 가장 많이 쓰이는 **내석일관성**이 있다. 여러 개의 항목을 이용하여 동일한 개념을 측정하는 경우, 신뢰성을 떨어뜨리는 특정 항목만을 선별하여 제거할 수 있다. 크론바흐(Cronbach)의 알파(Alpha, α) 계수를 이용하여 평가하며 보통 이 계수가 0.6 이상 되어야 어느 정도의 신뢰성을 확보했다고 판단한다.

타당도(validity)

타당도란 측정하고자 하는 것을 얼마나 **정확히 측정하는지에 대한 것**이다. 타당도는 측정도구를 평가함에 있어 가장 중요한 기준이다. 측정도구가 측정하고자 한 것을 실제로 잘 측정하지 못한다면 도구로서 가치가 없는 것이기 때문이다.

타당도를 측정하는 방법

여러 가지가 있으나, 크게 내용타당도(content validity), 준거타당도(criterion-related validity), 구인타당도(construct validity), 예측타당도(predictive validity)로 나눌 수 있다.

신뢰도와 타당도의 관계

신뢰도와 타당도는 측정도구의 적합성을 평가하는 방법으로, 분리된 속성으로 다루어졌지만 서로 밀접하게 관련되어 있다. 신뢰도란 측정도구를 동일한 응답자에게 반복해서 적용했을 때 일관된 결과가 나오는 정도를 의미하며, 타당도란 측정도구가 측정하고자 한 것을 정확하게 측정해 내는 정도를 말한다. 측정의 중요한 관심인 조사자가 측정하고자 하는 것을 얼마나 정확하게 측정할 수 있느냐의 관점에서는 신뢰도 보다 타당도가 더 큰 의미를 갖는다고 할 수 있다.

신뢰도가 높다는 것은 어떤 현상을 일관성 있게 측정할 수 있음을 의미하기 때문에 조사자가 측정하고자 하는 것이 아닐 수도 있다. 즉, 신뢰도가 높다고 해서 타당도가 높은 것은 아니다. 그러나 타당도를 높이기 위해서는 신뢰도를 높여야 한다. 왜냐하면 조사도구가 측정하고자 하는 것을 정확히 측정하기 위해서는 조사도구의 내용이 조사하고자 하는 현상을 잘 파악할 수 있어야 하고, 조사할 때마다 일관된 결과를 얻어야 하기 때문이다. 따라서 신뢰도는 타당도를 높이기 위한 필요조건이라 할 수 있다. 예를 들면, 잘못된 체중계가 있는데 그 체중계는 다른 체중계보다 항상 10㎏이 더 무겁게 나온다. 이것을 가지고 어떤 사람의 몸무게를 측정하면 항상 같은 몸무게가 나오므로 신뢰도는 높다고 할 수 있다. 그러나 그 저울이 정확하게 몸무게를 측정한다고 할 수는 없으므로 타당도는 떨어진다. 결론적으로 신뢰성이 없는 측정도구는 타당성이 있을 수 없으나, 신뢰성이 있다고 해서 반드시 타당성이 있는 것은 아니며, 타당성은 있을 수도 있고 없을 수도 있다. 즉, **신뢰도는 타당도를 높이기 위한 필요조건은 되지만 충분조건은 아니다.**

신뢰도와 타당도에 영향을 미치는 요인은 ① 조사도구, ② 조사환경, ③ 조사대상자, ④ 조사자의 해석이다. 신뢰도와 타당도에 영향을 미치는 요인들을 분석해 봄으로써 신뢰도와 타당도를 높일 수 있는 방안을 강구해 볼 수 있다.

4.5 조사방법의 과정

연구주제의 선정

과학적 조사방법의 첫 번째 단계는 연구주제를 정하는 것이다. 연구를 시작할 때 연구자는 우선 어떤 주제를 연구대상으로 할 것인가를 결정해야 한다. 즉, 연구자는 그 연구에서 다루고자 하는 주제, 그 주제를 다루는 목적, 중요성 및 기여도 등을 논리적으로 정립해야 한다. 그러나 적절한 연구주제를 선정하는 것은 쉬운 일이 아니다. 일반적으로 어떤 주제에 대해 연구를 할 경우 그 주제와 관련된 지식을 전혀 가지고 있지 않은 상태에서는 어렵고, 어느 정도 그 주제와 관련된 지식을 가지고 있어야 연구주제를 선정할 수 있다. 따라서 연구주제를 선정하기 위해서는 관련 분야의 논문이나 관련 문헌을 많이 읽어야 하며, 나름대로의 독창적인 통찰력이 있어야 한다. 예를 들어, 동성애자와 관련된 연구를 하고자 한다면 먼저 동성애자와 관련된 성이론이나 연구논문을 많이 읽어야 할 것이다. 그러한 과정에서 기존 연구와 다른 관점에서 연구해 볼 만한 가치가 있는 주제를 찾을 수 있다.

연구주제를 설정할 때는 다음과 같은 몇 가지 사항을 고려하는 것이 좋다. 첫째는 현재까지의 연구결과들로는 알아내고자 하는 사항을 충분히 파악하기 어려운 경우, 둘째는 기존의 연구결과들이 일치하지 않는 경우, 셋째는 현존하고 있는 현상이 기존의 이론으로 설명하기 어려운 경우이다. 따라서 기존 연구결과들을 통해서 변수 간의 관계가 충분히 밝혀진 주제, 이미 다른 사람들에 의해 이루어진 연구와 내용이 일치하는 주제, 기존의 이론이 현상을 적절히 설명하는 것을 내용으로 하는 주제는 이미 연구가 많이 이루어져 있는 상태이므로 피하는 것이 좋다.

가설설정

두 번째 단계는 가설의 구성(hypothesis formation)이다. 가설이란 주제에 대해 어떤 결론을 이끌어 내기 위해서 독립변수와 종속변수 간의 관계를 구체적으로 설정하는 것이다. 조사 가능한 구체적인 변수 간의 관계로 나타낸 것이다. 선정된 주제들이 너무 일반적이거나 추상적이어서 실제 조사가 불가능하거나 어려운 경우가 많다. 이런 경우 주제를 조사 가능한 구체적인 가설로 세분할 필요가 있는데, 이를 가설의

Chapter 04

구성이라 한다. 예를 들어, 질병의 인구사회적 특성과 건강상태와의 관계를 주제로 선정한 경우, 어떠한 내용을 어떻게 조사해야 할지 애매하다. 따라서 이 연구를 통해 얻고자 하는 몇 개의 가설을 세울 수 있다. 그러나 가설을 잘 구성하는 것은 매우 어려운 일이다. 가설을 구성 할 때에 기존 이론이나 다른 논문을 통해 아이디어를 얻을 수 있지만 개인의 창의적인 노력도 중요하다. 가설을 구성하기 위해 우리는 어떤 특성을 가진 사람들이 건강하지 않은 상태인가? 라는 문제를 곰곰이 생각해 본다. 이때 지역에 따라, 가정환경에 따라, 결혼상태에 따라, 교육수준에 따라 건강상태가 차이가 나는지 고려해 본다. 그 다음 건강수준이 낮은 사람의 특징들이 저소득층, 저학력, 고연령, 사별이나 별거하는 사람이라는 것을 발견했다면, ① 저소득층일수록 건강상태가 낮을 것이다 ② 학력이 낮을수록 건강상태가 낮을 것이다 ③ 연령이 높을수록 건강상태가 낮을 것이다, ④ 사별이나 별거하는 사람이 부부가 함께 동거하는 경우보다 건강상태가 낮을 것이다 등의 가설을 세울 수 있다.

❙ 조작화

이렇게 가설을 설정한 후 가설의 독립변수와 종속변수를 조사해야 한다. 이 변수들이 추상적이어서 직접 조사하기가 어려운 경우 조사 가능한 대체개념(indicator)을 찾아야 한다. 예를 들어, "부부관계가 좋지 않을수록 건강상태가 낮을 것이다"라는 가설의 경우 독립변수인 부부관계가 좋지 않다는 것과 종속변수인 건강상태가 추상적인 개념이어서 직접 조사가 불가능하다. 이 경우 이러한 개념들을 **측정 가능한 개념으로 대체**해야 한다. 이러한 과정을 조작화라고 한다. 즉, 부부관계가 좋지 않은 것을 파악하기 위해 부부간의 싸움의 횟수, 부부간의 대화의 횟수(횟수가 적을수록 부부관계가 좋지 않다고 볼 수 있음) 등을 생각할 수 있으며, 건강상태는 ① 질병상태(질병의 유무, 질병의 종류 등) ② 주관적 건강인지도 등으로 생각할 수 있다.

❙ 조사설계

조사설계란 필요한 자료를 수집하기 위해 작성하는 설계이다. 이 단계에서 연구자는 자료수집 방법(설문지 조사, 면접, 실험, 관찰, 내용분석, 2차자료 분석 등), 연구 모집단 및 표본추출 방법 등을 결정하고, 조사도구를 작성하여 신뢰도, 타당도를 검증하여야 한다.

자료수집

네 번째 단계는 자료수집(data collection)이다. 자료수집이란 연구자가 조사설계에 의해 자료를 수집하는 단계이다. 자료수집 이전의 단계를 설계과정이라 한다면 자료수집 이후의 단계는 설계를 집행하는 단계이다. 자료수집을 위해서는 먼저 조사설계에 따라 표본을 추출하고, 선정된 자료수집 방법에 의해 자료를 수집한다. 자료수집 방법에는 설문지조사, 면접조사, 실험, 관찰, 2차자료 수집 등 여러 가지가 있다.

자료분석 및 해석

다섯 번째 단계는 자료의 분석 및 해석이다. 수집된 자료를 정리하여 적절한 통계적 기법을 통해 분석한 후 그 결과를 통해 의미를 찾아내는 단계이다.

연구보고서 작성

최종 단계는 연구자가 연구결과를 알리기 위해 보고서를 작성하는 단계이다. 훌륭한 설계에 의해 아무리 좋은 결과를 얻었어도 그것을 다른 사람들에게 효과적으로 전달하지 못할 경우 조사 자체가 무의미하게 끝날 수 있다. 그러므로 독자들의 연령, 성별, 교육 수준 등을 고려하여 그들이 쉽게 이해할 수 있도록 보고서를 작성해야 한다.

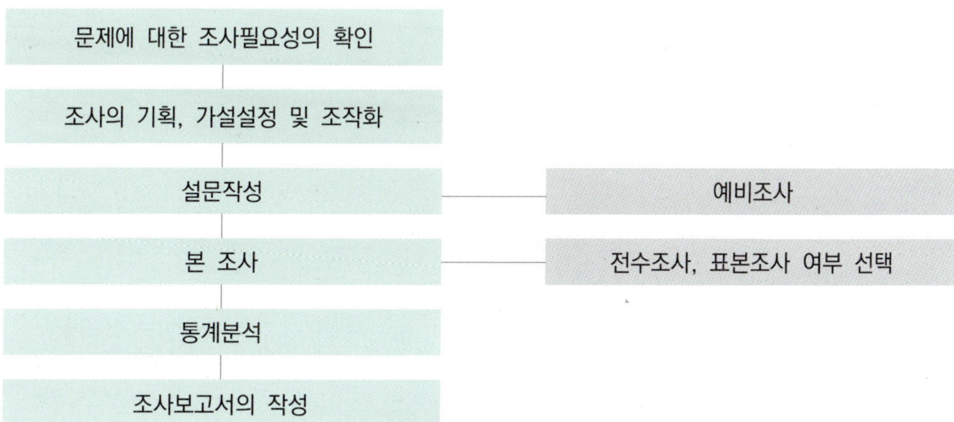

그림 4.5 전반적인 설문과정

4.6 설문지의 작성과 검증

설문지는 일반적으로 조사대상자의 인구사회적 특성을 질문하는 부분과 연구주제에 따른 의견이나 태도를 질문하는 부분으로 나뉠 수 있다. 인구사회적 특성에 대한 부분은 성별, 나이, 학력, 직업, 소득수준 등을 질문하며, 본 조사 부분은 설문조사의 형식으로 응답자의 의견을 수렴한다. 이 때 질문방법으로는 선택형(복수응답 포함) 또는 5점 척도(4점 척도, 리커트 척도)형식을 주로 사용한다. 설문조사에 있어 표본추출 방법과 더불어 중요한 것이 설문지 작성이다. 설문지의 형태, 문항순서, 질문형태에 따라 조사결과에 영향을 줄 수 있으므로 올바른 설문조사를 위해서는 설문지 작성이 매우 중요하다. 일반적인 설문지 작성의 순서는 다음과 같다.

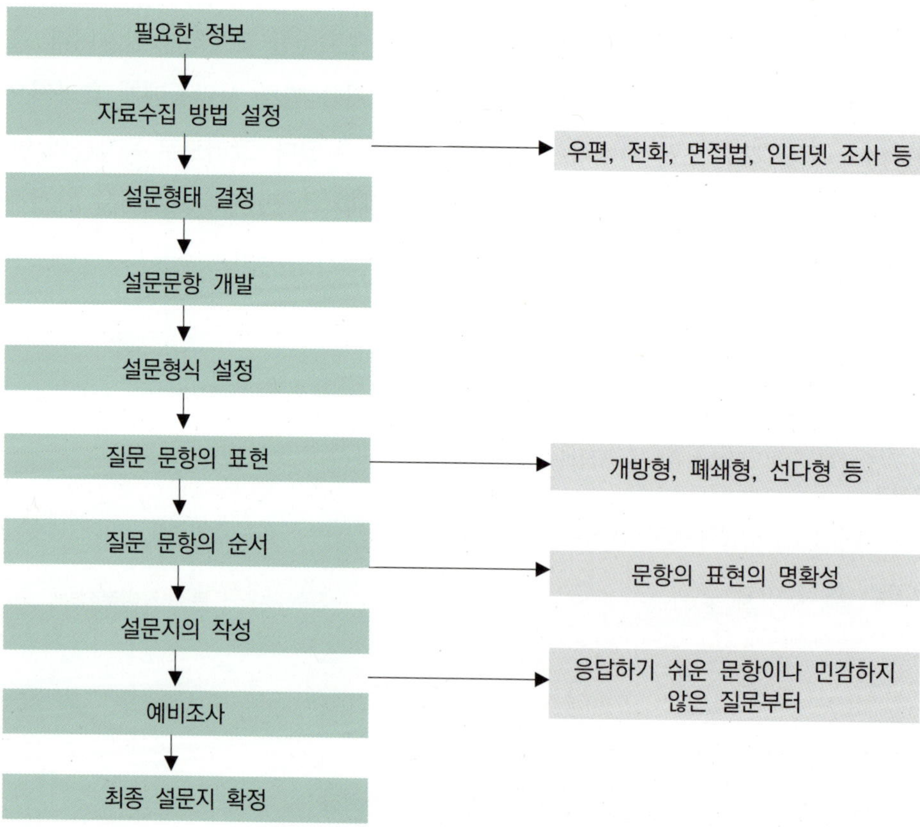

그림 4.6 일반적인 설문지 작성의 순서

4.6.1 설문지 작성의 목적 및 범위 확정

설문지(questionnaire)를 작성하고자 할 때 먼저 설문지 작성의 목적과 설문지가 적용될 범위를 생각해 볼 필요가 있다. 즉, 설문지를 이용하여 얻고자 하는 것이 무엇인가를 확실히 하고, 설문지를 어떤 대상에게, 어떻게 적용할 것인가를 사전에 충분히 고려하여야 한다. 특히 적용대상이 특정 집단인 경우 그 사람들의 성별, 연령, 교육 정도, 경제 수준, 가치관 등을 고려하여야 한다.

4.6.2 질문항목 선정

설문지를 작성하는 목적과 범위가 확정되었어도 구체적으로 어떤 내용을 설문지에 포함해야 할지 막연한 경우가 많이 있다. 이 경우 설문지에 포함될 내용을 상세히 작성하기 보다는 우선 설문내용을 큰 범주로 나누어 보고, 그 범주별로 세부내용을 작성하는 것이 편리하다. 이와 같이 설문지에 포함될 내용을 큰 범주로 나눈 것을 조사항목(research item)이라 하고, 조사 항목별로 포함될 내용을 세부적으로 작성하는 것을 세부사항이라 한다.

이러한 조사항목과 세부사항을 선정하기 위해서는 우선 그 연구주제에 대해 충분한 지식이 있어야 한다. 그 지식은 비슷한 주제를 다룬 연구보고서, 논문 및 서적, 또는 그 분야의 전문가로부터 얻을 수 있나. 힌편 연구하고자 하는 주제가 새로운 것이어서 그 주제에 대한 자료가 별로 없는 경우에는 탐색적 조사를 실시하여 조사에 필요한 정보를 얻을 수 있다. 이때 가설은 조사항목과 세부사항을 작성하는 기준이 될 수 있다. 즉, 가설의 독립변수와 종속변수를 측정할 수 있는 조사항목과 세부사항을 작성하면 된다. 필요한 조사항목과 세부사항을 정리한 후 각 사항들 간의 관계를 규정해 볼 필요가 있다.

조사항목 및 세부사항을 선정하는 경우 고려해야 할 사항은 다음과 같다. 조사에 직접 관계되고 평가나 분석에 이용 될 수 있는 내용만 선정하며, 다른 곳에서 보다 더 정확한 자료를 수집할 수 있는 경우에는 조사항목 또는 세부사항에서 제외한다. 조사대상자에게 굳이 질문하지 않아도 알 수 있는 내용은 처음부터 포함시키지 않도록 하며, 문항의 수는 조사목적을 달성할 수 있을 정도 내에서 최소한의 수가 되도록 한다.

예를 들어, '가정환경과 청소년 음주행동의 관계'를 연구한다고 가정 할 경우, 조사항목과 세부사항이 포함된 표를 만들어 보자. 표를 만들려면 먼저 가설을 세워야 하고, 가설의 독립변수와 종속변수를 측정할 수 있는 조사항목과 세부사항을 만들면 된다. 이때 독립변수나 종속변수를 직접 측정할 수 있으면 세부사항에 바로 기입하고, 독립변수나 종속변수가 추상적이거나 포괄적이어서 이를 직접 측정하기가 어려운 경우에는 이를 몇 개의 조사항목으로 나누고 조사항목에 따른 세부사항을 기술한다. 이 연구를 위해 다음과 같은 5개의 가설을 세웠다고 할 경우, 표를 작성해 보면 표 4.1과 같다.

가 설

1. 가구풍요도가 높을수록 음주횟수, 음주량 및 문제음주가 감소할 것이다.
2. 가구풍요도는 가족구조와 관련된 특성, 부모의 학력, 주관적으로 인식하는 경제적 수준, 가족과의 거주여부, 부모님과의 동거여부 등에 의해서 영향을 받을 것이다.

표 4.1 가구풍요도와 음주행동과의 관련성을 위한 가표

구분	조사항목	세부사항
독립변수	가구특성변수	부학력 모학력 주관적으로 인식하는 가구의 경제적 수준 가족과의 거주여부 부모님과의 동거여부
	가구풍요도	1. 자동차 보유대수 2. 자기방 소유여부 3. 가족여행 횟수 4. 컴퓨터 보유대수
종속변수	음주행동	1. 음주횟수 2. 음주량 3. 문제음주

4.6.3 질문형태 선정

질문할 세부사항이 선정되면 다음은 어떤 형태로 문구를 작성하여 질문을 할 것인지 결정해야 한다. 예를 들면, 개방형 질문(open-ended question) 혹은 폐쇄형 질

문(closed question) 중 어떤 형태를 사용할 것인가, 간접질문(indirect question) 혹은 직접질문(direct question) 중 어떠한 형태를 사용할 것인가 결정한다. 또 추가적으로 필요한 질문은 없는지 예측하여 필요한 질문을 포함시킨다. 질문형태 선정에 어떤 일반적인 원칙이 있는 것은 아니며, 주제의 성격, 응답자의 교육수준, 연구의 진행 절차, 연구자가 의도하는 분석과 해석 방법 등을 고려하여 결정한다. 여기에서는 개방형 질문과 폐쇄형 질문 중 몇 가지 대표적인 질문형태만 설명하겠다.

개방형 질문(open-ended question)

개방형 질문은 질문에 대하여 자유롭게 응답할 수 있는 질문으로, 자유응답 질문이라고도 한다. 예를 들면, 다음과 같은 질문을 자유응답 질문이라 한다.

Q1. "귀하는 귀하가 거주하는 지역사회를 위해 어떤 종류의 보건프로그램이 필요하다고 생각하십니까?"

개방형 질문의 장점은 ① 필요하면 얼마든지 자세하게 물어볼 수 있으므로 응답자의 의견, 태도, 동기 등에 대해 보다 확실하고 정확한 대답을 끄집어낼 수 있다. ② 따라서 예비조사(pilot study)나 탐색적 조사(exploratory study)등 문제의 핵심을 알려고 할 때 흔히 사용한다. 대규모 조사보다는 규모가 작은 조사에 더 적합하다. 단점은 ① 응답의 해석에 편견이 개입될 소지가 많고, ② 응답자가 응답하는 데 있어서 많은 심리적 부담을 느낄 수 있으며, ③ 표현능력이 부족한 응답자는 대답하기 어려울 수 있고 ④ 자료의 분석, 해석에 많은 시간이 소요되며, ⑤ 통계적 처리가 어렵다.

폐쇄형 질문(closed question)

폐쇄형 질문은 응답자가 응답할 수 있는 내용을 미리 몇 개로 한정하여 그 중 하나를 선택하도록 하는 질문이다. 설문지 조사는 주로 폐쇄형 질문을 많이 사용한다. 폐쇄형 질문의 장점은 응답처리가 용이하고, 측정을 통일할 수 있어서 자료를 해석 할 때에 객관성과 신뢰성을 높일 수 있다는 점이다. 단점은 응답자의 의견이 충분히 반영되기 어렵다는 것이다. 폐쇄형 질문은 다음과 같이 여러 형태가 있다.

① 찬-반식 질문(agree-disagree question)

이 질문은 보통 찬성-반대, 그렇다-아니다 식의 대답을 구하는 방식으로 간단한 문제나 찬-반 양론을 묻는 문제에 적합하다. 예를 들어, 다음과 같은 질문이 찬-반식 질문이다.

> **Q1.** "귀하의 댁에는 취학 전 자녀가 있습니까?"
> ① 예　　　　② 아니오

② 평정식 질문(rating question)

이것은 질문에 대한 대답의 강도를 요구하는 질문이다. 어떤 질문에 대해 강도가 다른 대답을 나열하여 응답자의 의견을 표시하게 하는 방법으로 리커트척도 질문이라 할 수 있으며, 가장 많이 사용되는 방법 중 하나이다. 리커트척도는 어의차이척도라고도 하며, 척도의 양극점에 서로 상반되는 형용사나 표현을 붙인다. 질문형식은 응답범주(response category)의 수에 따라 3점, 4점, 5점, 6점 척도 등의 평정식 질문이 있다. 예를 들면, 다음과 같은 질문이 평정식 질문이다.

> **Q1.** "평상시 자신의 건강상태가 어떻다고 생각합니까?"
> ① 매우 건강한 편이다
> ② 건강한 편이다
> ③ 보통이다
> ④ 건강하지 못한 편이다
> ⑤ 매우 건강하지 못한 편이다
>
> **Q2.** "○○보건소에서 제공되는 프로그램에 대하여 얼마나 만족하십니까?"
> ① 매우 만족
> ② 만족
> ③ 보통
> ④ 불만족
> ⑤ 매우 불만족

응답자의 특성을 분석하기 위해서 "리커트 합산척도법"을 이용할 수 있다. 리커트 척도로 측정된 여러 개의 문항을 합하여 찬성과 반대의 정도를 파악할 수 있으며, 각 항목에 대한 평가를 평균하여 측정값을 얻을 수 있다.

③ 다항선택식 질문(multiple choice question)

여러 개의 범주(category)를 나열해 놓고 그 중에서 몇 개를 선택하도록 하는 방법이다. 다항선택식은 나열된 범주가 태도연속선상에 있는 것과 태도연속선상에 있지 않은 것으로 나누어 볼 수 있다.

▌태도연속선상에 있는 것

나열된 범주가 하나의 대상이나 현상에 대한 태도연속선상의 것들로 구성되어 있는 질문 형태로 서스톤(thurstone)의 유사동간법이 여기에 해당한다. 어떠한 상황에 대한 가능한 한 많은 설명을 문장으로 만든다 → 일정수의 응답자들이 가장 많이 동의하는 문장을 찾는다 → 이 문장들을 이용해 대상들을 평가한다. 이 방법은 과정이 다소 복잡하며 시간이 오래 걸린다는 단점이 있다. 예를 들어, 다음과 같은 질문이 여기에 해당된다.

Q1. "보건소의 전문성에 대한 귀하의 의견은? 다음 보기 중에서 2개만 고르시오."

① 보건소는 전문적인 일만 하고 있다.
② 보건소는 필요로 하는 것을 얻는 데 전문적인 도움을 준다.
③ 보건소에서 수행하는 일은 대체로 전문적이다.
④ 보건소의 업무는 전문적인 것과 비전문적인 것이 절반식인 형태이다.
⑤ 보건소에서 수행하는 일의 많은 부분은 비전문적인 일들이다.
⑥ 전문 보건소인지 일반 행정기관인지 모를 정도이다.
⑦ 일반 행정기관보다 전문성이 더 부족하다.

▌태도연속선상에 있지 않는 것

다항선택식에는 서스톤의 유사동간법과 달리 범주가 태도연속선상에 있지 않은 것이 있다. 예를 들면, 다음과 같은 질문이 여기에 해당된다.

Q1. "귀하는 보건소가 제공하는 서비스에 대한 정보를 어디서 얻었습니까? 다음 보기 중 2개를 고르시오"

① 텔레비전 ② 라디오
③ 이웃 ④ 팸플릿
⑤ 신문 ⑥ 생활정보지
⑦ 친구 ⑧ 서비스 수혜자
⑨ 기타

④ **서열식 질문(ranking question)**

서열식 질문은 어떤 질문에 대해 가능한 대답을 여러 개 열거해 놓고 중요한 순서, 좋아하는 순서, 또는 싫어하는 순서 등으로 선택하라고 하는 것이다. 서열식 질문은 범주 전부에 대해 서열을 선택하는 경우와 범주 일부에 대해서만 서열을 선택하는 경우가 있다.

범주 전부에 대해 서열을 선택하는 경우

열거된 모든 범주에 대해 서열을 선택하도록 하는 경우로, 이러한 서열식 질문은 응답항목이 많으면 응답자가 판단하기 곤란하므로 가능하면 10개 항목 이내로 한다. 예를 들면, 다음과 같은 질문이 이에 해당된다.

복수응답 자료 코딩실습(이분형 코딩)

실습 4.1 이분형 응답처리는 각 응답자에 대한 복수응답처리의 한 가지 방법으로 이분형으로 코딩할 경우 각 항목을 모두 변수로 만들며, 각 응답자가 선택한 변수에 값 (1)을 부여하고 선택하지 않은 변수에는 (0)을 부여하는 방법이다. 즉, 응답자가 표시했을 경우 1로 선택하지 않았을 경우에는 0으로 코딩한다.

아래의 질문의 내용을 보고 다중 응답문항의 코딩 방법을 알아보자.
다중 응답을 코딩하는 방법은 이분형과 범주형 두 가지 방법이 있다.
※ 다음 중 통증이 있는 부위를 모두 고르시오.
① 목 ② 허리 ③ 가슴 ④ 배 ⑤ 팔 ⑥ 다리

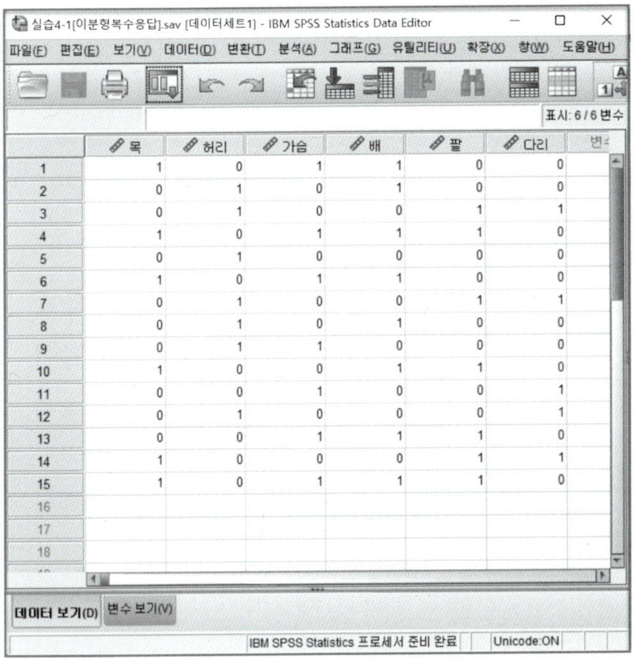

1) 분석을 위한 자료를 입력한다. 통증부위의 각 항목을 각각의 변수로 만들어 선택된 부위는 '1'로 선택되지 않은 부위는 '0'을 입력한다.

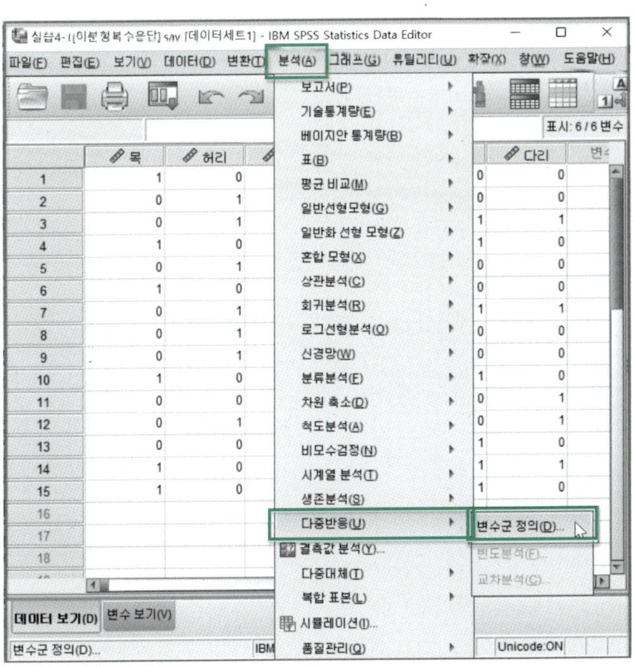

2) [분석(A)] - [다중반응(U)] - [변수군 정의(D)]를 선택한다.

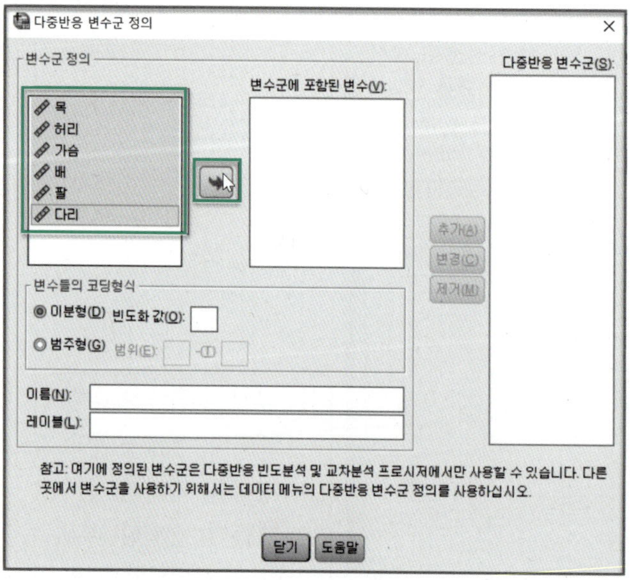

3) [변수군 정의]란에서 변수군에 포함된 변수를 선택하고 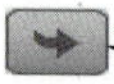를 눌러 오른쪽 [변수군에 포함된 변수(V)]란으로 옮긴다.

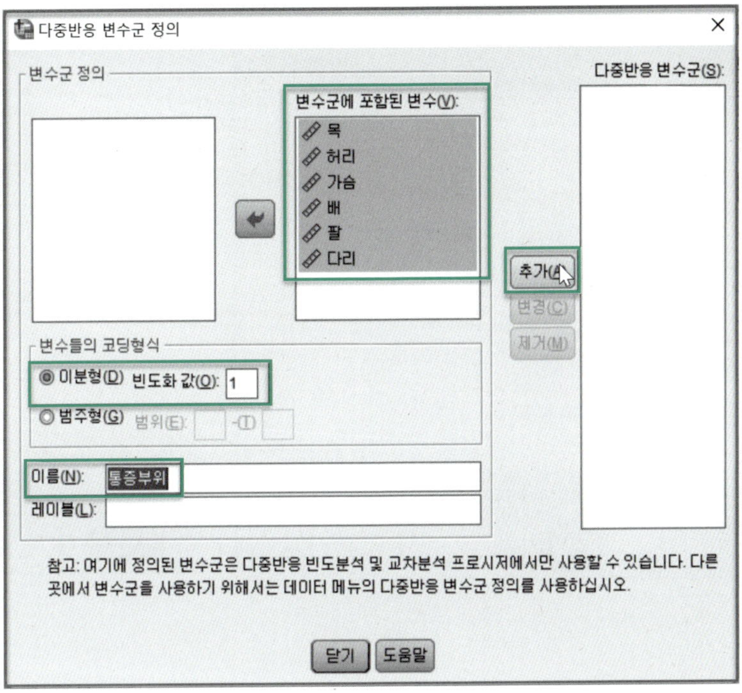

4) [변수들의 코딩형식] 영역에서 [이분형(D)]과 [빈도화 값(0)]을 선택하고 '1'을 입력한다. 그리고 다중응답 변수군의 이름을 입력한 후 [추가(A)] 를 누른다. 각각 변수에 대하여 응답자가 선호하는 프로에 선택한 경우는 '1', 선택하지 않은 경우는 '0'을 입력한다.
그 후에 복수응답 처리들 위해시는 변수를 통합하여야만 복수응답 란에서 빈도분석 및 교차분석을 할 수 있다. 위와 같이 복수응답에서 임시변수를 만들기 위한 [다중응답 변수군 정의 창(S)(define multiple response sets)]이 나타난다.
왼쪽 상자의 변수군 정의(set define)에서 목, 허리, 가슴, 배, 팔, 다리를 [변수군에 포함된 변수(V)(variable in set)]란에 옮긴 후, [변수들의 코딩형식(Variable Are Code As)]의 이분형란에서 반응값에 '1'을 입력한다.
그리고, 새로운 변수를 만들기 위해 '이름(N)'란에 '통증부위'라는 새로운 변수를 입력하고 ['추가(A)']를 누르면, 오른쪽 [다중반응 변수군(S)]에 '$통증부위'가 생성된다. 이후 닫기(Close)를 클릭하면 새로운 변수 만들기가 끝난다.

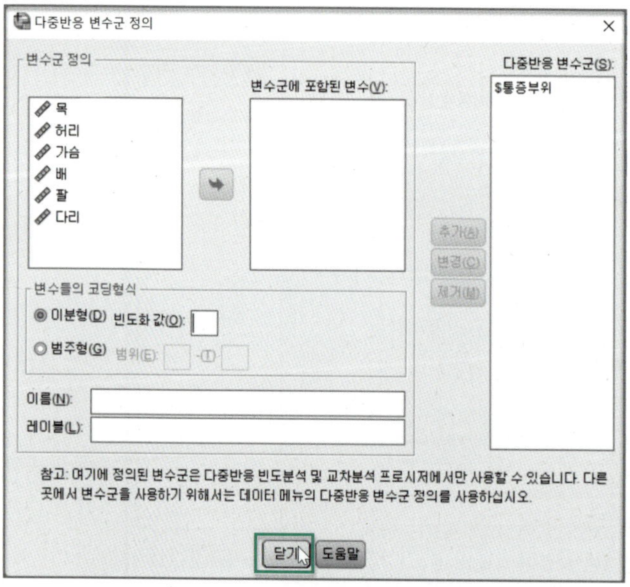

5) 닫기 를 누른다.

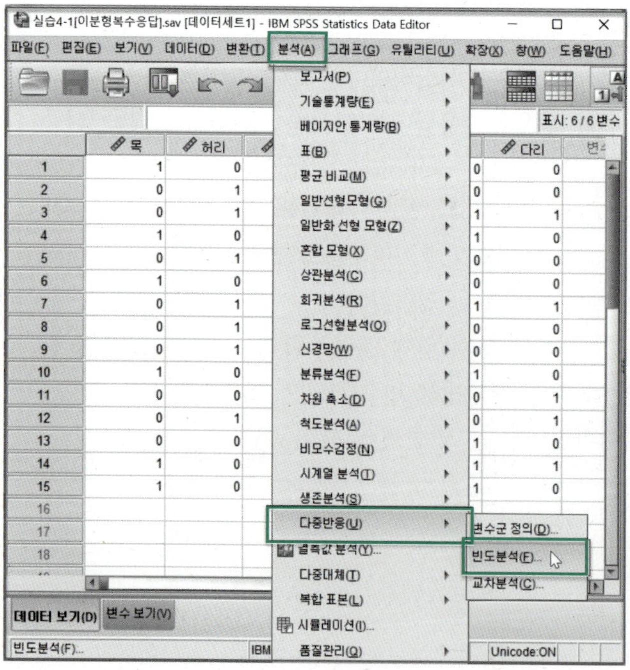

6) [분석(A)] - [다중응답(U)] - [빈도분석(F)]을 선택한다.

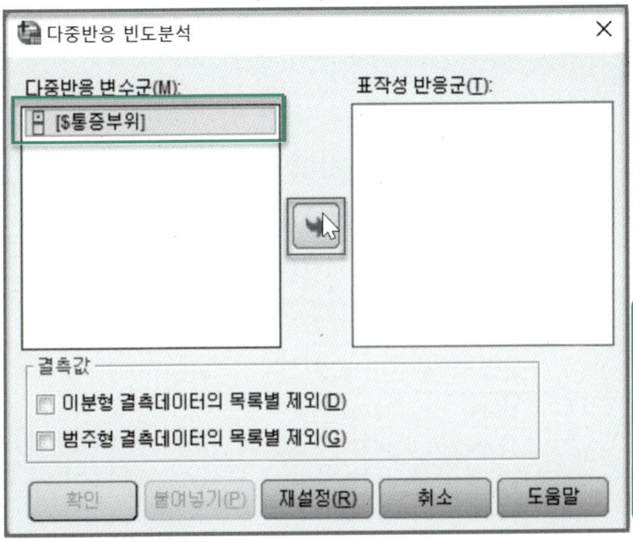

7) [다중반응변수군(M)]에서 분석대상 변수를 선택하고 ➡를 눌러 오른쪽 [표작성 반응군(T)]으로 옮긴다.

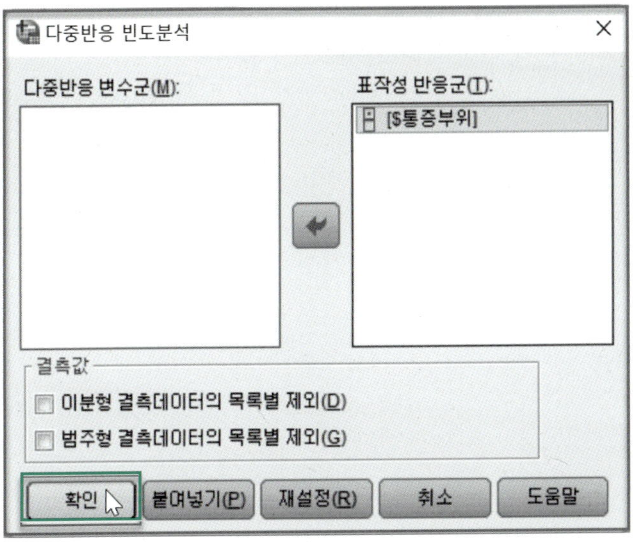

8) 확인 을 누른다.

케이스 요약

	케이스					
	유효		결측		전체	
	N	퍼센트	N	퍼센트	N	퍼센트
$통증부위[a]	15	100.0%	0	0.0%	15	100.0%

a. 값 1을(를) 가지는 이분형 변수 집단입니다.

$통증부위 빈도

		반응		케이스 중 %
		N	퍼센트	
$통증부위[a]	목	6	15.0%	40.0%
	허리	7	17.5%	46.7%
	가슴	7	17.5%	46.7%
	배	8	20.0%	53.3%
	팔	7	17.5%	46.7%
	다리	5	12.5%	33.3%
전체		40	100.0%	266.7%

a. 값 1을(를) 가지는 이분형 변수 집단입니다.

9) 분석결과를 확인한다.

범주 일부에 대해 서열을 선택하는 경우(범주형 코딩)

한편 열거한 응답 범주 모두에 대해 순서를 정하도록 하지 않고 순서대로 몇 개만 고르도록 하는 방법도 있다.

실습 4.2 범주형으로 코딩할 경우 가장 표시가 많이 된 응답자의 수만큼 변수를 만든다. 예를 들면, 통증부위를 가장 많이 표시한 사람이 4곳을 표시했다면 변수 4개를 아래와 같이 만들어 항목을 번호로 코딩한다.

> 아래 질문의 내용을 보고 다중 응답문항의 코딩 방법을 알아보자.
> 다중응답을 코딩하는 방법은 이분형과 범주형 두 가지 방법이 있다.
> **※ 다음 중 통증이 있는 부위를 모두 고르시오.**
> ① 목 ② 허리 ③ 가슴 ④ 배 ⑤ 팔 ⑥ 다리

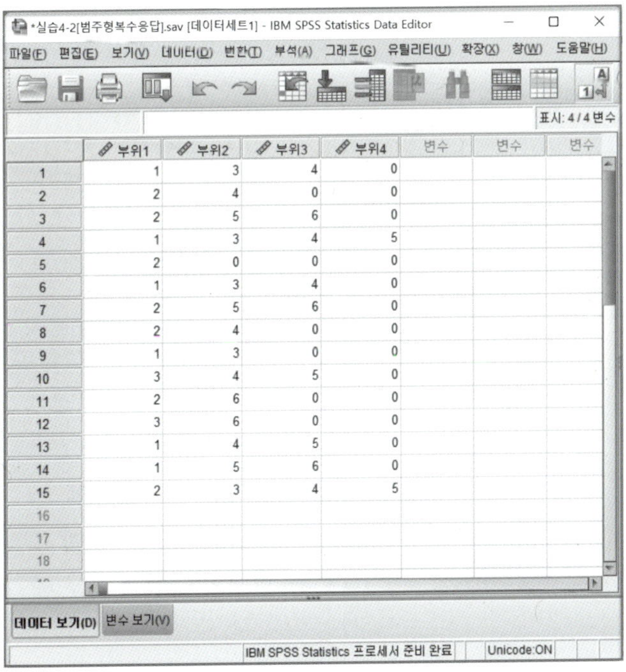

	부위1	부위2	부위3	부위4
1	1	3	4	0
2	2	4	0	0
3	2	5	6	0
4	1	3	4	5
5	2	0	0	0
6	1	3	4	0
7	2	5	6	0
8	2	4	0	0
9	1	3	0	0
10	3	4	5	0
11	2	6	0	0
12	3	6	0	0
13	1	4	5	0
14	1	5	6	0
15	2	3	4	5

1) 분석을 위해 필요한 자료를 입력한다.
가장 많이 체크한 설문이 4개일 경우 4개의 변수를 만들고 체크한 설문의 번호를 순서대로 입력한 후 나머지는 '0'을 입력한다.

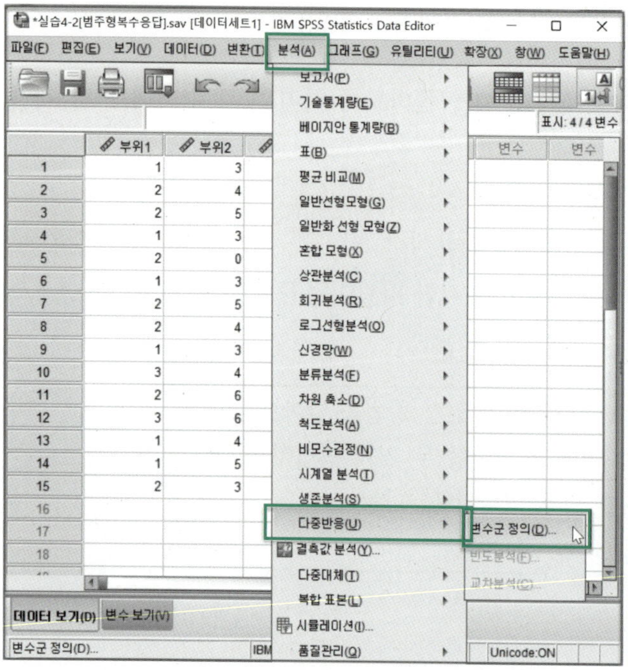

2) [분석(A)] - [다중응답(U)] - [변수군 정의(D)]를 선택한다.

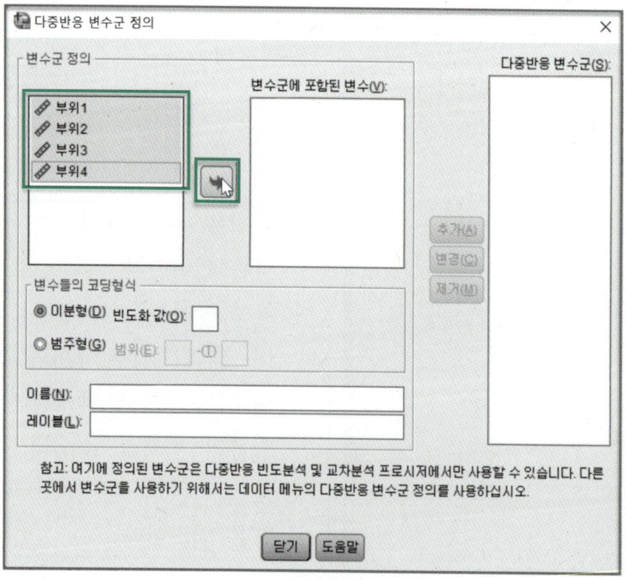

3) [변수군 정의] 영역에서 변수군에 포함된 변수를 선택하고 ➡를 눌러 오른쪽 [변수군에 포함된 변수(V)]란으로 옮긴다.

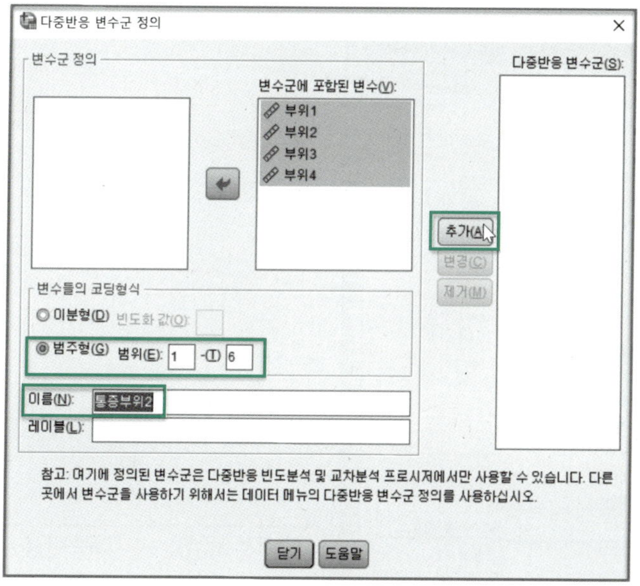

4) [변수들의 코딩형식] 영역에서 [범주형(G)]를 선택한 후 범위를 '1'에서 '6'으로 입력하고, 다중반응 변수군의 이름을 입력한 후 추가(A) 를 누른다.

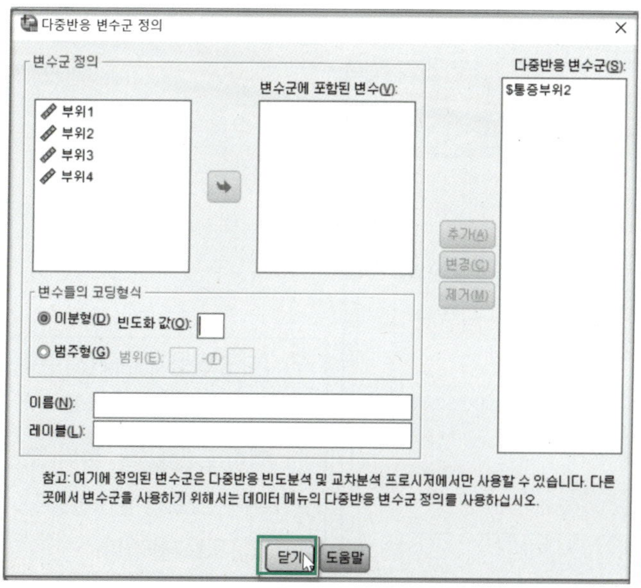

5) 닫기 를 누른다.

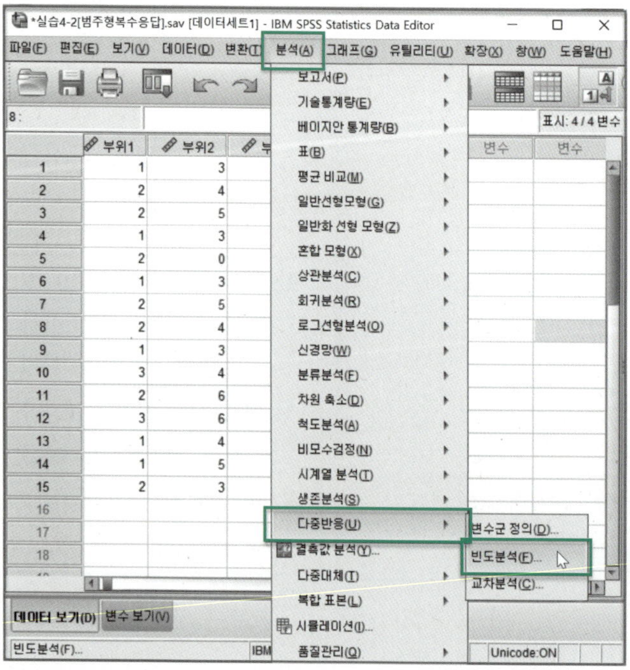

6) [분석(A)] - [다중반응(U)] - [빈도분석(F)]을 선택한다.

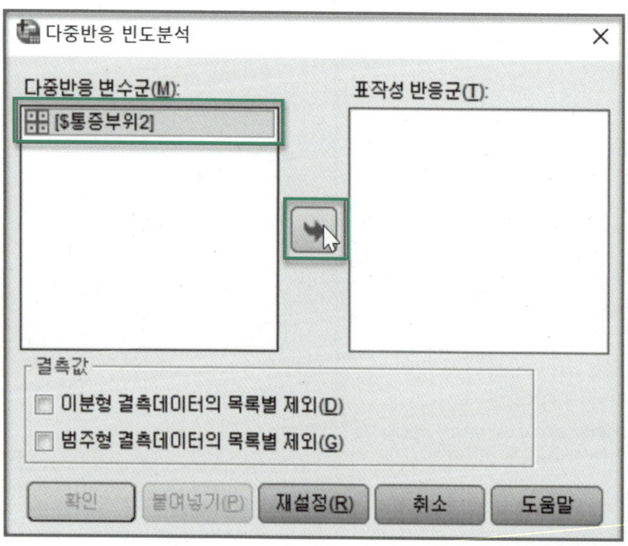

7) [다중반응변수군(M)]에서 분석대상 변수를 선택하고 ➡를 눌러 오른쪽 [표작성 반응군(T)]으로 옮긴다.

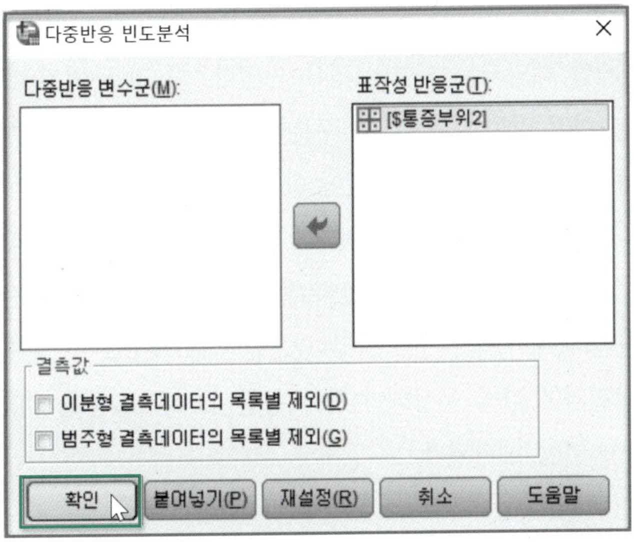

8) 확인 을 누른다.

케이스 요약

	케이스					
	유효		결측		전체	
	N	퍼센트	N	퍼센트	N	퍼센트
$통증부위2[a]	15	100.0%	0	0.0%	15	100.0%

a. 범주형 변수 집단

$통증부위2 빈도

		반응		케이스 중 %
		N	퍼센트	
$통증부위2[a]	1	6	15.0%	40.0%
	2	7	17.5%	46.7%
	3	7	17.5%	46.7%
	4	8	20.0%	53.3%
	5	7	17.5%	46.7%
	6	5	12.5%	33.3%
전체		40	100.0%	266.7%

a. 범주형 변수 집단

9) 분석결과를 확인한다.

⑤ **부가적 질문(contingent question)**

어떤 질문은 일정한 사람에게만 해당되는 사항인 경우가 있다. 이 경우 먼저 그 질문에 응답해야 할 사람인가 그렇지 않는 사람인가를 구분한 다음, 해당되는 사람에게만 질문할 필요가 있다. 이와 같이 각 질문에 응답해야 할 사람을 구분하는 질문을 먼저 하고, 응답결과에 따라 각각 다른 질문을 하는 형태의 질문을 부가적 질문이라 한다. 부가적 질문은 2개 이상의 질문으로 구성되어 있는데, 첫 번째 질문은 응답자가 다음 질문에서 어떤 문항에 응답해야 하는가를 결정하기 위한 질문이고, 두 번째 이하의 질문들은 첫 번째 응답결과에 따라 응답해야 할 내용들이 다른 질문들이다. 예를 들면, 다음과 같은 질문이 이에 해당된다.

"문 1. 지금까지 한 잔 이상 술을 마셔본 적이 있습니까?"

※ 제사, 차례 또는 성찬식 때 몇 모금 마셔본 것은 제외합니다.

① 없다 (문 2로)　② 있다(문1-1로)

↓

"문 1-1. 처음으로 한 잔 이상 술을 마셔본 때는 언제입니까?"

4.6.4 질문문항 작성

질문의 형태선정이 끝나면 질문 문항을 작성하여야 한다. 질문 문항 작성은 세부사항을 문장의 형태로 만들면 된다. 질문 문항 작성 시 주의할 점은 다음과 같다.

① 자주 사용하는 **보편적 용어를 사용하여 응답자가 질문내용을 정확하게 파악할 수 있도록 해야 한다.** 지나치게 전문적인 용어를 사용하거나 외국어를 많이 사용하는 것은 질문내용을 정확하게 전달하지 못할 뿐만 아니라 응답자에게 거부감을 줄 수 있어 좋지 않다.

② **질문의 준거 틀은 명백하고 모든 응답자에게 동일한 의미로 사용되어야 한다.** 예를 들어, "최근 7일 동안 당신이 운동을 20분 이상 한 날은 며칠입니까?"의 경우, 운동을 어디까지로 정의할 것인가가 애매할 수 있다. 간단한 스트레칭도 운동으로 정의할 수 있는지 혹은 몸에 땀이 날 정도의 운동을 말하는지 등이

애매하다. 따라서 숨이 많이 차거나 땀이 날 정도의 격렬한 신체활동을 20분 이상 한 날로 정의를 한다든지, 격렬한 신체활동은 조깅, 축구, 농구, 태권도 등이라는 예를 들어, 응답자에 따라 다른 의미로 전달되지 않도록 명확한 정의가 있어야 한다.

법적 제도적 용어와 관행적 용어의 차이를 고려해야 한다. 예를 들어, 인턴을 의사로 생각하지 않는 사람들도 많기 때문에 이와 관련된 질문을 할 때에는 부가적인 설명을 덧붙여야 한다.

③ **질문은 객관적이어야 하며 긍정적이거나 부정적이어서 어느 한 방향으로 치우쳐서는 안 되고 또한 질문 내에 어떤 가정이나 암시가 있어서도 안 된다.** 예를 들면, "보건소에서 업무를 전문성 있게 잘 수행하고 있다고 생각하는데 귀하의 생각은 어떻습니까?"라고 묻는다면 은근히 전문성이 없다는 것을 혹은 전문성이 있다는 것을 유도하는 질문이 될 것이다. 따라서 "보건소의 전문성에 대한 귀하의 의견은?"과 같은 방법으로 질문하여야 할 것이다. 또한 질문의 개념을 특정한 것으로 제한시키는 문장의 사용도 자제해야 한다. 예를 들어서 "공공장소 (예 : 공원)에서 음주를 금지시켜야 합니까?"라고 묻는다면 공공장소 전체가 아닌 공원 내의 음주만 생각하게 만들기 때문에 예를 들 때는 대표적인 장소 2~3개를 들어주는 것이 바람직하다.

④ **질문은 가능한 한 간단하게 한다.** 정확한 의미를 내포하는 단어의 사용뿐만 아니라 문장도 가능한 한 간결해야 한다. 길고 복잡한 문장은 질문내용을 이해하는 데 혼돈을 주고 응답자에게 피로감을 주기 쉽다.

⑤ **질문 용어는 가치중립적인 것을 사용한다.** 예를 들면, "일본 사람들의"를 "왜놈들의"로 표현해서는 안 된다. 즉, "우리나라를 침범했던 왜놈들의 문화를 받아들일 수 있도록 개방하는 것에 대해 어떻게 생각하십니까?"라고 질문하는 것은 좋지 않다.

⑥ **위험한 용어, 인기용어(catchy word) 등을 피한다.** 빨갱이, 급진주의, 파시즘, 우방 등의 용어는 감정적 반응을 자아내게 한다. 예를 들어, "북한 괴뢰정부에 경제적 지원을 하는 것에 대해 어떻게 생각하십니까?"와 같은 질문이나, "우리와 한 민족인 북한에 경제적 지원을 하는 것에 대해 어떻게 생각하십니까?"와

같은 질문은 좋지 않다.

⑦ **신망 있는 사람이나 악명 높은 사람의 이름을 인용할 때는 신중을 기해야 한다.** 예를 들어, 어떤 사람의 업적을 평가할 때 "당신은 그 사람이 테레사 수녀님과 같이 어려운 사람을 위해 훌륭한 일을 했다고 생각하십니까?"로 질문하는 경우와 "당신은 그 사람이 어려운 사람을 위해 훌륭한 일을 했다고 생각하십니까?"라고 질문하는 경우에는 응답내용이 서로 달라질 것이다.

⑧ 응답자가 말하기를 원하지 않는 신상의 문제나, 지위, 현황 등을 묻는 질문은 어구 구성에 있어 **응답자가 심리적으로 안심할 수 있도록 구성해야 한다.** 이러한 경우에는 직접질문보다 간접질문을 사용하는 것이 좋다. 예를 들어, 기독교인들을 대상으로 십일조 헌금을 하고 있는 사람이 몇 %나 되는지 알아보고자 할 경우 "당신은 십일조 헌금을 하고 있습니까?" 라고 질문하면 솔직히 대답하기 싫은 사람들이 있을 것이다. 특히 교회에서 직책을 맡고 있으면서 십일조 헌금을 하고 있지 않은 사람 중 일부는 기분이 좋지 않을 수 있다. 이런 경우에 "당신은 앞으로 십일조 헌금을 하실 생각이십니까?"라고 물으면 십일조 헌금을 하고 있는 사람은 "이미 하고 있다"로 대답할 것이고, 현재 십일조 헌금을 하고 있지 않은 사람도 그렇게 기분이 상하지 않은 상태에서 "앞으로 할 것이다"라고 대답할 수 있을 것이다.

⑨ **같은 내용의 질문이라도 개인화된 형식으로 질문하는 것이 좋은지, 그렇지 않은 것이 더 좋은지를 결정해야 한다.** 예를 들면, "부모를 모시는 것이 좋다고 생각하십니까?"와 "부모를 모시고 계십니까?"라는 질문을 할 경우 전자는 개인화되지 않은 형식으로 사회적 · 도덕적 관점에서의 대답을 요구하는 것이고, 후자는 개인적인 관점에서의 대답을 요구하는 것이다. 둘 중 어느 것이 더 좋다는 원칙은 없으며 연구목적에 따라 결정해야 할 것이다.

⑩ **질문의 범주(category) 구성에서 찬반의 응답 선택의 수가 균형이 잡히도록 해야 한다.** 다시 말해 질문에서 찬성의 뜻으로 대답하는 범주 수와 반대의 뜻으로 대답하는 범주 수가 같아야 한다. 예를 들어, "보건통계학을 대학의 교양필수과목으로 개설하는 것에 대해 어떻게 생각하십니까?"에 대한 응답 범주를 ① 적극 찬성, ② 찬성, ③ 찬성도 반대도 아니다 ④ 반대로 하는 경우 찬성을 나타내는

범주는 2개이고, 반대를 나타내는 범주는 1개여서 균형이 맞지 않아 좋지 않다. 이런 경우에는 ⑤ 적극 반대라는 범주를 하나 더 만드는 것이 좋다.

⑪ **질문이나 응답 범주(response category)에 애매하거나 막연한 내용이 포함되지 않도록 한다.** 예를 들어, 질문과 응답범주가 "당신은 얼마나 자원봉사활동을 하셨습니까? ① 없음, ② 가끔, ③ 상당히, ④ 자주, ⑤ 많음"으로 구성되었다고 하자. 이 경우 언제부터 언제까지의 자원봉사활동을 의미하는지 질문자체가 애매하며, 응답 범주도 가끔, 상당히, 자주 간에 구분이 명확하지 않아 똑같이 자원봉사활동을 한 사람도 다르게 응답할 가능성이 많다. 이런 경우에는 "당신은 지난 1년 동안 한 달에 평균 몇 시간정도 자원봉사활동을 했습니까? ① 전혀 하지 않았음 ② 4시간 미만 ③ 4시간 이상~8시간 미만 ④ 8시간 이상~12시간 미만 ⑤ 12시간 이상~16시간 미만 ⑥ 16시간 이상"과 같이 질문과 범주를 구성할 수 있다.

⑫ **모든 응답자에게 적용되는 질문인지 고려해야 한다.** 예를 들어, "당신은 휴대전화를 문자, 인터넷, 통화 용도로 매일 사용합니까?"라는 질문은 모든 응답자가 휴대전화를 가지고 있다고 가정하고 질문하는 것이기 때문에 좋지 않다.

⑬ **질문은 한 번에 한 가지만 물어봐야 한다.** 예를 들어, "귀하는 파마나 염색을 얼마나 자주 하십니까?"라는 질문은 파마와 염색을 동시에 하지 않는 응답자에게 혼란을 줄 수 있으므로 각각 질문하는 것이 적합하다.

⑭ **비교기준이 명확하게 설정되어야 한다.** "귀하는 코로나19 발생 종료 후 발생 이전의 삶으로 돌아갈 수 있다고 생각하십니까?"라는 질문은 코로나의 영향을 받은 삶의 내용이 구체적으로 제시되어 있지 않아 비교기준이 불명확하다. 평가적 질문에서 남과 비교해서 평가하는 것이 필요할 경우에는 "작년에 비해 귀하의 전반적인 건강상태는 어떠합니까?" 등 '다른 집단에 비해 ~하다'의 형식으로 질문을 구성해 비교기준을 명확하게 제시해야 한다.

⑮ 응답자의 지식을 평가하는 질문을 할 경우에는 지식, 의견, 신념, 경험 없이 대답하는 것을 방지하기 위해 **"모르겠음", "기억나지 않음", "의견 없음" 등의 보기를 추가**해야 한다.

⑯ **지나치게 상세한 빈도를 요구하는 것은 적절하지 않다.** "다음 운동을 주당 평균

몇 회나 하십니까?"라는 질문에 산책, 계단 오르기 등은 일상적인 행동이기 때문에 주당 횟수를 계산하는 것이 용이하지만, 춤추기는 비일상적인 행동으로 주당 횟수를 계산하기 어렵기 때문이다.

⑰ **기억의 한계를 고려할 필요가 있다.** "귀하는 지난 1년 동안 병원에 입원한 적이 몇 번입니까?"라는 질문은 일상적인 행동이 아니기 때문에 기억에 오래 남아 응답하기 쉽지만, "귀하는 지난 1년 동안 병의원에서 외래진료를 몇 번 받았습니까?"는 정확하게 기억해내기 어렵다.

4.6.5 질문순서 결정

설문지가 전체적으로 하나의 통일성을 이루도록 질문 문항들을 조직하는 것이 필요하다. 질문문항의 순서 결정시 다음 사항들을 고려하는 것이 좋다.

① 첫 질문은 간단하고 흥미로운있는 질문이 좋으며, 응답자의 경험이나 지식의 범위 안에서 쉽게 대답할 수 있는 질문이 좋다. 성별, 연령, 거주지역 등 일반사항이 이에 해당 된다. 그러나 수입이나 교육수준의 질문은 대답하기 꺼려 할 수 있으므로 이러한 질문이 포함될 경우 나중에 묻는 것이 좋다.

② 객관적인 사실에 관한 질문부터 시작해서 점차 주관적인 태도, 의견, 동기 등을 묻는 질문으로 배열하는 게 좋다.

③ 일반적인 질문과 특수한 질문을 해야 할 때는 보통 일반적인 질문을 앞에 놓고 특수한 질문은 뒤에 놓는 것이 좋다.

④ 시간의 흐름에 따라 오래된 것부터 최근의 것으로 또는 최근의 것부터 오래된 것으로 배열하는 것이 좋다.

⑤ 구체적이고 친숙한 것에서부터 추상적이고 생소한 것으로 배열하는 게 좋다.

⑥ 간단한 항목에서 복잡한 항목으로 부드럽게 넘어가야 하며, 대답하기 곤란한 문제는 보통 중간쯤 놓는 것이 좋다. 예를 들어, 청소년을 대상으로 성경험을 묻는 경우가 이에 해당 된다.

⑦ 앞에 있는 질문의 내용이 뒤에 올 질문의 대답에 영향을 줄 수 있는 경우가 있는데, 이것은 가능한 피해야 한다.

4.6.6 사전검사(pretest)

사전검사는 본 조사에 들어가기 전에 초안 설문지를 본 조사에서 실시하는 것과 똑같은 절차와 방법으로 시험해 보는 것이다. 이 과정에서 질문의 내용, 질문형태, 문항 작성, 질문 순서 등에 있을 수 있는 여러 가지 오류를 찾아낼 수 있다. 사전검사는 설문지 수정과 본 조사 집행에 필요한 정보를 수집한다는 두 가지 목적을 가지고 있다.

설문지 수정과 관련하여 다음 사항을 고려할 필요가 있다. ① 응답자가 응답한 것 가운데 전후 모순되거나 일관성이 있지 않는 것이 있다면 설문지를 재검토해 볼 필요가 있다. ② 응답이 어느 한쪽으로 치우친, 즉, 적극 찬성 또는 적극 반대로 치우치지 않았는가를 살펴보아야 한다. ③ 모른다는 대답, 또는 무응답이 많은 경우는 질문에 잘못이 있음을 뜻한다. ④ 기타에 대한 대답이 많은 경우에는 질문을 수정해야 한다. ⑤ 질문의 순서가 바뀌었을 때 응답에 실질적인 변화가 일어나면 그것은 질문의 문항 작성이 잘못되었다고 보아야 한다.

또한 사전검사는 본 조사 집행에 필요한 정보를 제공해 준다. 즉, ① 조사시간은 얼마나 걸리며 ② 현지조사에 필요한 협조사항은 무엇이고 ③ 기타 조사상의 애로점 및 이를 보완하는 방법은 무엇인가에 대한 정보를 얻을 수 있다.

예비조사(pilot study)

사전검사와 구분해서 알아 두어야 할 조사가 예비조사(pilot study)이다. 사전검사가 설문지의 초안이 만들어진 후 설문지를 통해 시험해 봄으로써 설문지의 오류를 찾아내기 위한 조사라면, 예비조사는 설문지 작성의 사전단계에서 연구자가 연구하려고 하는 문제의 핵심적인 요소들이 무엇인지를 알지 못할 때 실시하는 조사이다.

연구하려는 주제에 대해 문헌들이 풍부하게 있고 연구자가 어느 정도 지식을 가지고 있는 경우에는 연구에 적합한 질문을 쉽게 만들 수 있지만 연구주제에 대한 문헌이 부족하고 연구주제에 대해 생소한 경우에는 어떠한 질문을 만들어야 할지 어려움을 겪게 된다. 이러한 어려움을 극복하기 위해 실시하는 것이 예비조사이다. 따라서 예비조사는 제 3장에서 설명한 탐색적 조사의 한 형태라고 할 수 있다.

예비조사의 경우 조사자는 현장에 나가서 비지시적인 방식(non-directive

fashion)으로 대상을 관찰하고 그들과 면접을 통해 연구에 포함될 요인들을 파악할 수 있다. 한편, 예비조사에서는 정밀하게 대표성 있는 표본추출을 할 필요는 없지만, 본 연구에 포함될 주요 계층에 속하는 대상이 포함되도록 표본추출해 조사할 필요가 있다. 예비조사 결과를 분석해 봄으로써 본 조사에서 필요한 가설, 질문을 찾아내는 데 도움을 얻을 수 있다.

4.6.7 편집 및 인쇄

사전검사가 끝나고 모든 것이 잘 되었음이 확인되면 설문지를 인쇄해야 한다. 이때 인쇄된 설문지가 조사대상자에게 호감을 주고 중요한 것이라는 인식이 들도록 표지, 용지, 활자, 크기, 공간 등 여러 면에 신중한 고려가 있어야 한다.

요 약

◪ 표본조사의 장·단점

① 장점

㉠ 모집단 전체를 연구할 경우 예상되는 막대한 시간과 비용의 소모를 절감할 수 있다.

㉡ 자료수집, 집계 및 분석과정을 신속하게 처리할 수 있다.

㉢ 모집단 전체 조사가 불가능한 경우에 적용할 수 있다.

㉣ 비표본오차의 감소와 조사대상의 오염방지를 통해 전수조사보다 더 정확한 자료를 얻을 수 있다.

② 단점

㉠ 표본의 대표성 문제가 제기되는 경우 일반화의 가능성이 낮다.

㉡ 표본추출오차가 항상 발생한다.

◪ 오차의 유형

① 표본추출오차

㉠ 표본추출과정에서 발생하는 오차를 말한다.

㉡ 표본추출된 표본을 대상으로 한 조사결과와 모집단을 직접적으로 연구했을 경우에 얻을 수 있는 가정적인 결과와의 차이에 해당한다.

㉢ 표본의 크기가 증가하면 표본의 대표성이 커지므로 표본추출오차는 감소한다.

ⓔ 표본추출오차를 완전히 극복하는 것은 사실상 **불가능**하므로 각 조사연구에서 오차의 범위를 제시하는 것은 필수적이다.

② 비표본추출오차

ⓐ **표본추출 이외의 과정에서 발생하는 오차**를 말하는 것으로서, 일반적으로 **측정상의 오차**를 의미한다.

ⓑ 표본조사와 전수조사에서 **모두 발생**할 수 있다.

ⓒ **체계적 오차와 비체계적 오차**, 불포함 오차 등을 예로 들 수 있다.

ⓔ 표본추출오차와 마찬가지로 완전히 극복할 수 없지만, 검토과정을 추가하거나 조사원을 훈련시키는 등의 방법으로써 **어느 정도 감소할 수는 있다.**

◪ 확률표집

① 단순무작위표집

ⓐ 의의

- 가장 기본적인 **확률표본추출방법**으로서, 모집단을 구성하는 각 요인 또는 구성원에 대해 동등한 선택의 기회를 부여하는 과정으로 이루어진다.
- 의식적인 조작 전혀 없이 표본을 추출한다.
- 모집단에 대한 정확한 정의와 완전한 목록의 구비를 전제조건으로 한다.

ⓑ 장점

- 모집단의 모든 요소가 동일하고 독립적인 추출기회를 가지므로 **추출된 표본이 모집단을 잘 내표힌디.**
- 모집단에 대한 **사전지식을 필요로 하지 않는다.**
- 표본오차의 계산이 용이하며, 일반적으로 **표본추출방법들 간의 표집효과를 계산할 때 준거가 된다.**
- 확률표본추출방법 중 **적용하기에 가장 용이**하다.

ⓒ 단점

- 모집단의 수가 적은 요소는 표본으로 추출될 보장이 없으므로 **비교적 표본의 규모가 커야 한다.**
- 표집틀의 작성이 어렵다.

② 계통표집(체계적 표집)

ⓐ 의의

- 모집단 목록에서 구성요소에 대해 **일정한 순서에 따라 매 k번째 요소를 추출하는 방법이다.**

- 모집단의 총수에 대해 요구되는 표본수를 나눔으로써 표집간격(sampling Interval; k)을 구하고, 첫 번째 요소를 무작위로 선정하여 최초의 표본으로 삼은 후 일정한 표집간격(동일한 간격)에 의해 표본을 추출한다.

㉡ 유의사항
- 인위적인 편견의 개입가능성을 줄이기 위해, 최초의 사례는 반드시 무작위로 선정해야 한다.
- 목록표상의 각 요소의 배열은 일정한 체계 없이 무작위로 이루어져야 한다.

㉢ 장점
- 단순무작위표집에 비해 시간이 덜 소비된다.
- 비전문가라도 쉽게 이해할 수 있으며, 수행이 용이하다.
- 보통 모집단 전체에 걸쳐 표본이 공평하게 추출되므로, 모집단을 보다 잘 대표할 가능성이 있다.

㉣ 단점
- 모집단의 배열이 일정한 주기성과 특정 경향성을 보일 경우 편견이 개입되어 대표성이 문제된다.

③ 층화표집

㉠ 의의
- 모집단을 동질적인 몇 개의 층(strata)으로 나눈 후, 각 층으로부터 단순무작위 표본추출을 하는 방법이다.
- 집단 내 동질적, 집단 간 이질적인 특성을 보인다.
- 모집단에서 표본을 선정하기보다 이미 알고 있는 지식을 이용하여 모집단을 동질적인 부분집합으로 나누고 이들 각각으로부터 적정한 수의 요소를 무작위 선정하게 된다.

㉡ 유의사항
- 층화기준이나 변수는 분석대상이 되는 변수 또는 그것과 밀접한 관계를 가지는 것이어야 한다.
- 층화기준은 층 안에서는 내적으로 동질성이 확보되고, 각 층 간의 차이는 되도록 큰 것이 좋다.
- 층화에 사용되는 기준에 대한 자료가 정확하고 이용이 가능해야 한다.

㉢ 장점
- 모집단을 형성하고 있는 모든 구성분자를 골고루 포함시킬 수 있다.
- 층화가 잘 이루어지면 단순무작위표집보다 적은 표본으로 대표성을 확보할 수

있다.

- 모집단의 각 층화집단의 특수성을 알 수 있으며, 비교도 가능하다.

㉣ 단점

- 모집단의 각 층별에 대한 정확한 정보가 필요하다.
- 층화 시 근거과 되는 명부가 필요하다.

④ 집락표집

㉠ 의의

- 모집단 목록에서 구성요소에 대해 여러 가지 이질적인 구성요소를 포함하는 여러 개의 집락 또는 집단으로 구분한 후 집락을 표집단위로 하여 무작위로 몇 개의 집락을 표본으로 추출한 다음 표본으로 추출된 집락에 대해 그 구성요소를 전수조사하는 방법이다.
- 이러한 집락표본추출은 집락 내 이질적, 집락 간 동질적인 특성을 보이며, 내부적으로 이질적인 군집을 추출하는 것이 유리하다.

㉡ 장점

- 모집단의 목록표를 작성하지 않아도 된다.

㉢ 단점

- 동일한 크기의 표본일 경우, 단순무작위표본추출이나 층화표본추출보다 표본오차가 크다.

◪ 시간적 차원에 따른 분류

① 횡단적 연구(cross-sectional study)와 종단적 연구(longitudinal study) 비교

횡단적 연구	종단적 연구
• 표본조사 • 모집단을 대표할 수 있는 자료를 제공한다. • 측정이 한 번 이루어진다. • 정태적이다. • 일정 시점의 특정 표본이 가지고 있는 특성을 파악한다. • 조사대상의 특성에 따라 집단을 분류하여 비교・분석하므로 표본의 크기가 클수록 좋다.	• 현장조사 • 조사마다 새롭게 표집된 표본에 관한 자료를 제공한다. • 측정이 반복적으로 이루어진다. • 동태적이다. • 일정 기간 변화하는 상황에 대한 조사를 한다. • 유형에 따라 서로 다른 시점에서 동일 대상자를 추적해 조사해야 하므로 표본의 크기가 작을수록 좋다.

② 종단적 연구(longitudinal study)

㉠ 패널조사(panel study)

- '패널(panel)'이라 불리는 특정 응답자 집단을 정해 놓고 그들로부터 상당히 긴 시

간동안 지속적으로 연구자가 필요로 하는 정보를 획득하는 방법이다.

예 : 공공기관의 행정서비스 만족도를 알아보기 위해 동일한 시민들을 표본으로 6개월 단위로 10년간 조사

㉡ 시계열 조사(코호트 조사, 동년배 연구, 동질성 집단, cohort study)

- 일정기간 동안 어떤 한정된 부분 모집단의 변화를 연구하는 것으로, **특정 경험을 같이 하는 사람들이 가지는 특성들에 대해 두 번 이상의 다른 시기에 걸쳐서 비교·연구**하는 방법이다.

예 : 특수목적 고등학교에 입학한 학생들을 대상으로 2015년에서 2022년까지 자존감 변화를 연구하기 위해 전체집단으로부터 매년 다른 표본 추출

㉢ 추세조사(trend study)

- **동일한 전체 모집단 내의 변화를 여러 시기에 걸쳐 표본을 추출하여 계속적으로 연구**하는 것이다.

◪ 양적조사

① 면접법

㉠ 의의

- 조사자(면접자)가 응답자와 **직접 대면한 상태에서 질문하는 상호 간의 직접적인 역할상황**이다.

㉡ 장점

- 면접자가 자료를 직접 기입하므로 **응답률이 매우 높다.**
- 면접자가 응답의 내용을 점검할 수 있으므로 **응답의 오류를 줄일 수 있다.**
- **비언어적 행위를 직접 관찰**할 수 있다.
- 개별적으로 진행하는 **면접환경을 표준화**할 수 있다.
- 면접시에 **복잡한 설문지를 사용**할 수 있다.

㉢ 단점

- 비용과 시간이 많이 소요된다.
- 면접자와 응답자 사이에 친숙한 분위기가 형성되지 않거나 **상호 이해가 부족한 경우, 조사 외적인 요인들로부터 오류가 개입될 가능성**이 있다.
- 응답자의 **익명성이 결여**되어 정확한 내용을 도출하기 어렵다.
- **민감한 사안 조사 시** 정확한 결과를 도출하기 힘들다.
- 면접자에 의한 **편향(bias)이 발생**할 수 있다.
- 면접자와 응답자가 직접 대면하여 조사하는 방식이므로 **면접자의 주관이 개입될**

가능성이 매우 높다.

② 전화조사법

㉠ 의의

- 추출된 조사대상자에게 전화를 걸어 질문문항들을 읽어준 후 응답자가 전화상으로 답변한 것을 조사자가 기록함으로써 자료를 수집하는 방법이다.

㉡ 장점

- 적은 비용으로 단시간에 조사할 수 있어 비용과 신속성 측면에서 매우 경제적이다.
- 직접 면접이 어려운 사람의 경우에 유리하다.

㉢ 단점

- 모집단이 불완전하며, 응답자가 선정된 표본인지를 확인하기 어렵다.
- 응답자의 주변상황이나 표정, 태도를 확인할 수 없으며 보조도구를 사용하기가 곤란하다.
- 응답자가 특정 주제에 대해 응답을 회피하거나 무성의하게 대답할 수 있다.
- 표본의 대표성에 문제가 발생할 수 있다.

③ 우편조사법

㉠ 의의

- 설문지를 추출된 조사대상자에게 우송하여 응답자로 하여금 스스로 응답하게 한 다음, 응답자가 설문지를 다시 조사자에게 우송하도록 하여 자료를 수집하는 방법이다.

㉡ 장점

- 최소의 경비와 노력으로 광범위한 지역과 대상을 표본으로 삼을 수 있다.
- 면접조사에서 쉽게 접근할 수 없는 다양한 대상을 포함시킬 수 있다.
- 응답자가 충분한 시간적 여유를 가지고 응답할 수 있도록 한다.
- 응답자의 익명성이 보장되고 사려 깊은 응답이 가능하다.
- 조사자의 특성에 따른 영향이 적다.

㉢ 단점

- 최대의 문제점은 낮은 회수율이다.
- 오기나 불기 등이 발생할 수 있다.
- 융통성이 부족하며, 직접적인 답변 외의 비언어적인 정보를 수집하기 어렵다.
- 무자격자의 응답에 대해 통제가 어렵다.
- 주위환경과 응답시기에 대해 통제가 어렵다.

④ 집단조사법

㉠ 의의

- 추출된 조사대상자들을 한자리에 모아놓은 후 설문지를 일제히 배부하고, 응답자 자신에게 직접 기입하도록 하여 회수하는 방법이다.

㉡ 장점

- 조사조건을 표본화하여 응답조건이 동등해진다.
- 응답자들과 동시에 직접 대화할 기회가 있으므로 누락을 줄이고, 질문에 대한 오류를 줄일 수 있다.
- 면접방식과 자기기입의 방식을 조합하여 실시할 수 있다.

㉢ 단점

- 집단상황이 응답을 왜곡시킬 가능성이 있다.
- 설문지를 자못 기입하는 경우 오기를 시정하기 어렵다.

⑤ 내용분석법

㉠ 의의

- 여러 가지 문서화된 매체들을 중심으로 연구대상에 필요한 자료들을 수집하는 방법이다.
- 서적, 신문, 문서 등의 기록된 정보의 내용을 조사하기 위해 고안된 체계적인 절차이다.

예 : 대북정책에 대한 한국사회의 인식변화를 알아보고자 과거 10년간 한국의 주요 일간지 기사를 분석하고자 한다.

㉡ 장점

- 다른 연구방법과 병용이 가능하다.
- 비용과 시간 등이 절약된다.
- 일정기간 동안 진행되는 과정에 대한 분석이 용이하다.
- 연구 진행 중에 연구계획의 부분적인 수정이 가능하다.

㉢ 단점

- 타당도와 신뢰도 확보가 곤란하다.

◪ 신뢰도와 타당도

① 신뢰도와 타당도의 관계

- 타당도가 높기 위해서는 신뢰도가 반드시 높아야 한다.

- 신뢰도가 높다고 해서 반드시 타당도가 높은 것은 아니다.
- 타당도가 있으면 신뢰도는 반드시 있다.
- 신뢰도가 없으면 타당도도 없다.

② 신뢰도와 타당도의 측정

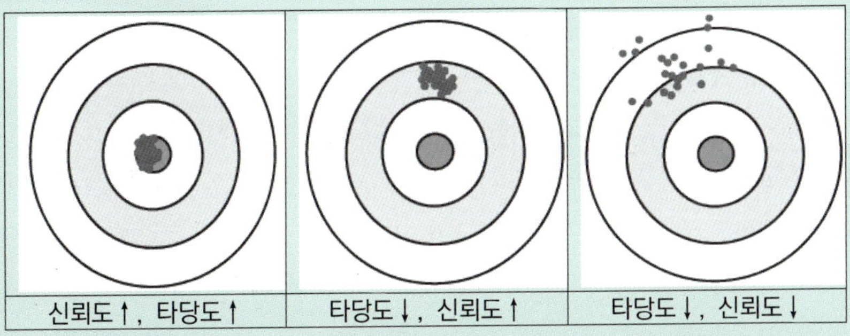

◪ 설문지 작성 절차

필요한 정보 결정→ 자료수집 방법 결정→ 개별항목 내용 결정→ 질문형태 결정 → 개별항목 결정→ 질문순서 결정→ 설문지 초안 완성→ 설문지 사전조사→ 설문지 완성

◪ 질문형태

① 개방형 질문

㉠ 의의

- 응답자들이 질문에 대해 자유롭게 응답하는 질문이다.
- 깊이 있는 내용을 다루고자 하는 경우에 적합하다.

㉡ 장점

- 응답자가 제한을 받지 않고 융통성 있게 대답할 수 있으므로 새로운 사실을 발견할 수 있는 가능성이 크다. 따라서 탐색적으로 사용이 가능하다.
- 응답자의 의견이나 태도, 동기를 정확하게 파악할 수 있다.
- 응답자에게 자기표현의 기회를 준다.

㉢ 단점

- 응답을 분류하거나 코딩하는 데 어려움이 있으며, 통계적 분석이 용이하지 않다.
- 응답자가 유사한 응답을 했어도 그 속에 내포하는 의미나 중요성이 다를 수 있다.
- 응답의 해석에 편견이 개입될 소지가 많으며, 같은 자료라도 분석자에 따라 다른 결과가 나타날 수 있다.
- 응답자가 불성실하게 응답하거나 응답 자체를 하지 않을 수 있다.

- 응답자의 표현능력에 크게 좌우된다.

② 폐쇄형 질문

㉠ 의의

- 일정한 수의 선택지로 응답의 내용이 한정되어 있어서 응답자가 어느 하나를 선택하도록 하는 설문지를 말한다.
- 표본집단이 어떠한 응답을 할 것인지 예상할 수 있는 경우에 유용하게 사용된다.

㉡ 장점

- 응답의 처리 및 채점, 코딩이 간편하다.
- 응답자들이 응답을 길게 쓸 필요가 없으므로 간편하며, 민감한 질문에도 비교적 용이하게 응답할 수 있다.
- 개방형 질문보다 시간이 적게 소요되며, 응답률이 상대적으로 높다.

㉢ 단점

- 조사자가 적절한 응답지들을 제시하기 어렵다.
- 응답자의 의견을 충분히 반영할 수 없다.
- 응답항목의 배열에 따라 응답이 달라지며, 주요 항목이 누락되는 경우 치명적 오류가 발생할 수 있다.

◪ 예비조사(pilot test)와 사전조사(사전검사, pre test)

① 예비조사와 사전조사의 구분

구분	예비조사	사전조사
시간성	연구의 초기단계에서 연구문제와 관련하여 수행한다.	설문지 작성 후 설문지의 타당성을 높이기 위해 수행한다.
목적	조사문제를 규명하며, 가설을 명확화한다.	설문지 작성의 타당성 및 신뢰성 등을 검증한다.
형식성	비조직적인 조사로 설문지 등 자료수집 도구의 초안 이전에 실현된다.	조직적인 검사로써 자료수집도구의 초안이 이루어진 후 그 타당성 및 신뢰성을 검증한다.

Chapter 05

기초자료분석

Chapter 05 기초자료분석

연구자는 각종 통계분석에 앞서 측정된 변수들이 지닌 분포의 특성을 알아볼 필요가 있다. 분포의 특성이란 자료가 어떤 곳에 몰려 있는 정도, 또는 흩어져 있는 정도를 말한다. 분포의 특성은 평균, 분산, 빈도를 통해 알 수 있다.

5.1 빈도분석

빈도분석(frequency analysis)은 도수분포표나 막대그림을 이용하여 측정된 변수들이 지닌 분포의 특성을 알게 해준다. **분포의 특성이란 자료가 어느 곳에 몰려 있으며(중심경향성, central tendency), 또한 얼마나 흩어져 있으며(산포도, dispersion), 자료가 어느 쪽으로 치우쳐있는지(왜도, skewness), 얼마나 뾰족한 지의 정도(첨도, kurtosis) 등**을 나타낸다. 이러한 분포의 특성은 평균, 분산, 빈도, 왜도, 첨도 등과 같은 수치로 파악할 수 있다.

중심경향성을 측정하는 이유는 각 집단의 여러 자료를 한 값(단일 측정치)으로 나타내 자료의 특성을 잘 이해하고자 하는 데 있다. 또한 자료의 특성을 완전히 이해하기 위해서는 중심경향성의 측정뿐만 아니라 산포도에 대한 이해가 필요하다.

예를 들면, 두 학과의 시험의 평균이 70점이라고 하자. 그런데 A학과는 대부분의 학생들이 70점대에서 점수를 맞은 것이고, B학과는 80~90점대와 50~60점대의 점수가 많아서 평균이 70점이 되었다고 하자. 이때 자료를 대표하는 값인 70점만을 가지고는 그 집단의 특성을 잘 이해하기 어렵다. 따라서 자료의 산포도를 명시해주어야만 이 자료를 좀 더 잘 이해할 수 있다. 산포도는 간단히 말하면 **'분포에 있는 측정값의 흩어진 정도'를 의미**한다. 즉, **산포도(dispersion)란** 측정값들이 나타내는 수치들의 다양성을 일컫는다. 모든 수치가 동일하다면 산포성이 없다는 것이고 그렇지 않다면 산포성이 있다는 뜻이다. 비록 수치가 동일하지 않더라도 서로 모여 있을 경우 산포도는 매우 작게 되며, 만일 수치가 광범위하게 흩어져 있으면 산포도는 크게 된다. 유사한 개념으로 사용되는 용어는 **변이**(variation), **산점도**(scatter plot) 등이 있다.

5.1.1 중심경향성의 측정

산술평균(算術平均: arithmetic mean)

산술평균은 중심경향성을 나타내는 측정치로서 가장 익숙한 형태이다. 우리가 흔히 말하는 **"평균"**이 바로 이것을 뜻한다. 사실상 평균에도 여러 가지가 있는데 여기서는 가장 흔히 쓰이는 산술평균만을 다루고자 한다. 그러므로 **이 책에서는 다른 평균치를 다루지 않기 때문에 편의상 산술평균을 평균이라고 부르겠다.** 모집단 또는 표본집단에 나타나는 모든 값을 더해서 그 더한 개수로 나누면 평균을 얻을 수 있다.

산술평균은 다음과 같은 몇 가지 장점과 단점이 있다.

① **유일성(唯一性: uniqueness)** : 주어진 자료에 대해서는 오직 하나의 산술평균치만이 존재한다.

② **간결성(簡潔性: simplicity)** : 산술평균의 의미는 쉽게 이해될 수 있는 것이며 산출하기 쉽다.

③ 모든 값들이 산술평균의 산출에 사용되므로 산술평균은 각각의 값에 따라 영향을 받게 된다. 따라서 **극단적인 값이 존재하면 그 평균치가 극단값에 영향을 받게 되어 집단을 대표하는 값, 다시 말하면 중심경향성을 제대로 파악**하기 어렵게 된다.

이에 대한 예로서 다음과 같은 경우를 생각할 수 있다. 어느 회사의 중역이나 사업주가 전체 종업원의 평균 급여가 얼마라고 발표할 때 그 숫자를 한 번 다시 생각해 볼 필요가 있다. 만약 사업주 한 사람의 수입이 평균 2억이고, 이를 기타 여러 종업원의 월급을 포함해 산술평균을 냈다고 하자. 이 경우 사업주 한 사람의 수입이 들어감으로써 종업원의 평균 월급은 실제로 그들이 받는 월급보다 훨씬 많아진다. 이때의 산술평균은 중심경향성을 나타내는 적절한 대표치라고 볼 수 없다. 이렇듯 단 하나의 극단적인 값이 전체 평균치를 증가시키거나 감소시키는 역할을 할 수 있을 경우 평균을 사용하는 것은 바람직하지 않다.

이처럼 평균은 대부분의 다른 자료 값보다 아주 크거나 작은 값, 즉, **이상치(극단치가 존재, outlier)**가 존재하는 경우에 이 값의 영향을 많이 받는다. 이러한 평균의 단점을 보완하기 위하여 자료를 순서대로 나열한 다음 양쪽에서 각각 $p\%$에 해당되는 극단값을 제외한 다음 나머지 자료에 대해서 구한 평균을 '$p\%$ 절사평균'이라고 한다. 절사평균은 산술평균이 적합하지 않으므로, 자료의 총 개수에서 일정비율만큼 가장 큰 부분과 작은 부분을 제거 후 평균을 산출한다. **절사평균**(trimmed mean)은 자료에 이상치가 존재하는 경우 평균보다 중심위치에 대한 측도로서 더 적절하다고 할 수 있다.

중위수/중앙값(中位數: median)

유한집합으로 이루어진 측정치들의 중위수는 그 집합의 요소들을 순서대로 배열하여 두 부분으로 구분하는 중위수를 말하는 것으로, 이때 중위수보다 큰 값들의 수와 작은 값들의 수는 일치한다. 값들의 수가 홀수이면 모든 값을 크기의 순서대로 나열할 경우 가운데에 있는 값이 중위수이다. **짝수일 때는 가운데에 있는 관찰치는 하나가 아니고 두 개가 되므로 이 두 개 값의 평균**을 구하면 중위수가 된다.

중위수의 특성은 다음과 같다.

① **유일성(唯一性: uniqueness)** : 평균치의 경우에서처럼 주어진 자료에는 오로지 한 개의 중위수가 존재한다.

② **평균치와는 달리 극단적인 값에 항상 영향을 받지 않는다.**

최빈수(最頻數: Mode)

최빈수는 관찰치 집단에서 가장 많이 발생하는 빈도를 가지는 값이다. 모든 값들이 서로 다를 때는 최빈수가 존재하지 않을 수도 있고, 또한 자주 발생하는 관찰치가 여러 개일 경우 하나 이상의 최빈수를 가질 수도 있다.

5.1.2 산포도의 측정

범위(range)

범위는 자료의 분산을 측정하는 가장 간단한 방법이다. **범위란 가장 작은 값과 가**

장 큰 값의 차이(R = 최댓값 - 최솟값)를 의미한다.

사분위범위(inter-quartile range)와 사분위편차(quartile deviation)

자료의 퍼짐 정도를 표현하는 다른 척도인 사분위범위(inter-quartile range)를 알기 위해서 사분위수(quartile)에 대해서 알아야 한다. **사분위수는 수집된 자료를 오름 크기순으로 배열하고 이를 크기순으로 4등분했을 경우에 각각의 4등분되는 위치의 값을 의미한다.** 다시 말하면 $Q_1(first\ quartile)$은 제1사분위수로, 분포에서 하위 25%를 나머지와 분리시킨 값이다. $Q_2(second\ quartile)$는 제2사분위수로 50%를 갖는 값이고, 제2사분위수(Q_2)와 중위수는 같다고 할 수 있다. $Q_3(third\ quartile)$는 제3사분위수로 분포에서 하위 75%와 나머지를 분리시킨 값이다. 그러므로 백분위수의 관점에서 보면 제25백분위수(P_{25}), 제50백분위수(P_{50}), 제75백분위수(P_{75})로 표기할 수 있다. P_{25}는 제1사분위수로 Q_1로 표기하고, P_{50}은 제2사분위수로 Q_2으로 표기한다. P_{75}는 제3사분위수로 Q_3으로 표기한다. 즉, 누적된 도수를 전체 도수에 비교하여 25%, 50%, 75% 되는 점의 값을 말한다.

'사분위범위(inter-quartile range : IQR)'는 제1사분위수와 제3사분위수 간의 거리($Q_3 - Q_1$)를 말하며, '사분위편차(quartile deviation)'는 사분위범위를 2로 나눈 값이며, Q_2(중위수)를 중심으로 한 분산도라고 할 수 있다. 만약 사분위범위가 길 경우 비교적 많이 흩어진 분포일 것이며, 짧다면 밀십된 분포일 것이다.

사분위편차와 사분위수에 따라 분포의 형태가 정규분포인지 좌비대칭형(negatively skewed) 혹은 우비대칭형(positively skewed)인지를 파악할 수 있다. 그림 5.1.1에서와 같이 정규분포일 경우는 제2사분위수, 즉, 중위수를 중심으로 제1사분위수와 제3사분위수의 거리가 같음을 알 수 있다. 즉, 수식으로 표현하면 좌우대칭 분포(정규분포)를 이루기 위하여 $| Q_1 - Q_2 | = | Q_3 - Q_2 |$가 성립된다. 좌우대칭, 즉, 정규분포가 아닌 편포의 경우는 그림 5.1.1의 (b), (c)와 같다.

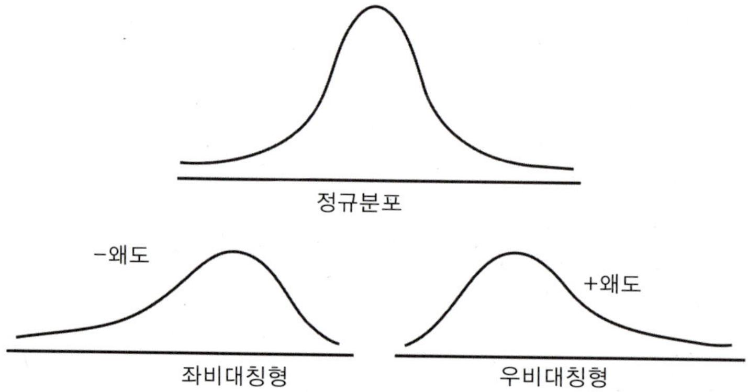

그림 5.1.1 좌비대칭형과 우비대칭형(a 정규분포형, b 좌비대칭형, c 우비대칭형)

좌비대칭형일 경우 제2사분위수인 중위수로부터 제1사분위수와 제3사분위수까지의 길이가 같지 않음을 알 수 있다. 좌비대칭형인 경우 중위수로부터 제1사분위수까지의 왼쪽의 길이가 중위수로부터 제3사분위수까지의 오른쪽 길이보다 길다. 그러므로 **좌비대칭형을 이루기 위해서는 $|Q_1 - Q_2| > |Q_3 - Q_2|$** 가 성립되어야 한다. 우비대칭형인 경우는 좌비대칭형과 반대의 현상을 나타낸다. 중위수를 중심으로 제3사분위수까지의 오른쪽 길이가 제1사분위수 왼쪽까지의 길이보다 길다. **우비대칭형을 이루기 위해서는 $|Q_3 - Q_2| > |Q_1 - Q_2|$** 가 성립되어야 한다.

자료의 범위(Range)는 자료의 최댓값과 최솟값의 차이를 나타내기 때문에 간단하기는 하지만 극단적인 이상치(outlier)가 있을 경우에 심한 영향을 받는다. 그러나 **사분위편차는 분포 중앙의 50%에 집중하므로 극단적인 이상치에 영향을 거의 받지 않는다. 따라서 이상치가 존재할 경우에는 범위보다 사분위편차를 많이 사용한다.** 그럼에도 불구하고 사분위편차는 개별 점수 간의 실제 등간을 계산하지 못하므로 점수들이 얼마나 흩어져 있는지, 혹은 모여 있는지에 대해서 알기가 어렵다. **범위와 마찬가지로 사분위편차도 불완전한 측정방법**이라 할 수 있다.

분산(variance)과 표준편차(standard deviation)

관찰치들이 평균을 중심으로 가까이 놓여 있으면 광범위하게 놓여 있을 때보다 산포성의 정도는 덜하다. 이런 현상으로 볼 때 평균 주위로 수치들이 산포되어 있는 정도를 상대적으로 측정할 수 있다면 자료의 산포성을 이해하기 쉬울 것이다. 이러한 것을 측정하는 것이 분산이다.

분산을 계산함에 있어서 모집단의 분산(σ^2)과 표본의 분산(s^2)은 차이를 보인다. 모집단의 분산은 단순히 각 관찰치와 평균치와의 차이인 편차($X-\mu$)를 제곱(자승)하여 더한 뒤 더한 값을 전체 N으로 나누면 된다. 표본의 분산을 구할 경우 N으로 나누는 대신에 표본수보다 1이 적은 수($n-1$)로 나누어 주면 된다.

모집단 분산 정의공식 : $$\sigma^2 = \frac{\sum_{i=1}^{N}(x_i-\mu)^2}{N}$$ *(공식 5.1.1)*

표본 분산 정의공식 : $$s^2 = \frac{\sum_{i=1}^{n}(x_i-\bar{x})^2}{n-1}$$ *(공식 5.1.2)*

분산은 편차를 제곱한 것의 평균, 혹은 평균치로부터의 제곱평균 등간이라 할 수 있다. 그리고 표준편차는 분산의 제곱근이다. **표준편차는 가장 흔히 쓰이는 산포도이며, 가장 신뢰할 수 있는 통계치**이다. 왜냐하면 표준편차는 분포의 평균을 고려해서 각 관찰치들과 평균과의 등간을 고려하여 산포도를 측정하기 때문이다. 그러므로 표준편차는 평균치로부터의 평균 등간에 가까운 것이다.

표본의 분산을 구할 때 **n이 아니라 $n-1$로 나누어주는 이유는 자유도(自由度: degrees of freedom) 때문이다.** 분산을 계산할 때 우리는 $n-1$이라는 자유도를 갖는다고 한다. 그 이유를 설명하면 다음과 같다. 각 수치에서 평균치를 뺀 $(x-\mu)$ 차이를 다 더하면 영(zero)이 된다. 따라서 우리는 $n-1$의 수치의 합을 알고 있다면 마지막 n번째의 값이 얼마가 될 것이라는 것은 자연히 알게 되기 때문이다. 그리고 n 대신 $n-1$을 사용해주는 것은 표본이 모집단에 비해 가변성이 적다는 전제로 하므로 표본의 산포도 측정 시의 문제, 즉, 편포된 추정치(biased estimate)가 발생될 수 있는데 이를 수정해 주는 역할을 한다. 즉, $n-1$로 나누는 것은 n으로 나눌 때보다 분모가 작아져서 결과적으로 더 큰 값이 나오기 때문에 표본의 산포도를 모집단의 산포도와 같이 정확하고 '편포되지 않은 측정치 혹은 불편추정량(unbiased estimate)'로 만들어 준다. 불편추정량으로 만들어주는 이유는 표본분산을 더 좋은 추정량으로 만들기 위해서이다.

분산은 제곱의 형태로 나타나므로 측정단위에 비추어 볼 때 적절한 산포성의 측정이라고는 볼 수 없다. 이를 해결하기 위해서는 단순히 분산에 제곱근을 취하면 된다. 이것을 표준편차(標準偏差: standard deviation)라고 한다. 모수치(모표준편차)로는 σ로 표시하며, 통계치(표본표준편차)로는 s로 표기한다.

$$\text{모집단의 표준편차}: \sigma = \sqrt{\sigma^2} = \sqrt{\frac{\sum_{i=1}^{n}(x_i-\mu)^2}{N}} \qquad \text{(공식 5.1.3)}$$

$$\text{표본의 표준편차}: s = \sqrt{s^2} = \sqrt{\frac{\sum_{i=1}^{n}(x_i-\bar{x})^2}{n-1}} \qquad \text{(공식 5.1.4)}$$

5.1.3 왜도(skewness)

x의 평균($\bar{x}$)과 표준편차 (s)의 값만을 가지고 자료의 분포상태를 완전히 알 수는 없다. 왜냐하면 평균과 표준편차가 같다고 해도 분포의 형태가 다를 수 있기 때문이다. 따라서 분포의 대칭이나 비대칭 정도를 알아야 하며, 이를 측정해 주는 것이 왜도이다.

비대칭도의 측정(measures of skewness), 즉, 왜도는 자료의 중심경향성과 산포도 외에 분포의 모양이 대칭분포(symmetric distribution)로부터 얼마나 벗어나 있는지, 즉, 자료 분포가 대칭을 이루고 있는지 어느 한 쪽으로 치우쳐 있는지를 측정하는 것이다. 비대칭 정도를 나타내는 척도인 왜도는 자료의 분포 모양이 어느 쪽으로 얼마만큼 기울어져 있는가를 나타낸다.

대칭을 이루는 정규분포(normal distribution)의 경우에는 최빈수와 함께 평균과

중위수가 중앙의 한 곳에 위치하여 동일하게 된다(그림 5.1.1 참조). 그러나 최빈수가 도수곡선(frequency curve)의 왼쪽이나 오른쪽에 위치할 경우 평균과 중위수는 최빈수의 위치와는 다른 곳에 위치하게 되며, 이 경우 도수곡선 모양의 한 쪽이 다른 쪽보다 더 길게 되며, 이를 비대칭이라고 한다. **왼쪽으로 긴 꼬리를 가지면 '좌비대칭형(skewed left)'이라 하고 이때에는 '음의 왜도(negative skewness) 값'을 갖는다. 오른쪽으로 긴 꼬리를 가지면 '양의 왜도(positive skewness) 값'을 가지며 '우비대칭형(skewed right)'**이라 한다.

왜도를 구하는 공식은 다음과 같다.

$$Skewness(Sk) = \frac{n}{(n-1)(n-2)}\sum_{i=1}(\frac{x_i - \overline{x}}{S_x})^3$$

$(S_x = \text{표준편차})$

① $S_k = 0$이면 대칭분포이다. (예 : 정규분포, t 분포)

② $S_k > 0$이면 오른쪽으로 비대칭인 분포이다.

③ $S_k < 0$이면 왼쪽으로 비대칭인 분포이다.

④ $|S_k|$ 값이 클수록 비대칭의 정도가 심하다.

⑤ **피어슨(Pearson)의 왜도**

$$\fallingdotseq \frac{\text{평균} - \text{최빈수}}{\text{표준편차}} \fallingdotseq \frac{3(\text{평균} - \text{중위수})}{\text{표준편차}}$$

(공식 5.1.5)

(공식 5.1.5)는 왜도를 나타내는 계수(S_k)가 0보다 크면 자료의 분포상태를 나타내는 도수곡선이 오른쪽으로 긴 꼬리를 가진 우비대칭형을 보이는 것이며(즉, 평균이 중위수보다 오른쪽에 위치), 0보다 작으면 왼쪽으로 긴 꼬리를 가진 좌비대칭형을 나타낸다(즉, 평균이 중위수보다 왼쪽에 위치). 계수가 0일 경우 좌우대칭인 정규분포를 하게 된다(즉, 중위수와 평균이 동일한 곳에 위치).

5.1.4 첨도(kurtosis)

첨도란 자료 분포 모양의 첨예(尖銳) 정도, 즉, 도수 커브가 위로 뾰족한가 아니면 완만한가를 나타내는 측도이다. 첨도의 공식은 다음과 같다.

$$Kur(x) = \left[\frac{n(n+1)}{(n-1)(n-2)(n-3)}\right]\left(\frac{1}{n-1}\right)\sum_{i=1}^{n}\left(\frac{x_i - \bar{x}}{S_x}\right)^4 \qquad \text{(공식 5.1.6)}$$

(S_x = 표준편차)

공식 (5.1.6)에서 $Kur(x) = 0$일 때는 자료가 정규분포(중첨)를 이루고 있음을 나타낸다. **만약 $Kur(x) > 3$일 때는 자료의 분포가 정규분포보다 위로 뾰족한 급첨을 나타내고 $Kur(x) < -3$일 때는 자료의 분포가 정규분포보다 아래로 완만한 완첨을 나타낸다.** 그림 5.1.2는 자료 분포 모양의 첨예 정도에 따라 급첨, 중첨, 완첨을 나타내고 있다.

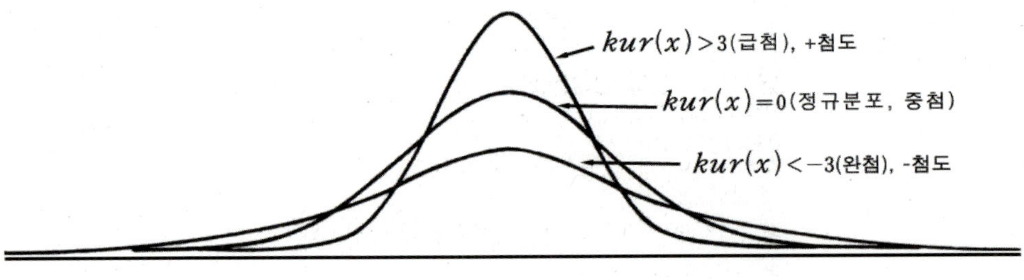

그림 5.1.2 첨예 정도에 따른 자료의 분포 모양

실습 5.1 앞서 실습한 [실습 3.2]의 자료를 가지고 실습해 보자.

[빈도분석 표 만들기]

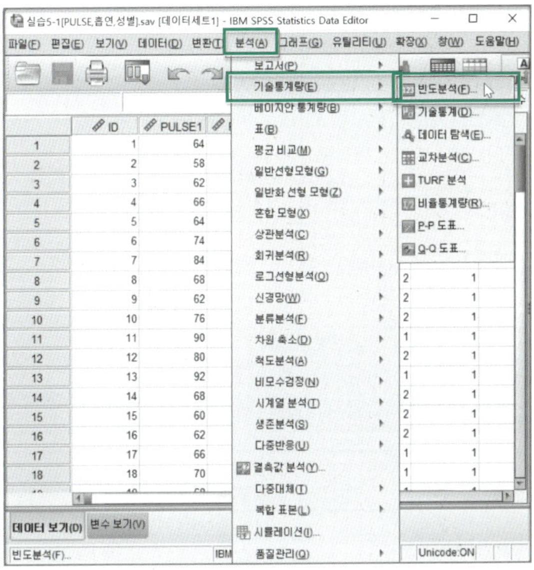

1) [분석(A)] - [기술통계량(E)] - [빈도분석(F)]을 선택한다.

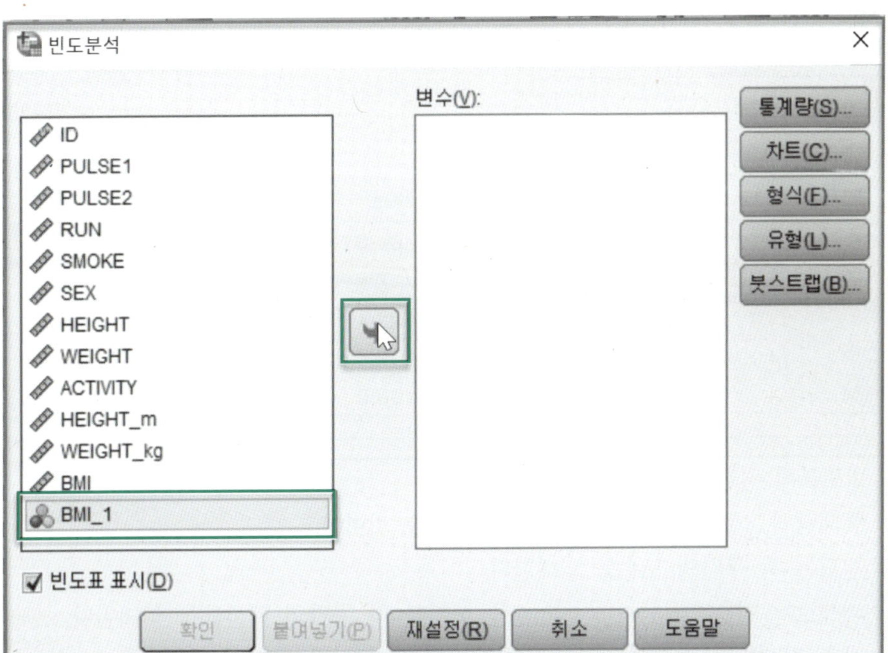

2) 원하는 변수를 선택한 후 [→]를 누른다.

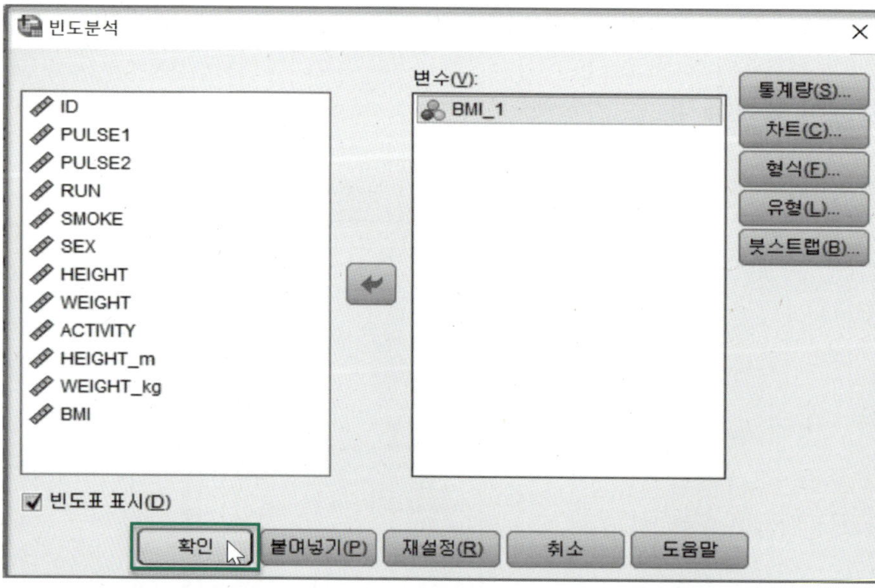

3) 확인 을 누른다.

통계량

BMI_1

N	유효	85
	결측	7

BMI_1

		빈도	퍼센트	유효 퍼센트	누적 퍼센트
유효	정상18.5-23	78	84.8	91.8	91.8
	경도비만25이상	7	7.6	8.2	100.0
	전체	85	92.4	100.0	
결측	시스템	7	7.6		
전체		92	100.0		

4) 빈도분석 결과를 확인한다.

- 통계량의 결측은 값이 기록되지 않은 것을 의미한다.
- 빈도는 각 구간의 도수를 의미한다.
- 퍼센트는 결측값(missing value)을 포함한 각 구간의 백분율을 의미한다.
- 유효 퍼센트는 결측값(missing value)을 제외한 각 구간의 백분율을 의미한다.
- 누적퍼센트는 각 구간 이하의 백분율(유효 퍼센트)을 더해서 얻은 결과이다.

[그래프 그리기]

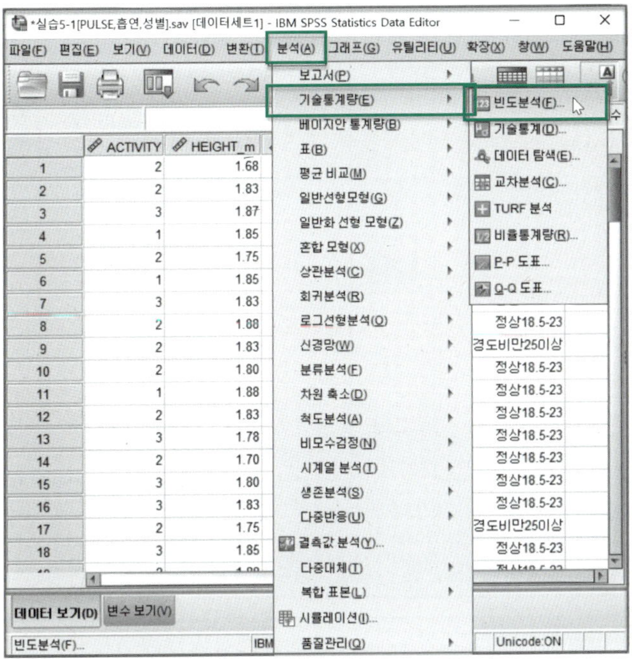

1) [분석(A)] - [기술통계량(E)] - [빈도분석(F)]을 선택한다.

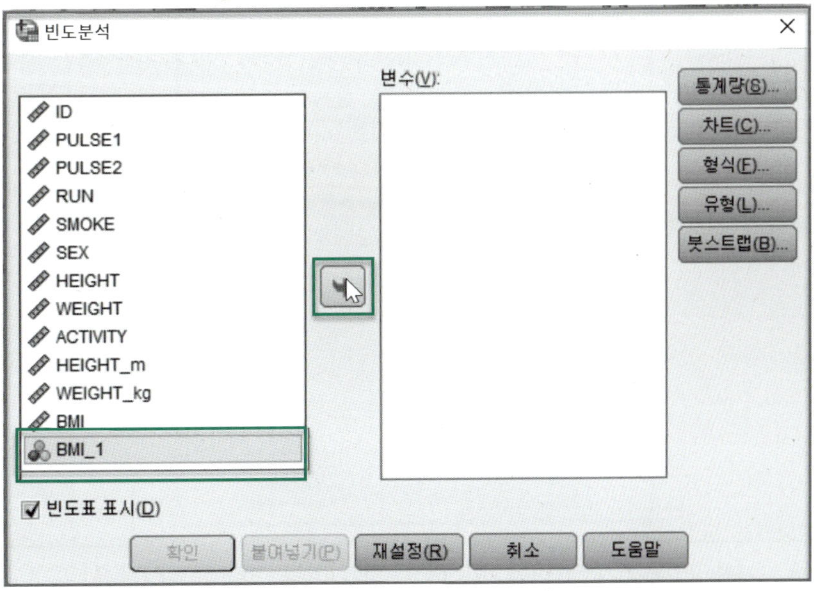

2) 원하는 변수를 선택한 후 [➔]를 누른다.

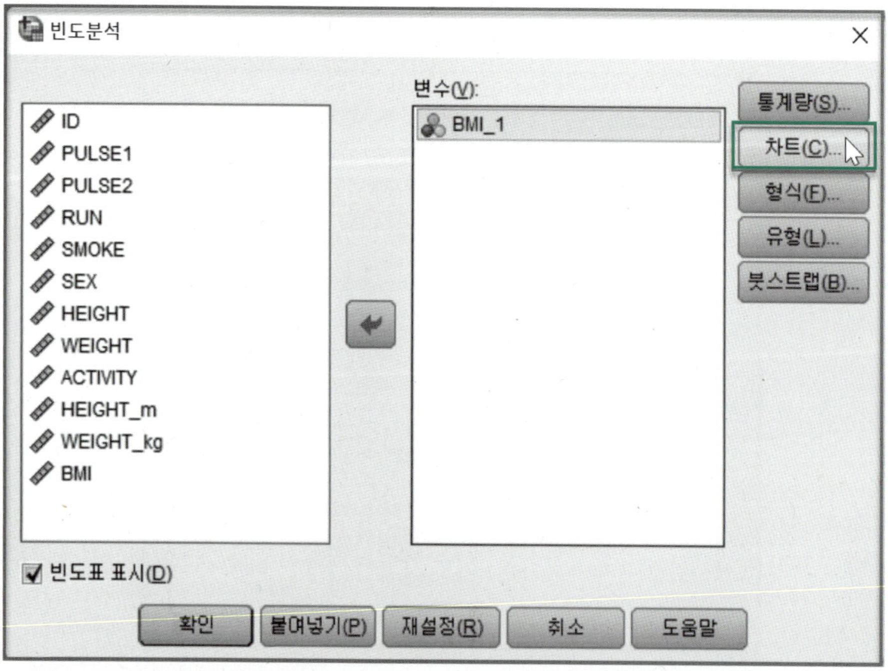

3) [차트(C)...]를 누른다.

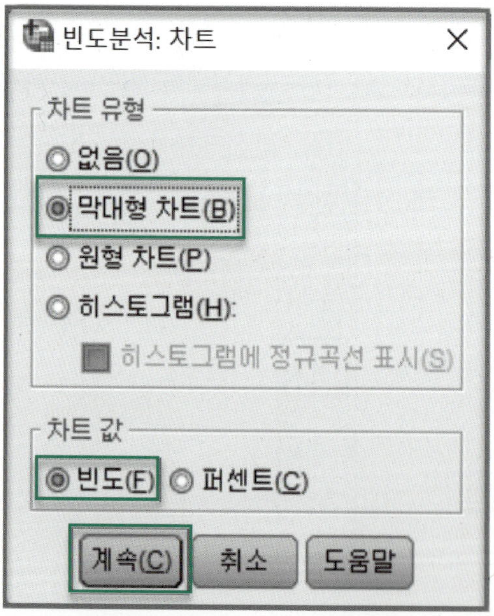

4) [차트 유형]-[막대형 차트(B)]를 선택하고 [차트값]의 [빈도(F)]나 [퍼센트(C)] 중 원하는 값을 선택한 후 [계속]을 누른다.

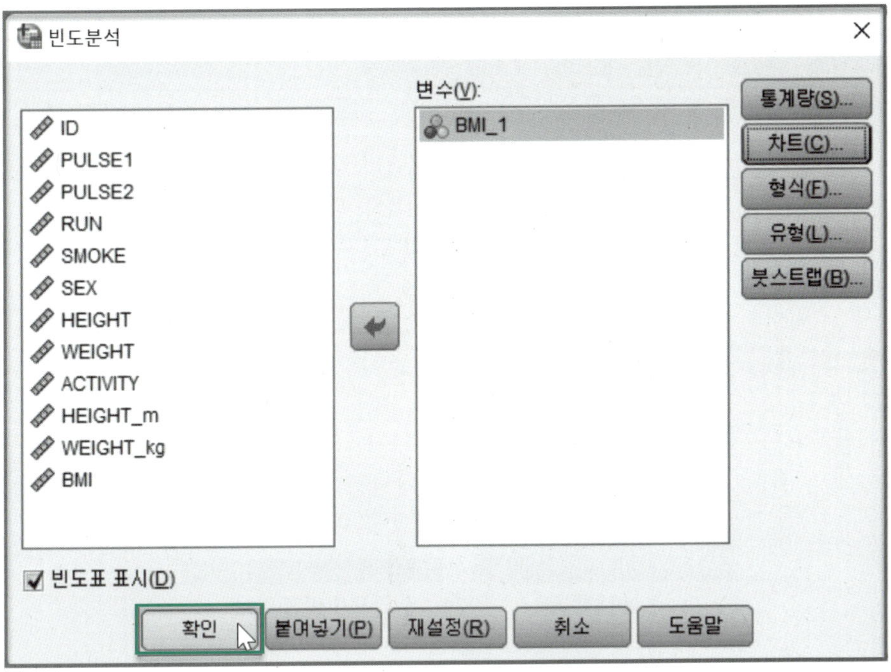

5) 확인 을 누른다.

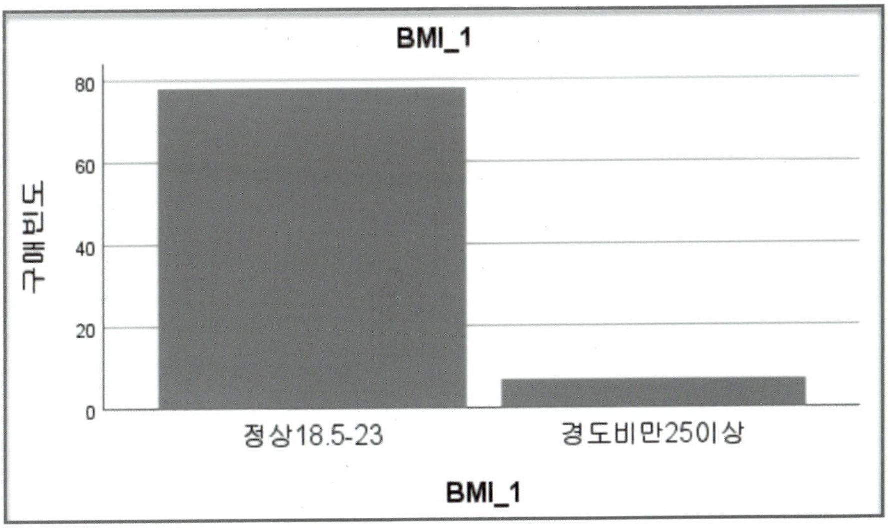

6) 뷰어창에 그려진 막대도표를 확인한다. 막대도표의 모양과 색은 도표를 더블클릭하면 나타나는 도표 편집기를 통해서 원하는 형태대로 변경할 수 있다.

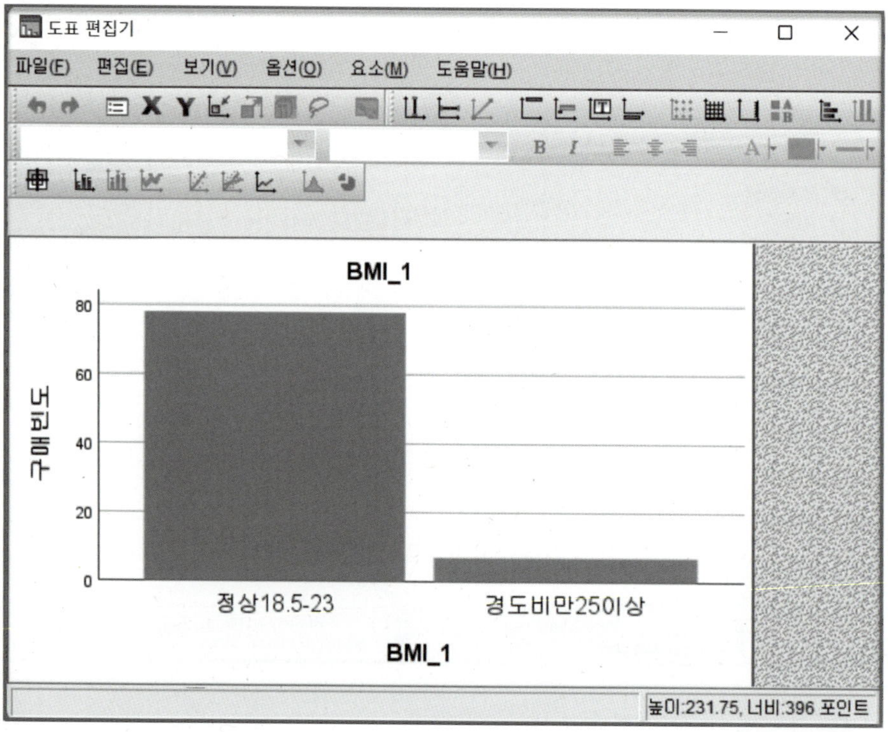

여기서 퍼센트는 전체 케이스 수 중 각 범주의 빈도가 차지하는 비율이다. 대비 빈도의 비율을 나타내며, 유효퍼센트는 결측값을 제외한 케이스 수 대비 빈도의 비율을 나타낸다. 다음은 빈도분석 시 사용 가능한 통계량의 설명이다.

선택란	설명내용
Percentile Values	백분위수 값
☐ Quartile(사분위수)	사분위수로서 25번째, 50번째, 75번째 비율을 출력
☐ Cutpoint(절단점)	전체케이스를 지정한 수만큼의 동일집단으로 나누는 기준값들
☐ Percentiles(백분위수)	프로그램사용자가 0과100사이의 값을 입력 할 수 있음
Central Tendency	중심경향
☐ Mean	산술평균 : 관찰값 전체를 합한 후에 관찰값 총 개수로 나눈 값
☐ Median	중위수 : 데이터를 크기 순서대로 배열한 상태의 정중앙값
☐ Mode	최빈값 : 자료의 분포에서 빈도수가 가장 높은 관찰값
☐ Sum	자료들의 총합
☐ Values are group midpoints	변수집단의 중위수
Dispersion	산포도
☐ Std.deviation	표준편차 : 분산의 제곱근
☐ Variance	분산 : 각 편차제곱의 합을 관찰값의 수로 나눈 값
☐ Range	범위 : 데이터의 최댓값과 최솟값의 차이
☐ Minimum	최솟값 : 데이터의 최솟값
☐ Maximum	최댓값 : 데이터의 최댓값
☐ S.E.mean	표본평균의 분산에 제곱근을 취한 표준편차
Distribution	분포
☐ Skewness	왜도 : 분포의 편중(치우침)
☐ Kurtosis	첨도 : 분포의 뾰족한 정도

5.2 기술통계

일반적으로 범주형자료의 특성을 살펴볼 때는 빈도분석 혹은 교차분석을 사용하며, 연속형 자료는 기술통계를 통해 평균과 표준편차를 분석하여 살펴본다.

실습 5.2 앞서 실습한 [실습 3.2]의 자료를 가지고 실습해 보자.

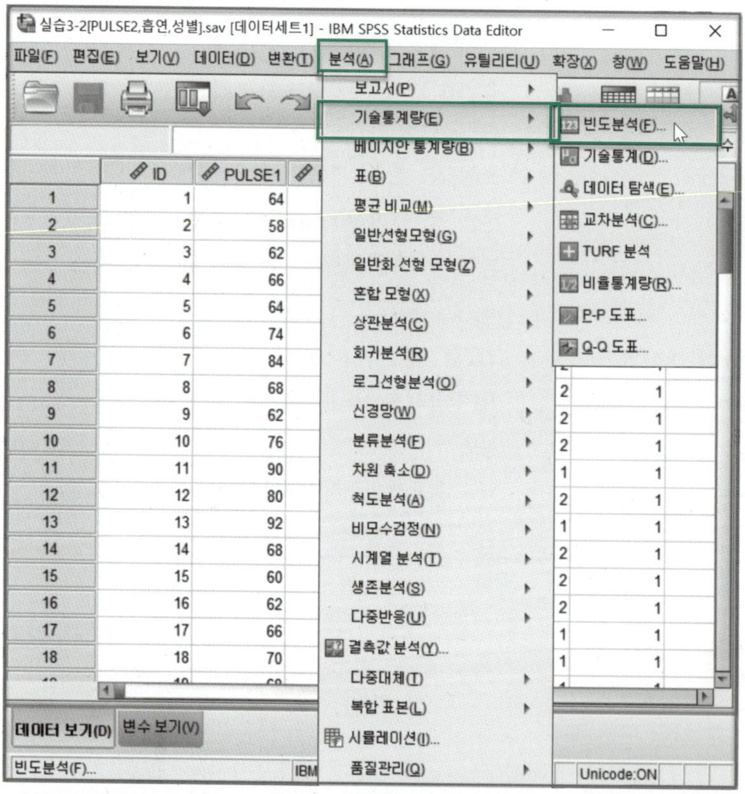

1) [분석(A)] - [기술통계량(E)] - [빈도분석(F)]를 선택한다.

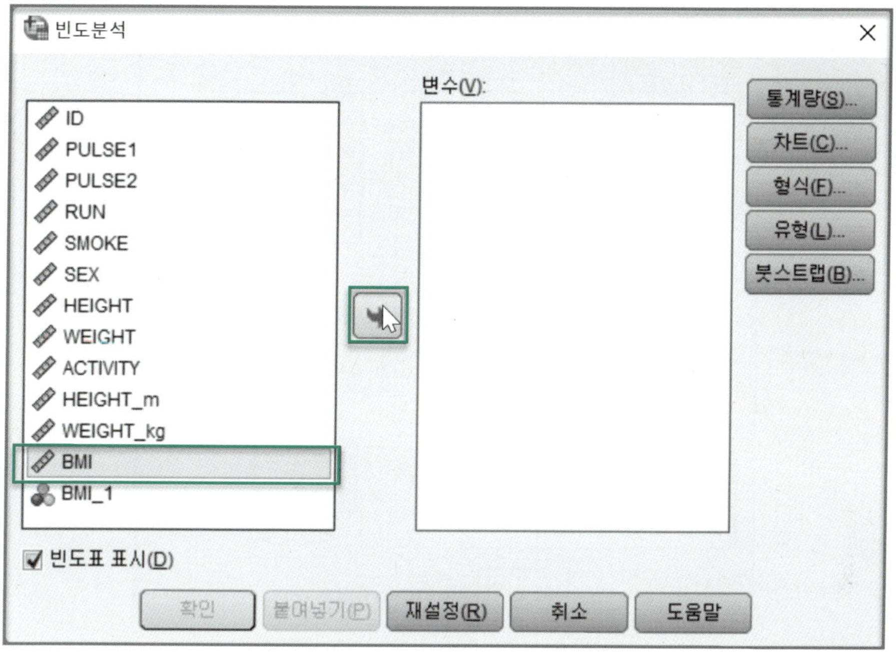

2) 를 눌러 빈도분석 변수를 선택한다.

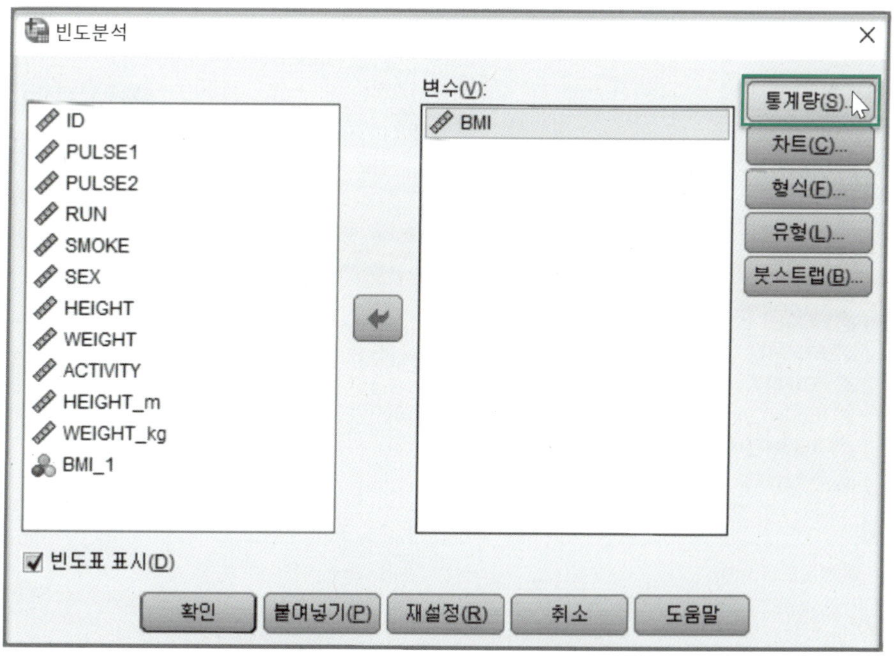

3) 변수가 선택되면 통계량(S)... 을 눌러 [빈도분석 : 통계량] 대화상자를 불러온다.

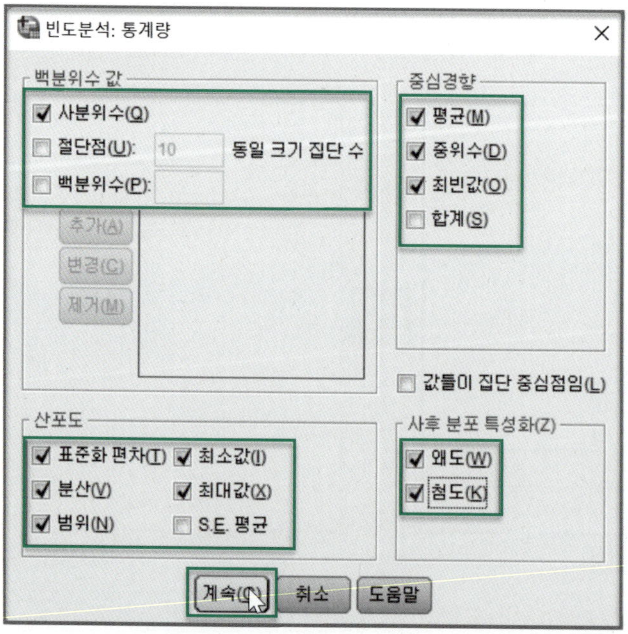

4) [빈도분석 : 통계량] 대화상자는 백분위수 값, 중심경향, 산포도, 분포와 같이 4가지로 구성되어 있다. 각 영역에 원하는 항목을 클릭하여 선택(☑)한 후 [계속]을 누른다.

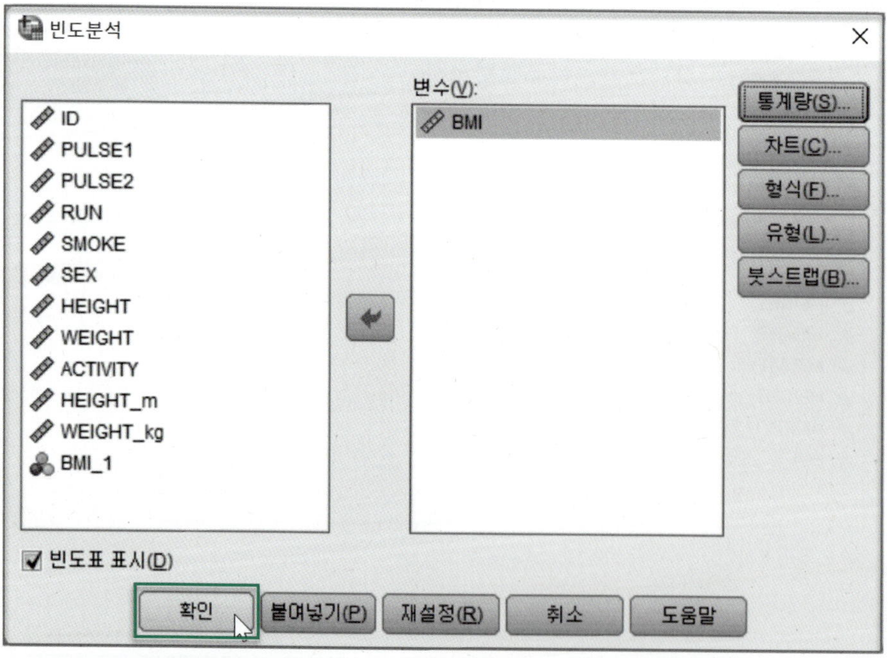

5) [확인]을 누른다.

통계량

BMI

N	유효	92
	결측	0
평균		21.4912
중위수		21.4170
최빈값		20.95
표준화 편차		2.36713
분산		5.603
왜도		.485
표준화 왜도 오차		.251
첨도		.834
표준화 첨도 오차		.498
범위		12.72
최소값		16.40
최대값		29.12
백분위수	25	19.9721
	50	21.4170
	75	22.8389

6) 빈도분석의 결과를 확인한다.
- 중심경향성 측도
  평균 21.4912, 중위수 21.4170, 최빈값 20.95, 표준편차 2.36713, 분산 5.603로 나타났다.
- 산포성 측도
  범위 12.72, 최솟값 16.40, 최댓값 29.12,
- 사분위범위
  22.8389-19.9721=2.8668, 이다.
  왜도는 .485로 우비대칭에 가까우며, 첨도 .834이다.

5.3 정규분포

5.3.1 정규분포

통계학의 모든 분야에서 가장 중요한 분포인 정규분포(正規分布: normal distribution)의 공식은 1733년 11월 12일 Abraham De Moiver(1667~1754)에 의해 발표되었다. 수많은 다른 수학자들이 정규분포 이론에 대한 역사에서 등장하고 있는데 그 중에는 Carl Friedrich Gauss(1777~1855)가 있다. 이 분포는 그의 업적을 기리는 뜻에서 가우스 분포(Gaussian distribution)라고 하기도 하며, 혹은 종 모양의 분포(bell shaped distribution) 등으로 불리기도 한다.

많은 통계자료를 가지고 도수분포를 정리한 후에 이를 히스토그램(histogram)으로 옮기면 한가운데에는 많이 모이고 양쪽 가장자리에는 적게 모이는, 마치 종을 엎어놓은 것 같은 모양의 분포를 볼 수 있다. 즉, 평균 근처에서 확률변수 값이 나타날 확률이 높고, 평균에서 멀어질수록 그 확률이 점차 감소하는 종 모양의 분포이며, 좌우가 대칭인 분포를 정규분포(normal distribution)라고 한다. 또 정규분포를 나타내는 곡선을 정규곡선(normal curve)이라고 하며, 이 곡선은 평균과 분산에 의해 그 모양이 결정된다. 정규밀도함수 혹은 정규곡선은 다음과 같은 공식으로 표시된다.

정규분포의 확률밀도함수

$$f(x) = \frac{1}{\sigma\sqrt{2\pi}}\, e^{-\frac{1}{2}\left(\frac{X-\mu}{\sigma}\right)^2}, \quad -\infty < x < \infty \qquad \text{(공식 5.3.1)}$$

$$x \sim N(\mu, \sigma^2), \quad -\infty < x < \infty$$

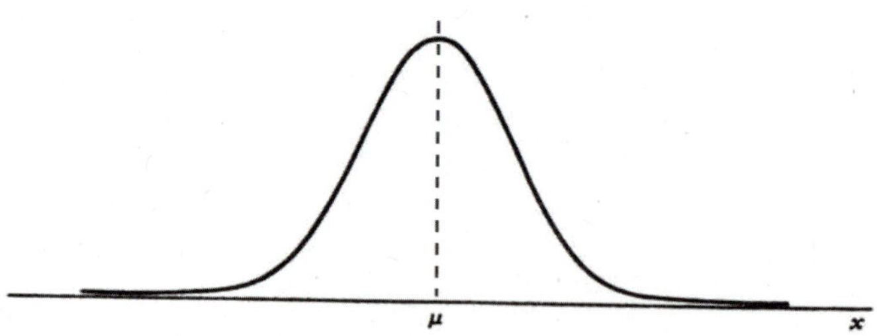

그림 5.3.1 정규분포

(공식 5.3.1)에서 π와 e는 상수로서 각각 3.14159와 2.71828을 나타내는 것으로 수학에서는 상당히 많이 사용되는 것이다. 이 분포에서 두 개의 모수는 평균인 μ와 표준편차 σ이다. 정규분포는 추정이나 가설검정, 회귀분석 등 대부분의 통계기법에서 활용되며, 그 특성은 다음과 같다.

① 평균 μ에 관하여 좌우가 대칭이다.

② 평균, 중위수, 최빈수는 동일하다.

③ x측과 곡선 밑의 전체 면적은 1이다. 이는 정규분포가 확률분포라는 사실에 기초한다. 대칭성 때문에 이 면적의 50%는 μ에서의 수직선 오른쪽에, 다른 50%는 왼쪽에 위치한다.

④ **평균으로부터 $\mu \pm 1\sigma$는 전체 면적의 68.26%, $\mu \pm 2\sigma$는 전체 면적의 95.44%, $\mu \pm 3\sigma$는 전체 면적의 99.73%를 각각 차지한다**(그림 5.3.2).

$$P(\mu - \sigma < X < \mu + \sigma) = 0.683$$

$$P(\mu - 2\sigma < X < \mu + 2\sigma) = 0.954$$

$$P(\mu - 3\sigma < X < \mu + 3\sigma) = 0.997$$

⑤ **정규분포는 μ와 σ의 두 가지 값에 의해서 결정된다**(그림 5.3.3, 그림 5.3.4). 즉, 분포가 서로 다르다는 것은 이 도수의 값들이 서로 다르다는 의미가 된다. 평균(μ)이 달라지면 분포의 위치가 그림 5.3.3에서 보는 것처럼 x축을 따라 이동한다. 표준편차(σ)가 달라지면 그림 5.3.4에서 보는 것처럼 분포가 퍼져 있다든가 또는 뾰족한 모양을 결정하게 된다.

⑥ **또 $\mu \pm 3\sigma$ 내에 전체의 대부분이 포함되므로 최댓값과 최솟값을 뺀 값이 범위(range)가 되므로 이 범위의 1/6이 대략적인 표준편차가 됨을 알 수 있다** (표준편차 $\doteq \frac{Range}{6}$).

Chapter 05

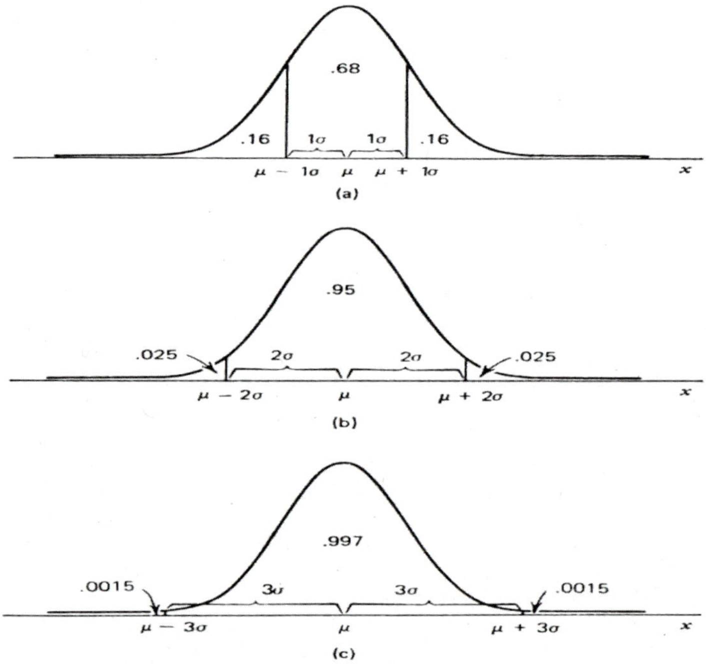

그림 5.3.2 표준편차에 따른 정규곡선 밑의 면적의 구분

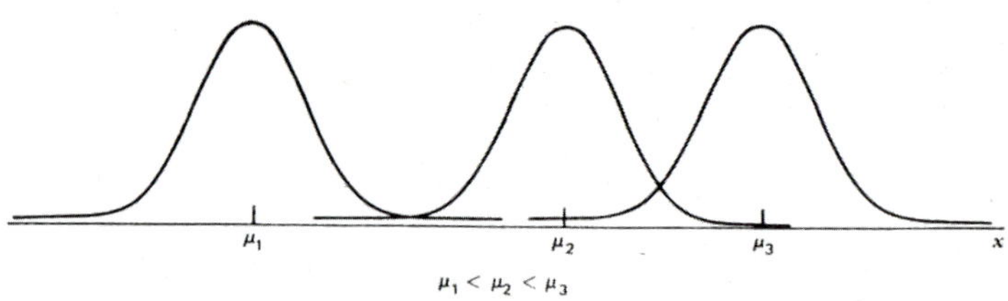

그림 5.3.3 서로 다른 평균치를 가진 3개의 정규분포($\sigma_1 = \sigma_2 = \sigma_3$)

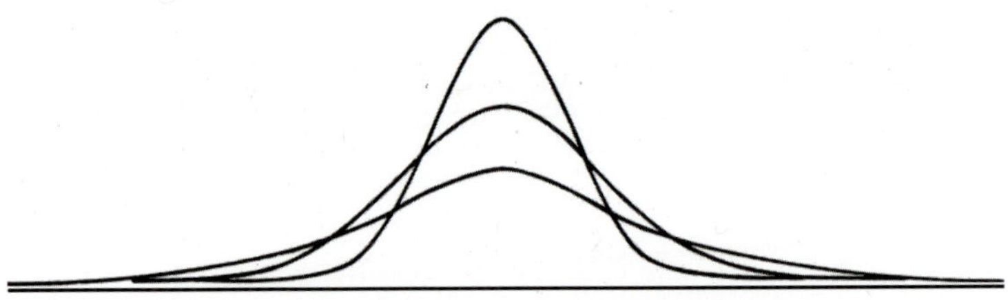

그림 5.3.4 서로 다른 분산을 가진 3개의 정규분포($\mu_1 = \mu_2 = \mu_3$)

5.3.2 표준정규분포

표준정규분포(standard normal distribution) 표준정규분포는 평균(μ)이 0이고 표준편차(σ)가 1일 때, 즉, $N(0, 1^2)$인 정규분포이다. (공식 5.3.2)에 $\mu = 0$, $\sigma = 1$을 대입하면 이 분포의 공식을 구할 수 있다. 여기에서 생겨나는 $\frac{(X-\mu)}{\sigma}$는 확률변수 Z로 표시된다. 따라서, 표준정규분포를 간략히 Z분포라고도 한다.

표준정규분포의 확률밀도함수

$$f(Z) = \frac{1}{\sqrt{2\pi}} \exp\left(-\frac{Z^2}{2}\right) = N(0, 1)$$

(공식 5.3.2)

표준정규분포의 전환식

$$Z = X \sim N(\mu, \sigma^2) \Rightarrow Z = \frac{(X-\mu)}{\sigma} \Rightarrow Z \sim N(0,1)$$

(평균이 0이고, 분산이 1인 정규분포로 전환)

그림 5.3.5는 표준정규분포의 그림이다. Z가 Z축 상의 어느 두 점, 가령 Z_0 와 Z_1 사이의 값을 취할 확률을 구하기 위해서는 곡선, 수평선, 그 두 점에서 그은 수직선에 의해 둘러싸인 면적을 구해야 한다. 앞에서 이미 언급하였듯이 연속변수 곡선하의 면적은 그 변수의 함수를 두 점 사이를 적분하여 얻는다. 표준정규분포의 경우에는 Z_0 와 Z_1 사이의 면적을 얻기 위하여 적분을 구해야 하지만, 편리하게도 수학적 계산을 하지 않고 표준정규분포에 대하여 만들어 놓은 부록의 〈부표 4〉를 이용하여 면적을 구할 수 있다. 빗금 친 부분은 -∞부터 Z_1의 면적에서 -∞로부터 Z_0의 면적을 빼면 된다.

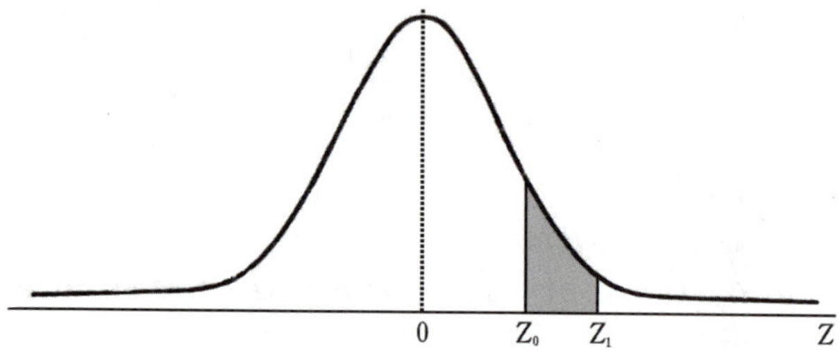

그림 5.3.5 표준정규분포

보기 5.3.1 물리치료사의 Manual Dexterity 검사 결과 평균이 10점이고 표준편차가 2.5점인 것으로 알려져 있다. 어떤 사람이 확률적으로 추출되어 검사를 받았을 때 15점 이상을 받을 확률은?

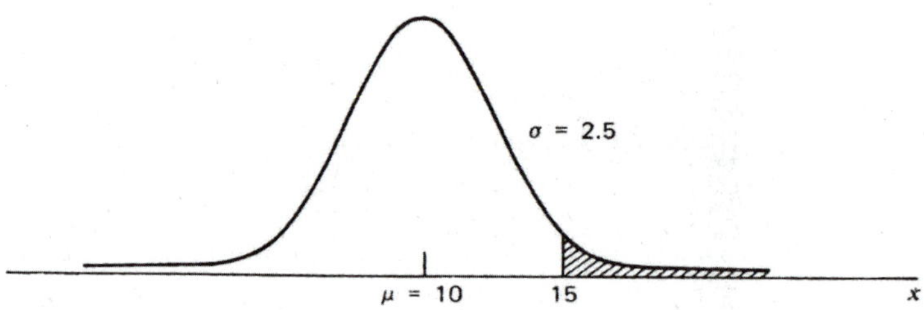

그림 5.3.6 Manual dexterity 검사 점수의 근사적인 정규분포

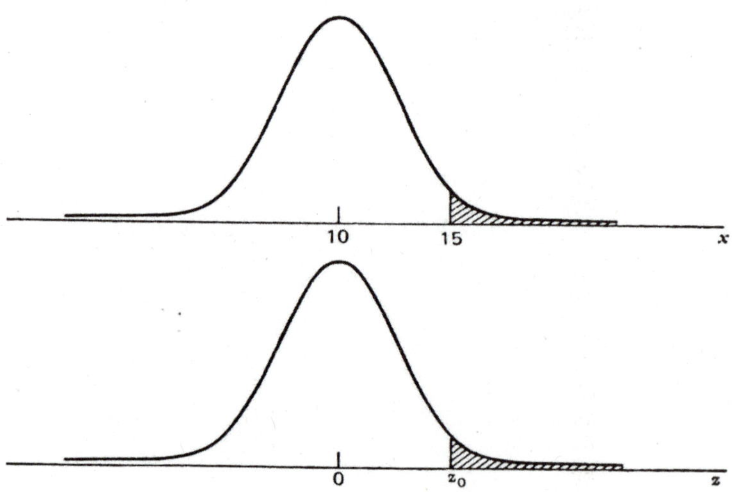

그림 5.3.7 Manual dexterity 점수(x)와 표준정규분포(Z)의 분포

우선 문제에서 제시된 확률을 그림으로 그려보면 그림 5.3.6와 같이 그릴 수 있다. 그림 5.3.6은 표준정규분포가 아니므로 평균이 0이고 표준편차가 1인 표준정규분포로 바꾸어야 한다. **표준정규분포로 바꾸는 이유는 〈부표 2〉를 이용하여 확률의 쉽게 구할 수 있기 때문이다. 어떤 정규분포라도 표준정규분포로 쉽게 변환할 수 있다. 즉, 모든 x의 값을 Z의 값으로 변환하는 방법으로, x 값의 평균은 0, 즉, Z의 평균으로 변환을 하는 것이다.**

그림 5.3.7에는 두 개의 분포가 나타나 있다. x값의 평균인 10은 Z값이 0이 된다. 그리고 $x=15$라는 값에 해당하는 Z값, Z값으로 변환하는 (공식 5.3.2)를 이용할 경우 쉽게 구할 수 있으며, 그 과정은 다음과 같다.

$$Z_0=\frac{X-\mu}{\sigma}=\frac{15-10}{2.5}=\frac{5}{2.5}=2$$

Z_0값은 2가 되었다. 이 관계에 대해서 좀 더 자세히 살펴보면, 이 자료의 경우 평균은 10이고 x값은 15이므로 평균과 x값까지의 거리는 15-10=5이다. 즉, 표준편차 값인 2.5의 2배의 거리에 해당되는 값이다. 이상과 같이 x값을 Z 값으로 변환될 때, Z는 평균과 x값까지의 거리를 표준편차로 나눈 값이 된다. Z의 값으로부터 얻은 거리는 앞에서 본 바와 같이 2배의 표준편차와 같다. Z분포에서 표준편차는 1이고 0으로부터 2 표준편차 거리에 있는 점을 Z값으로 표시하면 Z=2가 되어 공식에 의해 얻어진 결과와 같다. 〈부표 2〉에 따르면 Z=2의 왼쪽 넓이는 0.9772이므로 오른쪽 부분의 넓이는 1-.9772=.0228이 된다.

$$P(x\geq 15)=P\left(\frac{X-\mu}{\sigma}\geq\frac{15-10}{2.5}\right)=P(Z\geq 2)=1-.9772=0.0228$$

즉, Manual Dexterity 검사를 받은 어떤 사람을 확률적으로 추출하였을 때 그 사람이 15점 이상의 점수를 받을 확률은 .0228이라는 것을 의미한다.

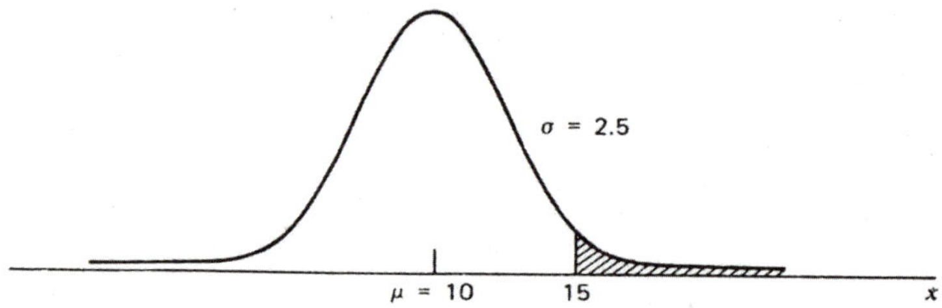

그림 5.3.8 Manual dexterity 검사 점수의 근사적인 정규분포

보기 5.3.2 $X \sim N(100, 15^2)$일 때 다음 확률을 구하여 보자(여기서 $X \sim N(\mu, \sigma^2)$은 정규분포하며 평균이 μ이고, 분산이 σ^2임을 의미한다).

① $P(x \geq 120)$

② $P(85 \leq x < 120)$

③ $P(x \leq 135)$

〈풀이〉

① $Z = \dfrac{120-100}{15} = 1.33 \Rightarrow P(Z \geq 1.33) = 1 - 0.9082 = 0.0918$

② $Z = \dfrac{85-100}{15} = -1,\ Z = \dfrac{120-100}{15} = 1.33$
$\Rightarrow P(-1 \leq Z \leq 1.33)\ \ 0.9082 - 0.1587 = 0.7495$

③ $Z = \dfrac{135-100}{15} = 2.33 \ \Rightarrow P(Z \leq 2.33) = 0.9901$

보기 5.3.3 $Z \sim N(0,1)$일 때, 다음을 만족하는 Z_1, Z_2, Z_3, Z_4를 구하면 다음과 같다.

① $P(Z \geq Z_1) = 0.20$

② $P(Z \geq Z_2) = 0.05$

③ $P(Z \geq Z_3) = 0.025$

④ $P(Z \geq Z_4) = 0.005$

〈풀이〉

① $P=1-0.2=0.8 \Rightarrow Z_1=0.84$

② $P=1-0.05=0.95 \Rightarrow Z_2=1.645$

③ $P=1-0.025=0.975 \Rightarrow Z_3=1.96$

④ $P=1-0.005=0.995 \Rightarrow Z_4=2.575$

5.3.3 표준점수

아홉 살의 영제는 어른들이 매우 놀랄 정도로 많은 상식과 논리력이 뛰어나다. 말하는 것을 보면 아홉 살이라는 것이 믿어지지 않는다. 영제의 부모가 이렇게 생각하는 데는 영제 나이의 다른 또래와 비교해서 판단한 결과일 것이다. 그러나 중학생과 비교했을 경우 영제가 중학생보다 더 잘한다고 할 수는 없을 것이다. 아홉 살짜리의 영제는 어떤 집단과 비교하느냐에 따라 더 똑똑하다고 할 수도 있고 더 못할 수도 있다. 이와 같은 예에서 보듯이 전체 집단 중에서 어디쯤 위치하는지 알아야 더 잘한다거나 더 못한다거나 판단을 할 수 있다.

만약 대학을 진학할 영희가 80점을 맞았다면 영희가 전체 고교 3학년 학생들 중 어디에 위치하는지 알고자 할 것이다. 왜냐하면, 우리의 대학진학은 상대적 서열에 의해 입학이 결정되는 준거참조평가(norm-referenced evaluation)를 따르므로, 이처럼 원점수(raw score) 80점만을 가지고는 어느 정도 잘했는지 판단할 수 없다.

정확성이 떨어져 많이 사용되지 않지만 사분위편차에 의하여 상대적 서열을 예측할 수 있다. 만약, 어떤 점수가 제2사분위수보다는 크고 제3사분위수보다 작으면 50%에서 75% 사이에 위치함을 알 수 있으며, 제3사분위수 위에 위치하면 상대적 서열은 75% 이상임을 쉽게 알 수 있다.

검사나 조사에서 얻은 원점수는 절대영점이 없거나 있다고 하여도 실제상의 영점과 다르다. 원점수만을 가지고는 측정단위가 다르기 때문에 가감승제를 할 수 없고 비교할 수도 없다. 그러므로 원점수를 분포 상에서 상대적 위치로 표시하면 비교가 가능해진다. 이와 같이 **원점수(raw score)의 상대적 위치를 알려주는 점수를 표준점수(standard score)**라 하고, 종류로 Z 점수, T 점수 등이 있다. 가장 흔히 쓰이는 표준점수는 Z 점수이다.

Chapter 05

Z 점수 개인의 점수가 평균으로부터 떨어진 거리를 편차(deviation)라 설명하였다. 앞에서 배웠듯이 Z 점수란 편차를 표준편차로 나눈 값을 말한다. **Z 점수는 분포가 정규분포라는 가정 하에서 원점수의 평균을 0으로 하고 표준편차를 1로 하는 변환점수를 말한다.** 평균이 70점이고 표준편차가 10점인 통계학 점수 분포에서 지영이가 70점을 맞았다면 지영이 Z 점수는 0이며, Z 점수가 0일 경우는 정아의 수학성적의 상대적 위치가 50%에 있음을 쉽게 알 수 있다. 준이는 80점을 맞았으므로 Z 점수는 1이다. 이는 분명 50% 이상에 위치하며 정확한 상대적 서열은 부록에 있는 〈부표 4〉에 의하여 **84.13%**에 있음을 알 수 있다.

T 점수 표준점수의 다른 종류로 T 점수가 있다. Z 점수의 참조점(referenced point)은 평균을 0으로 하고 표준편차를 1로 하기 때문에 Z 점수는 음수도 나오며 소수점을 지닌다. 이와 같은 번거로움을 피하기 위해 **평균점수를 50점으로 그리고 1 표준편차를 10점으로 하는 변환된 표준점수를 T 점수라 한다.** 즉, Z점수의 0점은 T 점수 50점이 되고, Z점수 1점은 50점에 10점을 더한 60점이 된다. T 점수를 구하는 공식은 다음과 같다.

표준점수 T

$$T = 50 + 10Z \quad \text{(공식 5.3.3)}$$

이와 같이 산포도 중 하나인 표준편차는 원점수의 상대적 위치를 나타내기 위하여 사용되고 표준점수를 계산하는 데 중요하다.

5.4 표본분포

모수는 흔히 우리가 모르고 있는 어떤 고정된 상수이지만, 표본통계량인 표본평균, 표본분산, 표본비율 등은 추출된 표본마다 여러 가지 다른 값을 가진다. 따라서 표본통계량은 확률변수로서 일정한 확률분포를 이루게 되는데, 이러한 **표본통계량의 확률분포를 표본분포(標本分布 : sampling distribution)**라 한다. 다시 말하면 **표본분포란 모집단에서 일정한 크기의 표본을 모두 뽑았을 때 각 표본의 표본통계량으로 이루어지는 확률분포**이다. 표본분포에는 평균의 표본분포, 분산의 표본분포, 비율의 표본분포 등이 있다.

표본분포(標本分布) 표본분포란 모집단에서 일정한 크기의 표본을 모두 뽑았을 때 각 표본의 표본통계량으로 이루어지는 확률분포를 의미한다. 표본통계량은 그 자체가 확률변수이다. 표본이 달라짐에 따라 표본통계량은 여러 가지 다른 값을 가지며, 따라서 상이한 확률분포를 가진다. 이와 같은 표본통계량의 확률분포가 표본분포인 것이다.

정규분포 모집단에서의 표본추출 시 표본평균의 분포의 특성은 다음과 같이 세 가지로 요약할 수 있다.

첫째, 표본평균($\overline{x}$)은 정규분포를 한다. 정규분포를 하는 모집단에서 뽑은 표본들의 평균의 표본분포는 정규분포를 한다. 비록 모집단이 정규분포를 하지 않더라도 표본의 크기 n을 크게 할수록 $(n \geq 30)$ 정규분포에 접근하게 된다는 중심극한정리에 의하여 표본의 평균의 표본분포는 정규분포의 경향을 나타낸다.

둘째, 표본평균($\overline{x}$)의 평균($\mu_{\overline{x}}$)은 모집단의 평균(μ)과 같다($\mu_{\overline{x}} = \mu$).

$$\mu_{\overline{x}} = \frac{\sum \overline{x_i}}{N} \quad (N : \text{표본의 수})$$

이러한 상황은 표본분포에서 구한 표본통계량의 평균이 모수와 일치하는 경우로서 이때 표본통계량은 모수를 평균으로 하는 표본분포를 이루게 된다. 이처럼 표본통계량의 평균이 추정하려는 모수가 될 때, 이를 불편추정통계량(不偏推定統計量 :

unbiased estimator)이라 한다.

셋째, 표본평균($\overline{x}$)의 분산 ($\sigma^2_{\overline{x}}$)은 모집단의 분산을 표본의 크기로 나누어 준 것과 동일하며 $\left(\sigma^2_{\overline{x}}=\frac{\sigma^2}{n}\right)$, 표본평균의 표준편차(표준오차 : $\sigma_{\overline{x}}$)는 $\frac{\sigma}{\sqrt{n}}$이다.

정규분포를 이루고 있는 모집단에서 뽑은 표본들의 평균의 표본분포는 정규분포를 한다. 그러나 **모집단의 분포가 정규분포가 아닐지라도 표본의 크기 n이 증가함에 따라 모집단의 분포유형에 상관없이 표본평균의 분포는 평균이 μ 분산이 $\frac{\sigma^2}{n}$인 정규분포에 접근하는데, 이를 중심극한정리(中心極限整理 : central limit theorem)라고 한다.** 정리(定理)란 여러 가지 복잡한 수식과 증명의 과정을 거쳐 도출된 결과를 말한다. 중심극한정리에 대하여 좀 더 자세히 설명하면, 모집단의 분포가 연속분포 또는 이산분포이든지 아니면 대칭적이든 비대칭적이든지 간에 표본의 크기가 충분히 크다면(일반적으로 $n \geq 30$) 표본평균들의 분포는 정규분포에 가까워진다는 것이다. 일반적으로 표본의 크기가 30 이상일 경우 정규분포에 가까워지나 분포가 심하게 왜곡되어 있지 않을 경우 15~20개의 표본평균의 분포도 정규분포에 근사한다. 표본본포가 정규분포를 한다는 사실은 통계적 추론을 하는 데 있어 매우 유익하고 중요한 특성이며, 다음과 같이 정의할 수 있다.

중심극한정리(中心極限整理 : Central limit theorem) 평균이 μ이고 분산이 σ^2인 정규분포를 하지 않는 어떤 모집단에서 표본의 크기(n)가 충분히 클 경우 표본평균의 분포는 평균이 μ이고 분산이 $\frac{\sigma^2}{n}$인 정규분포에 접근한다.

표본 평균의 분산

$$\sigma_{\bar{x}}^2 = \frac{\sigma^2}{n}$$

표본평균의 표준편차 = 표준오차

$$\sigma_{\bar{x}} = \frac{\sigma}{\sqrt{n}} \qquad \text{(공식 5.4.1)}$$

표본평균의 표준화 변수 Z

$$Z = \frac{\bar{x} - \mu_{\bar{x}}}{\frac{\sigma}{\sqrt{n}}} = \frac{\bar{x} - \mu}{\frac{\sigma}{\sqrt{n}}}$$

보기 5.4.1 건강한 남자들의 혈청 내 철분의 함유량이 평균 $100ml$당 $120\mu g$고 표준편차가 $14\mu g$인 오른쪽꼬리 분포(우비대칭 분포)를 한다고 한다. 49명씩 표본으로 뽑는다면 이들의 철분함유량은 어떤 분포를 보이는가?

$\mu = 120\mu g$ $\sigma = 14\mu g$, 그리고 $n = 49$로 표본의 크기가 30보다 크므로 중심극한정리에 의하여 $\bar{x}$의 평균 $\mu_{\bar{x}} = 120$, 표준오차 $\sigma_{\bar{x}} = \frac{14}{\sqrt{49}} = 2$인 정규분포에 접근한다.

보기 5.4.2 앞에서 풀어본 보기 5.4.1의 확률표본의 평균이 $100ml$당 $115\mu g$과 $125\mu g$ 사이에 있을 확률은 얼마인가?

혈청 내 철분함유량의 분포가 오른쪽꼬리 분포를 하고 있으나 표본의 크기가 30보다 크므로 중심극한정리를 이용하여 평균 120, 표본평균의 표준편차(표준오차) $\frac{14}{\sqrt{49}} = 2$를 갖는 $\bar{x}$의 근사정규분포를 표준정규분포로 변화시킨다. 확률계산 과정은 다음과 같다.

$$
\begin{aligned}
P(115 \le \bar{x} \le 125) &= P\left(\frac{115-120}{2} \le Z \le \frac{125-120}{2}\right) \\
&= P(-2.5 \le Z \le 2.5) \\
&= 0.9938 - 0.0062 \\
&= 0.9876
\end{aligned}
$$

따라서 값을 구해 보면 98.76%가 된다.

5.5 t 분포

우리가 어떤 조사를 할 때 실제로 모집단의 분산을 알고 있는 경우는 매우 드물다. 표본에서 조사한 변수의 모집단 분산을 알면, 표본평균들이 이루는 표본분포에서 정규분포를 이용하여 다음 식에 의하여 표준정규분포로 환산할 수 있다.

$$Z = \frac{\bar{x} - \mu}{\frac{\sigma}{\sqrt{n}}}$$

이 식에서 분모는 모집단의 표준편차인 σ를 이용하게 되어 있어 표본의 평균들로 이루어지는 표본분포가 정규분포를 하여도 모표준편차 σ를 모르면 표준정규분포로 환산할 수 없다. **표본조사에서 모표준편차를 모르는 경우가 더 많으므로 모표준편차의 추정값으로 표본에서 계산된 표본의 표준편차인 s를 대신 사용할 수밖에 없다.** 이때 t분포를 따르게 되며 이에 대한 설명을 다음에서 하기로 하겠다.

t 통계량

$$Z - \frac{\bar{x} - \mu}{\frac{\sigma}{\sqrt{n}}} \Rightarrow t = \frac{\bar{x} - \mu}{\frac{s}{\sqrt{n}}} \qquad \text{(공식 5.5.1)}$$

t **분포** 표본통계량 $\frac{\bar{x} - \mu}{\frac{s}{\sqrt{n}}}$를 t통계량(공식 5.5.1)이라 하며, t통계량은 자유도가 $n-1$인 t분포를 한다.

$$\frac{\bar{x} - \mu}{\frac{s}{\sqrt{n}}} \sim t\,(n-1)$$

t분포는 'Student'라는 가명을 사용한 W. S. Gosset의 연구에 의하여 발표된

Student's t-distribution을 말하며, 흔히 간략하게 t분포라 부른다. t분포는 종모양의 좌우 대칭인 분포로서 자유도(自由度 : degree of freedom)에 따라 모양이 결정된다. 자유도는 df로 나타내며, 표본의 크기 $n-1$을 뺀 것이다.

$$df = n-1, \quad df = \text{자유도} \qquad \text{(공식 5.5.2)}$$

자유도의 의미를 설명하면 다음과 같다. 수학적으로 볼 때 자유도의 크기는 t분포 공식에 나타나 있는 모수이다. 그러나 모표준편차(σ)를 추정하기 위하여 사용되는 추정량 (s)은 편차 제곱의 합을 $n-1$로 나눈 값의 제곱근이다. 자유도 $n-1$은 편차들 $(x_i - \bar{x})$의 독립적인 개수를 의미한다. n개의 표본 측정값이 있을 때 편차의 총합은 $\sum(x_i - \bar{x}) = 0$이므로 이 중에서 하나만 제외하고 나머지 편차들은 자유롭게 독립적인 숫자를 가질 수 있다. 그러나 마지막 n번째 관찰치는 편차의 총합이 0이라는 조건에 의하여 자동적으로 결정된다. 따라서 모분산을 추정할 때에 그 추정량의 분모가 $n-1$이라면, $n-1$의 자유도가 있다는 것을 의미한다.

t분포와 정규분포와의 관계를 나타내면 그림 5.5.1과 같다. **t분포의 특성**을 요약하면 다음과 같다.

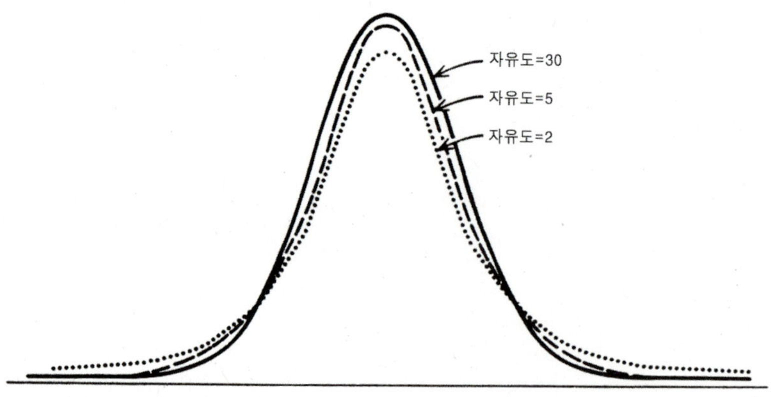

그림 5.5.1 t 분포와 정규분포의 관계

① $t=0$을 중심으로 좌우 대칭이다.

② t분포의 곡선은 정규곡선보다 낮다.

③ t분포는 자유도에 따라 분포 모양이 달라진다.

④ 표본의 크기가 커질수록 정규분포에 가까워진다.

모집단의 분산을 모를 때 t분포를 이용하여 $100(1-\alpha)\%$ 신뢰구간을 추정하려면 (공식 5.5.3)에서 Z값 대신에 t값을 σ대신에 s를 대입하면 다음과 같다.

모집단의 분산(σ^2)을 모르는 경우의 신뢰구간 = 추정치±(신뢰수준 × 표준오차)

$$\bar{x}-t_{(1-\frac{\alpha}{2})}\frac{s}{\sqrt{n}} \le \mu \le \bar{x}+t_{(1-\frac{\alpha}{2})}\frac{s}{\sqrt{n}} \qquad \text{(공식 5.5.3)}$$

Chapter 05

유의할 것은 t값은 신뢰수준 이외에 자유도를 고려해야 한다. t통계량을 이용한 신뢰구간은 (공식 5.5.3)와 같다. $t_{(1-\frac{\alpha}{2}),(n-1)}$은 자유도가 $n-1$인 t분포에서 분포의 양 끝에 $\frac{\alpha}{2}$씩의 확률을 갖는 t값이다. 부록의 〈부표 3〉에 있는 t분포 면적표는 자유도에 따라 t분포에 대한 구간별 면적을 계산한 것이다. 그러면 t분포의 표를 보는 방법에 대해 알아보기로 하자. t분포표에서 $-\infty$에서 $t_{(1-\frac{\alpha}{2})}$까지의 면적을 나타내는 행에서 0.975라는 열의 자유도 9인 곳을 보면 2.2622이다. 이것은 자유도 9인 t분포에서 97.5%의 면적은 t의 값 $t=2.2622$이하에 포함되어 있음을 의미하며 $t_{0.975,9}=2.2622$로 표시한다.

다음은 모분산을 모를 경우에 95%의 신뢰구간을 구한다고 하자. 95%신뢰구간은 t곡선 이하 면적의 0.05를 남기되 양쪽 꼬리부분에 동등하게 분리되기 때문에 $t_{\frac{\alpha}{2}}$이상의 면적이 0.025에 해당하는 오른쪽 꼬리의 t값을 알아야 한다. 즉 2번째 행에서 0.975라고 되어 있는 열을 찾아야 한다. 그래야만 $t_{\frac{\alpha}{2}}$ 이상의 면적이 0.025가 되고

$-t_{\frac{\alpha}{2}}$ 이하의 면적 역시 0.025가 되어 이 둘을 합하면 $\alpha=0.05$가 된다.

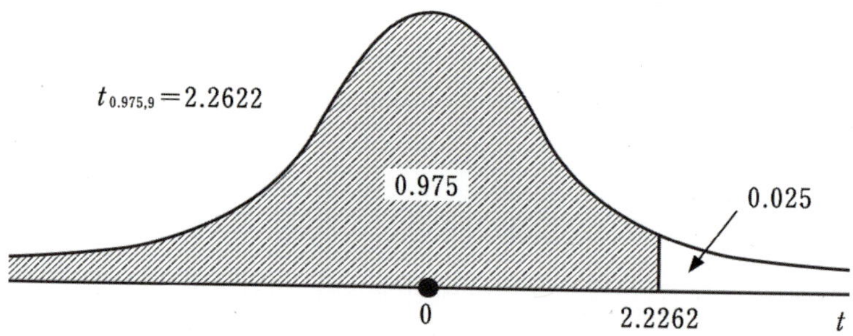

그림 5.5.2 t분포의 면적

예를 들면, 자유도가 29인 t분포에서 99%의 신뢰구간을 구하기 위해서 t분포표에서 $t_{\frac{\alpha}{2}}$ 이상의 면적이 0.005, 즉 $1-0.005=0.995$와 자유도 29가 만나는 곳을 읽으면 $t_{0.995,29}=2.7564$이다. 그러므로 t분포에서 $t=2.7564$ 이상의 면적은 0.005가 되고, $t=-2.7564$ 이하의 면적도 0.005가 된다. 따라서 자유도가 29인 t분포의 99%는 $-2.7564 \sim 2.7564$ 사이에 포함되어 있다(그림 5.5.3). 원칙적으로 모집단의 분포가 정규분포를 하고 모분산 σ^2이 알려지지 않았을 때에는 t분포를 사용한다. 그러나 표본의 크기가 $n \geq 30$이면 Z분포를 이용할 수도 있다.

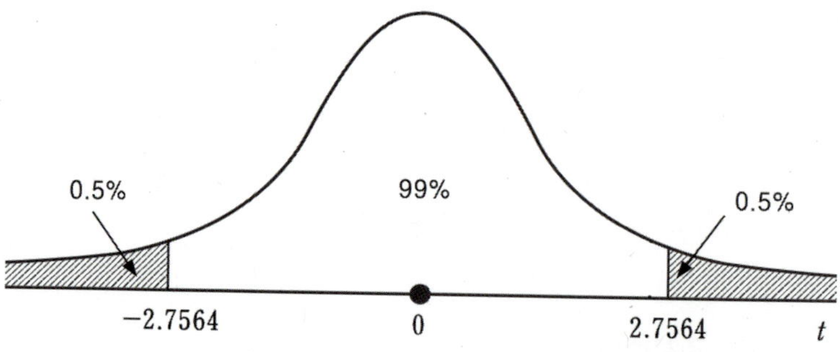

그림 5.5.3 t분포의 면적의 합

보기 5.5.1 신생아 16명을 뽑아 몸무게를 측정한 결과 평균 몸무게가 3,100g이고 표준편차가 140g이었다. 모평균 95% 신뢰구간을 구하라. 같은 방법으로 90%,

99%의 신뢰구간을 구하여 보면 다음과 같다.

표본수 $n=16$, 표본평균 $\bar{x}=3,100\text{g}$, 표본표준편차 $s=140\text{g}$

표준오차 : $s_{\bar{x}}=\dfrac{s}{\sqrt{n}}=\dfrac{140}{\sqrt{16}}=35$

자 유 도 : $df=n-1=16-1=15$

95%의 $t_{(1-\frac{\alpha}{2})(n-1)}$: $t_{0.975,(16-1)}=2.1315$

95% 신뢰구간 : $\bar{x}-t_{(1-\frac{\alpha}{2})}s_{\bar{x}} \le \mu \le \bar{x}+t_{(1-\frac{\alpha}{2})}s_{\bar{x}}$

$$3100-(2.1315)(35) \le \mu \le 3100+(2.1315)(35)$$

$$3100-74.60 \le \mu \le 3100+74.60$$

$$3025.40 \le \mu \le 3174.60$$

같은 방법으로 90%, 99%의 신뢰구간을 구하면 다음과 같다.

90%의 신뢰구간 : $t_{0.95,15}=1.7530$

$$3100-(1.7530)(35) \le \mu \le 3100+(1.7530)(35)$$

$$3038.65 < \mu \le 3161.36$$

99%의 신뢰구간 : $t_{0.995,15}=2.9467$

$$3100-(2.9467)(35) \le \mu \le 3100+(2.9467)(35)$$

$$2996.87 \le \mu \le 3203.13$$

5.6 가설설정과 검정

가설검정(hypothesis test)

가설검정은 통계적 가설의 타당성을 검정하는 것으로 표본의 분포나 자료로부터 그 표본이 추출된 모집단에 관하여 사전에 설정된 통계적 가설이 사실인지 아닌지 타당성을 판정하는 과정이다.

5.6.1 가설

(1) 귀무가설(null hypothesis)과 대립가설(alternative hypothesis)

가설검정에서 통계적 가설을 설정하는 방법에는 귀무가설과 대립가설 두 가지가 있다.

귀무가설(null hypothesis)

귀무가설 혹은 영가설은 가설을 무효화(nullifying)하기 위해 설정하는 모수의 값이라는 의미에서 붙여진 이름이며 가설을 기각할 것을 전제로 한 가설이다. 일반적으로 H_0로 표기한다. 통계학에서 차이가 없거나 의미있는 차이가 없는 경우의 가설, 즉, 일반적으로 진실일 가능성이 적어 처음부터 틀릴 것이라고 예상되는 가설이며 기각을 목표로 한다.

대립가설(alternative hypothesis)

대립가설은 귀무가설에 대립되는 개념으로 **새로운 예상이나 주장을 하고자 설정하는 모집단의 모수에 관한 가설**이다. 일반적으로 대립가설은 채택을 목적으로 하고 있다. 즉, 대립가설이 채택이 되면 귀무가설을 기각할 수 있다. 대립가설은 귀무가설에서 제시하는 모수의 값을 제외한 나머지 영역에 모수의 값을 정의한다. **대립가설은 H_1혹은 H_A로 표기하며, 연구자가 주장하는 가설이기 때문에 연구가설**(research hypothesis)이라고 한다.

일반적으로 **가설검정에는 귀무가설을 이용한다.** 즉, 어떤 사항이 일어날 확률을 직접 말하는 것이 아니고 일어나지 않을 확률을 계산해 냄으로써 간접적으로 일어날 확률을 예측하는 방법을 이용한다. 모수에 대한 가설 중에서 '항상 간단하고 구체적인 표현'을 귀무가설로 설정한다.

(2) 통계적 가설(statistical hypothesis)

서술적 가설을 기호나 숫자로 표현한 가설을 말한다. 예를 들면, 다음과 같은 질문에 대한 답을 구하고자 할 때 통계적 가설은 다음과 같다.

즉, 어느 모집단의 성인 남성 키의 평균이 170cm가 아니라고 할 수 있는가? 그때 귀무가설 H_o은 다음과 같이 설정한다.

$$H_o : \mu = 170cm$$

이때 대립가설 H_A은 다음과 같이 표시된다.

$$H_1 \text{or } H_A : \mu \neq 170cm$$

만일 **모평균이 170cm보다 크다고 할 수 있는지 알아보려고** 할 경우 귀무가설과 대립가설은 다음과 같다.

$$H_o : \mu \leq 170cm \quad H_1 : \mu > 170cm$$

그 **모평균이 170cm보다 작다고 할 수 있는지** 알아보려고 할 경우의 가설은 다음과 같다.

$$H_o : \mu \geq 170cm \quad H_1 : \mu < 170cm$$

(3) 양측검정(two-tailed test)과 단측검정(one-tailed test)

표본에서 어떤 변수의 값을 측정하거나 어떤 변수에 대한 실험을 하여 얻은 표본의 산술평균값을 검정하고자 할 때 ①그 결과가 모평균 값보다 큰지 또는 작은지 구애받지 않고 단지 차이가 있는지 없는지를 검정하는 경우(양측검정)와, ②그 결과가 모평균 값보다 큰지 혹은 작은지 검정(단측검정)하고자 하는 두 가지 경우로 나눌 수 있다.

양측검정(two-tailed test)

양측검정은 표본의 산술평균이 가정한 모집단의 산술평균과 같은가 다른가를 판정하는 경우 그것이 클 수도 또는 작을 수도 있기 때문에 그러한 가설을 양측가설(two-tailed hypothesis)이라 부르며, 이때의 검정을 양측검정(two-tailed test)이라 한다.

단측검정(one-tailed test)

단측검정은 표본의 산술평균이 모평균 값보다 큰지 또는 작은지 검정하고자 하는 경우에 크던지 혹은 작은 것과 같이 한쪽에 국한되어 있는 가설을 단측가설(one-tailed hypothesis)이라 부르며, 이러한 검정을 단측검정(one-tailed test)이라고 한다. 단측검정은 다시 왼쪽꼬리검정과 오른쪽꼬리검정으로 나눈다.

표 5.6.1 양측검정과 단측검정

양측검정	단측검정	
	왼쪽꼬리검정	오른쪽꼬리검정
$H_0 : \mu = 170$	$H_0 : \mu \geq 170$	$H_0 : \mu \leq 170$
$H_1 : \mu \neq 170$	$H_1 : \mu < 170$	$H_1 : \mu > 170$

가설설정 규칙

① 귀무가설은 모수를 특정한 값으로 표시한다.

예 : $H_o : \mu = 170cm$, $H_o : \mu \leq 170cm$, $H_o : \mu \geq 170cm$

② 대립가설은 귀무가설에서 지적한 모수의 값이 아닌 어떤 영역으로 나타내는데, 양쪽을 고려하는 양측검정과 한쪽만 고려하는 단측검정이 있다.

예 : $H_1 : \mu \neq 170cm$ (양측검정)

$H_1 : \mu > 170cm$ (단측검정)

$H_1 : \mu < 170cm$ (단측검정)

5.6.2 검정통계량과 기각역

검정통계량(test statistic)

어떤 가설이 옳은지 판단에 사용되는 표본의 통계량으로서, 대부분 모수의 추정량을 기초로 한다. 검정통계량은 검정하기에 편리한 형태로 표본자료를 바꾸어 놓은 것을 말한다. 일반적으로 검정하려는 모수의 점추정량이 된다. 검정모수와 검정통계량의 예를 보면 표 5.6.2과 같다.

표 5.6.2 검정모수와 검정통계량

검정하려는 모수	검정통계량
μ	$\overline{x}$
$\mu_1 - \mu_2$	$\overline{x}_1 - \overline{x}_2$
p	$\hat{p}$
$p_1 - p_2$	$\hat{p}_1 - \hat{p}_2$

기각역(rejection region)

기각역은 귀무가설이 옳다고 판단할 수 없는 검정통계량의 영역이다. 반대로 귀무가설을 채택하게 되는 영역을 채택역(acceptance region)이라 한다. 귀무가설의 **채택역은 기각역의 여집합**이며, 기각역과 채택역의 경계를 **임계점**(critical point) 혹은 **임계값**(critical value)라 한다. 임계점이 결정되어 기각역이 결정되면, **검정통계량이 이 기각역에 속하는지의 여부에 따라 귀무가설(H_o)의 기각여부를 결정**한다. 그러므로 기각역의 설정에는 임계점의 결정이 중요한데 이는 **유의수준(α)에 따라 결정**된다.

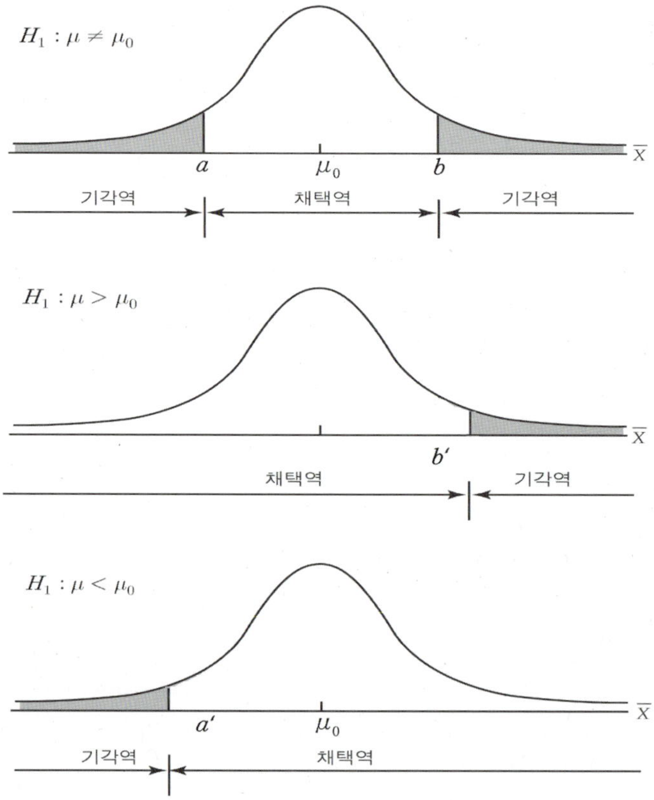

그림 5.6.1 채택역과 기각역

5.6.3 검정오차

가설검정은 완벽할 수 없다. 일반적으로 가설검정이나 통계적인 추측은 어떠한 가설을 증명하기보다 얻은 자료를 바탕으로 그 가설을 지지하는지 그렇지 않은지를 알아보려고 하는 것이다. 따라서 **귀무가설을 기각하지 못할 경우에는 귀무가설이 옳다고 단정하기보다는 귀무가설을 기각하는 것을 실패**하였다고 하는 것이 바람직할 것이다. 그러므로 가설의 채택이나 기각은 **"확률적으로 맞을 가능성이 얼마이다"라고 표현하는 것이 정확하다.** 가설검정은 **모집단을 다 조사한 것이 아니고 표본으로부터의 통계적 추론에 의하여 판단**하기 때문에 **언제든지 잘못 판단할 가능성이 있다. 잘못 판단할 가능성을 두 가지 오류에 의해서 설명하면 다음과 같다.**

❙ 제1종 오류

type Ⅰ error 가설검정에서 발생할 수 있는 오류는 **"귀무가설이 참인데 그 가설을 기각하는 경우"**, 즉, 대립가설을 채택하는 **판단의 오류로** α **로 표기**한다. α는 **유의수준**(significance level)이라고 한다.

제2종 오류

type Ⅱ error 반대로 **"귀무가설이 참이 아닌데 그 가설을 기각하지 않고 받아들이는 경우"**이며 β**로 표기한다.**

귀무가설을 기각할 때는 언제나 이러한 제1종 오류를 범할 가능성이 있으며, 이 확률을 α라 한다. 반면에 가설을 받아들일 때는 언제나 제2종 오류를 범할 가능성이 있는데, 이를 제2종오류, β라 한다. 그런데 제2종 오류 β는 실제로는 대립가설(연구자 가설)의 타당성을 입증하지 못할 때 발생하는 오류이다. 따라서 $1-\beta$는 모집단의 대립가설이 참이고 검정결과 역시 기각역에 속하는 경우이므로 대립가설의 타당성을 입증하는 확률이다. 다시 말하면 $1-\beta$는 어떤 가설검정의 방법이 우리가 입증하고자 하는 대립가설의 타당성을 입증해 주는 정도를 나타내기 때문에 **'검정력'이라고 부른다.** 제1종 오류, 제2종오류, 그리고 검정력의 설명은 표 5.6.3에 나와 있다.

Chapter 05

P(제1종의 오류)=$P(H_0$기각$|H_0$진실$)=\alpha$=참인 귀무가설을 기각하는 확률

P(제2종의 오류)=$P(H_0$채택$|H_0$거짓$)=\beta$=거짓인 귀무가설을 채택하는 확률

표 5.6.3 제1종오류, 제2종오류 및 검정력

	귀무가설(영가설)의 상태	
	옳음(True)	거짓임(False)
귀무가설을 기각하지 못함	옳은 결정 (신뢰수준 1-α)	제2종오류(β)
귀무가설을 기각함	제1종오류(α)	옳은 결정 (검정력 : $1-\beta$)

α 값

α는 유의수준(significance level)이라고 불리며, 이는 가설검정이 유의성검정이라고 불리는 점을 반영하고 있다. 유의수준(significance level)은 통계적인 가설검정에서 사용되는 기준값이다. 검정통계량이 귀무가설의 기각역에 속할 경우 그것을 유의하다고 말하며, 유의수준 (α)은 기각역을 이루는 수평축 값의 윗부분과 검정통계량의 곡선 밑에 있는 면적을 의미한다. 따라서 α는 확률로서 "옳은 귀무가설을 기각할 확률" 즉, 1종오류를 범할 수 있는 확률이다. 옳은 귀무가설을 기각하는 것은

결국 오류가 되므로 옳은 귀무가설을 기각하는 확률은 작아야만 한다. **일반적으로 가설검정에서의 수준은 $\alpha = 0.10, 0.05, 0.01$ 등으로 정한다. 이 때** α**를 유의수준**이라고 한다. **유의수준(significance level)이란 제1종 오류의 최댓값을 말한다.** "유의하다"라고 할 때, 이것은 모수와 표본통계량의 차이가 현저하여 통계치의 확률이 귀무가설을 부정할 수 있을 만큼 낮은 경우를 뜻한다. 유의수준이 설정되었을 때 가설을 채택하거나 기각시키는 판단기준이 있어야 하는데, 이를 **임계값**(critical value)이라고 한다.

p 값

어떤 검정의 "*p* 값(*p* value)은 귀무가설이 기각될 수 있는 α의 최소치"라 정의할 수 있다. 통계적 가설 검정에서 유의 확률 또는 p 값은 귀무가설(null hypothesis)이 맞다는 전제 하에, 표본에서 실제로 관측된 통계치와 '같거나 더 극단적인' 통계치가 관측될 확률이다. 검정통계량이 기각치라고 가정하고 계산된 유의수준을 의미한다. **검정통계량이 유의하거나 그렇지 않다고 하는 대신에** p **값을 제시함으로써 그 가설을 기각할 수 있는 확률로 제시할 수 있다.**

일반적으로 정확한 p 값을 제시하거나 $p < .001$, $p < .01$ 또는 $p < .05$ 등의 용어를 사용하며 이는 0.001, 0.01, 0.05, 0.1의 유의수준에서 귀무가설을 기각할 수 있음을 말한다. **$\alpha = 0.05$수준에서 $p < 0.05$로 표기할 수 있는데,** 이것은 계산된 확률수준이 0.05보다 작으면 귀무가설을 기각할 수 있다는 것을 의미한다. 이 때 '통계적으로 유의하다'라고 해석한다. 만일 $p < 0.01$이면 '매우 유의하다'라고 한다.

5.6.4 가설검정 방법

가설검정 방법

가설검정 방법의 기본적 원리는 같으나 자료의 종류나 특성에 따라 몇 가지 방법이 있다. 가설검정 방법은 편의상 다음과 같이 구분을 할 수 있다. 귀무가설과 대립가설은 서로 반대이다. 현재까지 주장되어 온 것을 귀무가설로 정하고, 반대로 기존 상태로부터 새로운 변화 또는 효과가 존재한다는 주장 즉, 연구자의 가설을 대립가설로 정하게 된다.

① 1단계 : 귀무가설 H_o를 설정한다.

② 2단계 : 유의수준 α($\alpha = 0.05$ 또는 $\alpha = 0.01$)를 설정하고 기각역을 정한다.

예) $\alpha = 0.05$

③ 검정통계량을 계산한다.

④ 통계적 결정을 한다.

⑤ 결론을 내린다.

계산된 확률의 크기(p 값)가 유의수준보다 작으면 귀무가설을 기각하고 통계적으로 유의한(statistically significant) 결과를 얻었다고 하며, 계산된 확률의 크기(p)가 유의수준보다 크면 귀무가설을 채택하고 유의수준 α에서 통계적으로 유의하지 않다고 한다.

$$p \text{ 값} < \alpha \;\; => \;\; H_0\text{을 기각}$$
$$p \text{ 값} > \alpha \;\; => \;\; H_0\text{을 채택}$$
(공식 5.6.1)

자료처리 분석절차

연구자가 자신의 연구목적을 달성하기 위하여 통계기법을 사용하고자 하는 경우에 다음과 같은 일반적인 절차를 거치게 된다.

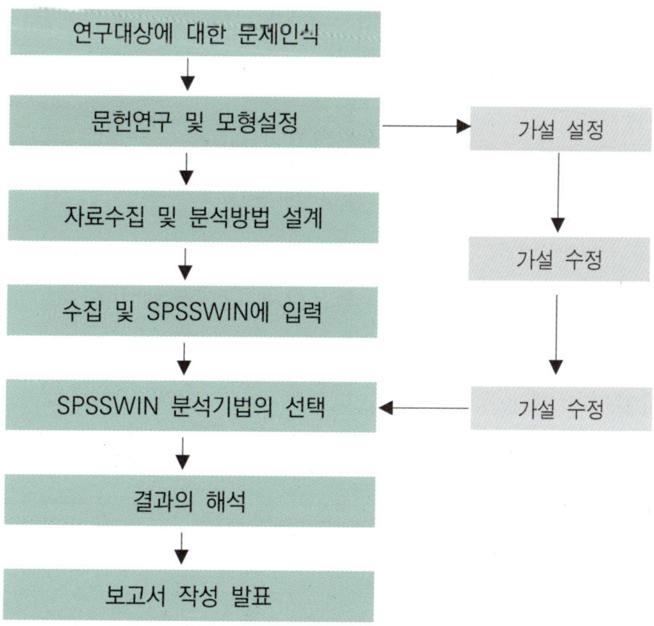

요 약

◪ 위치적인 대푯값

① 중위수(중앙값, 중앙치)

㉠ 통계집단의 측정값을 크기순으로 배열했을 때 중앙에 위치한 수치를 말한다.

㉡ n이 홀수일 경우 중위수는 $\frac{(n+1)}{2}$번째 값이 되고, n이 짝수일 경우 중위수는 $\frac{n}{2}$과 $\frac{(n+1)}{2}$번째 값의 평균값이 된다.

㉢ 극단적인 값의 영향을 받지 않으며, 중위수에 대한 편차의 절대치의 합은 다른 어떤 수에 대한 편차의 절대치의 합보다 작다.

㉣ 분포모양이 비대칭인 경우에는 중위수가 산술평균이나 최빈수보다 자료의 대표성이 높을 수 있다.

㉤ 분포모양이 대칭일 경우에는 중위수와 산술평균은 일치한다.

② 최빈수(최빈값)

㉠ 측정값 중에서 출현도수가 가장 많은 값을 말한다.

㉡ 최빈수는 빈도수가 가장 많이 발생한 관찰값이므로 중위수와 마찬가지로 자료 가운데 극단적인 이상점에 영향을 받지 않는다.

㉢ 경우에 따라 하나도 없거나 두 개 이상 존재할 수도 있다.

㉣ 명목수준의 측정에서 사용하는 통계기법이다.

③ 사분위수

㉠ 제1사분위수(Q_1) : 자료를 오름차순으로 정리했을 경우 첫 번째 4등분점

㉡ 제3사분위수(Q_3) : 자료를 오름차순으로 정리했을 경우 세 번째 4등분점

◪ 사분위범위(interquartile deviation)와 사분위편차(quartile deviation)

① 사분위범위

$$\text{사분위범위}(IQR) = \text{제3사분위수}(Q_3) - \text{제1사분위수}(Q_1)$$

② 사분위편차

$$\text{사분위편차} = \frac{(Q_3 - Q_1)}{2}$$

◪ 분산과 표준편차

① 분산은 편차의 제곱의 합을 자료의 수로 나눈 값이다.

② 분산과 표준편차의 관계

$$\text{표준편차}(\sigma) = \sqrt{\text{분산}}$$

③ 분산이 0이면 모든 변량이 평균값에 집중되고 있음을 의미하며, 분산의 값이 크면 클수록 변량이 평균에서 멀리 떨어져 있다는 것을 의미한다.

◪ 왜도와 첨도

① 왜도

㉠ 의의

- 자료분포의 모양이 어느 쪽으로 얼마만큼 기울어져 있는가, 즉, 비대칭 정도를 나타내는 척도이다.

㉡ 왜도의 특징

- 왜도가 0이면 대칭분포를 이룬다(정규분포).
- 왜도가 0보다 크면 왼쪽으로 기울어진(오른쪽으로 치우친) 분포이다.
- 왜도가 0보다 작으면 오른쪽으로 기울어진(왼쪽으로 치우친) 분포이다.
- 왜도의 절댓값이 클수록 비대칭 정도는 커진다.

② 첨도

㉠ 의의

- 분포가 얼마나 중심에 집중되어 있는가, 즉, 분포의 중심이 얼마나 뾰족한가를 측정하는 것이다.

㉡ 첨도의 특징

- '첨도 = 3'이면 표준정규분포로 중첨이라고 한다.
- '첨도 〉 3'이면 표준정규분포보다 정점이 높고 뾰족한 모양으로 급첨이라고 한다.
- '첨도 〈 3'이면 표준정규분포보다 낮고 무딘 모양으로 완첨이라고 한다.

◪ 정규분포

① 의의

㉠ 연속확률분포 중 가장 많이 사용되는 분포이며 표본을 통한 통계적 측정 및 가설검정이론의 기본이 된다.

② 확률변수 X가 평균 μ, 표준편차 σ를 갖는 정규분포를 따를 때 다음과 같이 표현한다.

$$X \sim N(\mu, \sigma^2)$$

③ 정규분포의 특징

㉠ 평균(μ)과 표준편차(σ)에 의해 그 위치와 모양이 결정된다.

㉡ 분산이 클수록 정규분포곡선이 양옆으로 퍼지는 모양이며 꼬리 부분이 두꺼워진다.

㉢ 정규분포의 평균 μ에 관해서 좌우대칭이고 이 점에서 최댓값을 가진다.

㉣ 첨도는 3, 왜도는 0이다.

㉤ 산술평균$(\overline{X})$=중위수(M_e)=최빈수(M_o)

㉥ 표본의 크기가 클수록 그 분포는 정규분포에 가까워진다.

◪ 표준정규분포

① 의의

㉠ 서로 다른 두 정규분포의 성격을 비교하거나 확률을 계산하기 위해서 필요하다. 즉, 일반 정규분포의 개별값에 상응하는 표준값의 분포가 표준정규분포이다.

② 표준화

㉠ 평균이 0이고, 표준편차가 1이 되도록 만들어 주는 작업이다.

㉡ 표준화 공식은 다음과 같다.

$$Z = \frac{X - \mu}{\sigma},\ Z \sim N(0,1)$$

X:확률변수, μ:평균, σ : 표준편차

$X \sim N(\mu, \sigma^2)$

◪ t-분포

① 의의

㉠ 자유도에 따라 모양이 변하며, 0을 중심으로 하는 좌우대칭형으로써 자유도가 ∞일 때는 표준정규분포에 접근한다.

② 특징

㉠ 자유도에 따라 다른 모양을 가진다. 자유도가 클수록 중심부가 더 솟은 모양이 된다.

㉡ 정규분포보다 꼬리가 두꺼우며 첨도는 3보다 크다. 자유도가 무한대로 접근할수록 정규분포로 접근한다.

㉢ $n \le 30$일 경우에 주로 이용하며 모평균, 모평균의 차 또는 회귀계수의 추정이나 검정에 쓰인다.

◪ 귀무가설과 대립가설

① 귀무가설(H_0)

㉠ 모집단의 모수에 대해서 어떤 조건을 가정하여 설정하는 가설을 의미한다.

㉡ '아무런 차이가 없다' 또는 '전혀 효과가 없다'는 내용을 의미하는 주장이며 주로 기존의 사실을 위주로 보수적으로 세운다.

② 대립가설(H_1)

㉠ 귀무가설과 반대되는 가설을 말한다.

㉡ '차이가 있다' 또는 '효과가 있다'는 내용을 의미하는 주장이며 표본에 근거한 강력에 증거에 의해서 입증한다.

◪ 통계적 가설검정

① 검정통계량

㉠ 귀무가설의 채택 또는 기각 여부를 결정하는 데 사용되는 표본통계치이다.

㉡ 검정통계량의 관측값이 기각역에 속하면 귀무가설을 기각한다.

② 임계치

㉠ 주어진 유의수준에서 귀무가설의 채택 또는 기각을 결정하는 데 기준이 되는 값을 말한다.

㉡ 임계치 〉 검정통계량 : 귀무가설 채택

㉢ 임계치 〈 검정통계량 : 귀무가설 기각

③ 유의수준(α)

㉠ 통계적 가설검정에서 귀무가설이 참인데도 불구하고 이를 기각하는 확률을 말한다.

④ 유의확률($p-Value$)

㉠ 검정통계량 값에 대해서 귀무가설을 기각시킬 수 있는 최소의 유의수준으로 귀무가설이 사실일 확률이다.

㉡ $\alpha > p-Value$: 귀무가설 기각

㉢ $\alpha < p-Value$: 귀무가설 채택

◪ 양측검정과 단측검정

① 양측검정

㉠ 가설검정에서 귀무가설을 기각할 영역이 양쪽에 위치하고 있는 것을 양측검정이라고 한다.

㉡ 일반적으로 양측검정은 모평균이 어느 가정치와 동일한지 아닌지를 조사할 경우에 사용된다.

② 단측검정

㉠ 가설검정에서 귀무가설을 기각할 영역이 한쪽에 위치하고 있는 것을 단측검정이라고 한다.

㉡ 단측검정은 모수의 크기가 이론적 · 경험적으로 얼마 이상 혹은 얼마 이하로 예상될 경우에 사용한다.

◪ 제1종 오류와 제2종 오류

① 제1종 오류

㉠ 귀무가설이 참임에도 귀무가설을 기각하는 과오를 제1종 오류라고 하며, 제2종 오류보다 더 심각한 오류이다.

㉡ 오류를 발생시킬 확률은 α이며 이때 유의수준 α는 제1종 오류를 범할 확률의 최대 허용한계를 뜻한다.

② 제2종 오류

㉠ 귀무가설이 거짓임에도 귀무가설을 채택하는 오류를 제2종 오류라고 한다.

㉡ 오류를 발생시킬 확률을 β라고 한다.

	실제현상	
	귀무가설 참	귀무가설 거짓
귀무가설 채택	정확한 결론($1-\alpha$)	제2종 오류(β)
귀무가설 기각	제1종 오류(α)	정확한 결론($1-\beta$)

Chapter 06

표본평균 검정

6.1 단일표본 t 검정
6.2 독립표본 t 검정
6.3 비모수 검정의 독립표본 t검정 (Mann-Whitney 검정)
6.4 대응표본 t 검정(Paired t-test)
6.5 비모수 검정의 대응표본 t검정 (Wilcoxon 부호순위검정)

Chapter 06 표본평균 검정

표본평균의 검정이란 일정한 기준(임계값)에서 평균에 대한 가설을 채택할 것인가 혹은 기각할 것인가를 결정하는 절차이다. 가설이란 **모집단의 특성을 잠정적으로 기술한 것으로 이것을 검정하는 절차가 가설검정**이다. 통계적 추론의 목적은 표본에서 얻어진 정보를 근거로 하여 모수에 대하여 유추하는 데 있다. 가설검정은 모수를 유추하는 방법이다.

표본평균의 가설검정은 크게 **단일표본문제와 2개의 표본일때**로 나눌 수 있다.

- **단일표본은 하나의 모집단에서 추출된 하나의 표본에 대해서 검정**하는 것이다.
- **2개의 표본일때 평균차이에 대한 가설검정**은 독립적인 두 모집단으로 부터 각각 추출된 2개의 표본인 경우와 동일한 모집단으로부터 추출된 2개의 표본인 경우로 나눌 수 있다. 2개의 표본의 비교문제는 학문적인 연구나 일상생활에서의 단일표본문제보다 더 많이 사용된다. 두 종류의 처치방법 중 효과성의 차이를 비교(독립표본 t검정), 의료광고를 하기 전과 한 후의 고객들의 반응(대응표본 t검정), 식이요법 전후의 체중을 비교하여 식이요법 효과를 분석(대응표본 t검정)하는 문제 등으로 나타낼 수 있다.

6.1 단일표본 t 검정

단일표본의 추론은 모분산 σ^2을 아는 경우와 **모르는 경우로 구분하여 분석한다.** 여기서 신뢰구간을 이용하여 설명하는데, 신뢰구간이란 일정한 확률범위 내에 모수가 포함될 가능성이 있는 구간을 뜻한다.

① **σ^2을 아는 경우**

$$\mu \in \overline{X} \pm Z_{1-\alpha/2} \times \frac{\sigma}{\sqrt{n}}$$

② σ^2을 모르며, 표본의 크기가 큰 경우 ($n \geq 30$)

$$\mu \in \overline{X} \pm Z_{1-\alpha/2} \times \frac{S}{\sqrt{n}}$$

③ σ^2을 모르고, 소표본인 경우 (모집단 정규분포가정)

$$\mu \in \overline{X} \pm t_{n-1,1-\alpha/2} \times \frac{S}{\sqrt{n}}$$

실습 6.1 앞서 실습한 [실습 3.2]의 자료를 가지고 실습해 보자.

우리나라 여자 대학생의 평균 몸무게가 55kg라고 하자. 미국 여자 대학생의 몸무게가 우리나라 여자 대학생의 몸무게와 차이가 있는지 양측검정해보자. 변수는 [wt_kg]를 이용한다.

① 1단계 : H_o = 55 H_1 ≠ 55

② 2단계 : α= 0.05, 여학생 수는 35명이므로 자유도는 34이다.

즉, $n=35$, $df=n-1=35-1=34$이므로 부록의 〈부표 3〉을 이용한다. 즉, 〈부표 3〉에서 자유도는 34이며, $t_{.975}$에서 t값의 임계값을 찾는다. 여기서 $t_{.975}$을 보는 이유는 양측검정이므로 t분포의 가운데가 0.95이고, 좌측 극단의 면적이 0.025이므로 t값의 임계값을 찾으려면 $t_{.975}$에서 찾아야 하기 때문이다. 이때 찾은 임계값은 t =2.0301이다. 양측검정이므로 다른 임계값은 t=-2.031이다.

③ 3단계 : 검정통계량 계산 → t 검정통계량 값은 SPSS에서 나온 결과값을 이용하면 된다. 그러므로 t 검정통계량 = 1.487이다. 여기서 알아두어야 하는 것으로 SPSS의 디폴트는 양측검정을 전제로 p 값을 제시한다는 것이다. 여기서의 p 값은 양측검정의 p 값으로 0.146이다.

④ 4단계 : 통계적 결정 → t 검정통계량은 1.487이며, 이 검정통계량은 채택역에 있으므로 귀무(영)가설을 채택한다. 또한 p값을 이용하여 통계적 검정을 할 수 있다. SPSS의 분석결과의 p값을 보면 p=0.146으로 나타난다. 이 값은 유의수준 α=0.05보다 크므로 귀무가설을 기각할 수 없다(α〈p, 0.05〈0.146).

⑤ 5단계 : 결론 → "미국 여자 대학생의 몸무게가 우리나라 여자 대학생의 몸무게와 차이가 없다"라고 결론을 내린다(p=0.146).

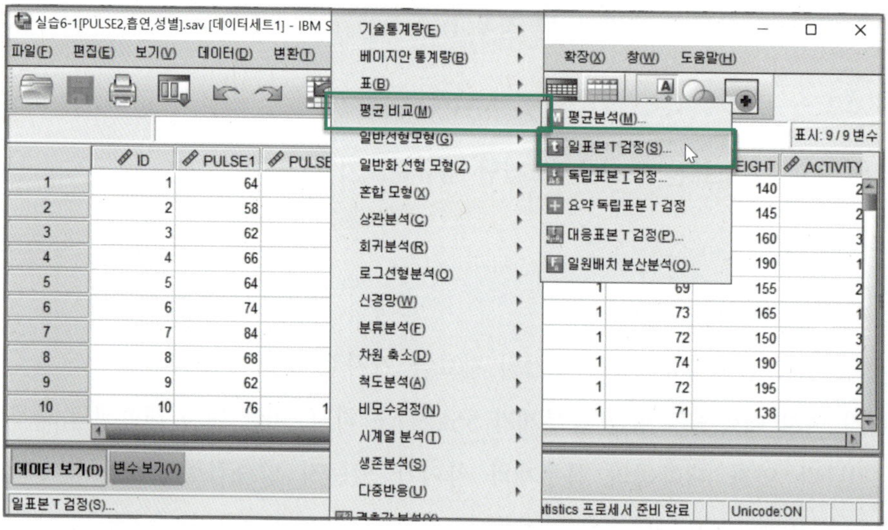

1) 분석을 하기 전에 데이터에 가서 여자만 선택한다. [분석(A)] - [평균비교(M)] - [일표본T검정(S)]을 선택한다.

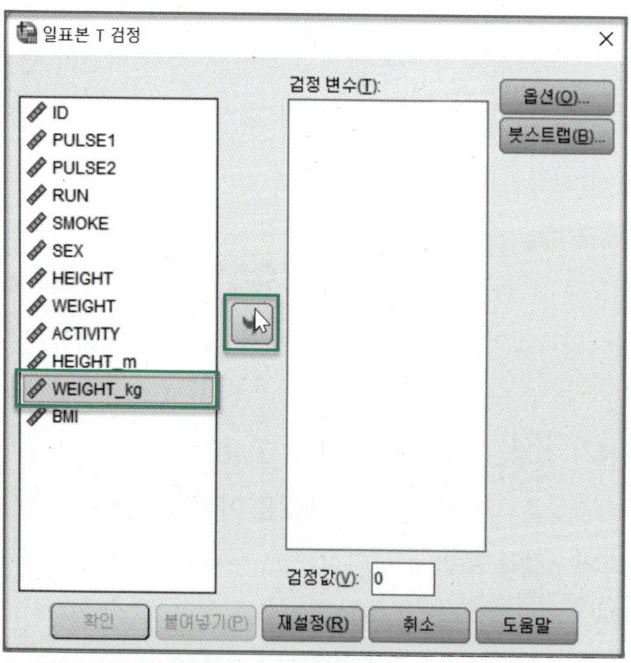

2) 분석할 변수를 선택하고 [➜] 눌러 검정변수란으로 옮긴다.

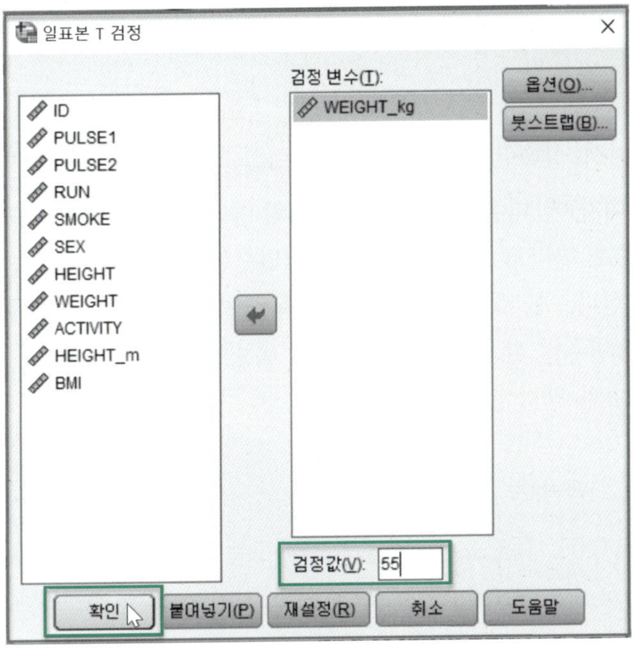

3) 검정값(V)에 '55'을 입력하고 확인 을 누른다.

T검정

일표본 통계량

	N	평균	표준화 편차	표준오차 평균
WEIGHT_ kg	35	56.9227	7.64748	1.29266

일표본 검정

	t	자유도	유의확률 (양측)	평균차이	차이의 95% 신뢰구간	
					하한	상한
WEIGHT_ kg	1.487	34	.146	1.92269	-.7043	4.5497

4) 단일 모평균 가설검정(일표본T검정)의 결과를 확인한다.

- 검정값은 55($H_0 : \mu = 55$)이다. 즉, 표본의 자료가 한국여학생의 몸무게인 55kg와 차이가 있는지 검정한다.
- 낮은 유의확률 값(일반적으로 0.05보다 작을 때)은 한국여학생 몸무게의 검정값과 유의한 차이가 있는 것으로 볼 수 있지만, 이 검정에서는 유의확률이 0.146이므로 유의한 차이가 없는 것으로 나타났다. **즉, 차이의 95% 신뢰구간은 0을 포함하지 않을 경우 통계적으로 유의한 차이가 있다.**

6.2 독립표본 t 검정

실습 6.2 앞서 실습한 [실습 3.2]의 자료를 가지고 실습해 보자.

성별(남자와 여자)에 따른 맥박수(pulse1)의 유의한 차이가 있는지 검정해 보자. 맥박수는 정규분포 한다고 가정을 하자. **독립변수는 명목척도, 종속변수는 등간척도 이상일 때 사용한다.** 즉, 독립표본 t검정은 독립변수가 두 집단 모두 명목척도이며 종속변수는 연속변수일 때 사용한다. 여기서 독립변수인 '성별'은 두 집단의 명목척도이고, 종속변수인 맥박수는 연속변수이다.

① 1단계 : H_o : 맥박수 $\mu_{남자} = \mu_{여자}$

② 2단계 : α= 0.05 독립표본 t검정의 자유도는 두 집단의 자유도를 합하면 된다. 남학생 수는 57명이고, 여학생 수는 35명이므로 각 집단의 자유도는 56과 34이다. 두 집단의 자유도를 합하면 90이 된다. 부록의 <부표 3>에서 자유도 $df = 90$, $t_{.975}$에서 t값의 임계값을 찾는다. 여기서 $t_{.975}$을 보는 이유는 앞서 설명한 바와 같이 양측검정이고, 부록의 표는 누적확률을 제시하므로 t값의 임계값을 찾으려면 $t_{.975}$에서 찾아야 한다. 이때 찾은 임계값은 t=1.9867이다. 양측검정이므로 다른 임계값은 t =-1.9867이다.

③ 3단계 : 검정통계량 계산 → t 검정통계량 값은 SPSS에서 나온 검정통계량을 이용한다. t 검정통계량 = -2.825이다.

④ 4단계 : 통계적 결정 → t 검정통계량 = -2.825는 기각역 구간에 있으므로 귀무(영)가설을 기각한다. 또한 p값을 이용하여 통계적 검정을 할 수 있다. SPSS의 분석결과의 p값을 보면 p =0.006이므로 이 값은 유의수준 α=0.05보다 작으므로 귀무가설을 기각할 수 있다.

⑤ 5단계 : 결론 → "남자의 맥박수가 여자의 맥박수보다 통계적으로 유의하게 작다(p=0.006)"라고 결론을 내린다.

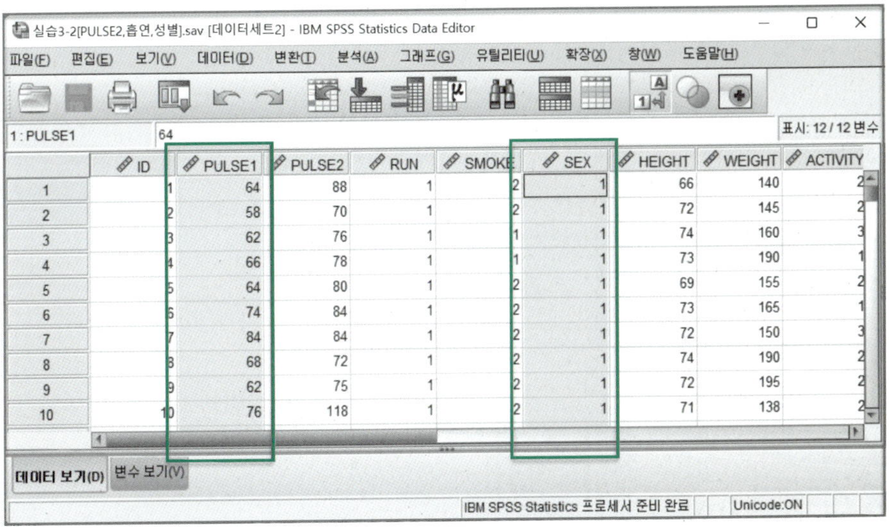

1) [실습 3-2] 자료의 [성별]과 [pulse1]을 확인한다.

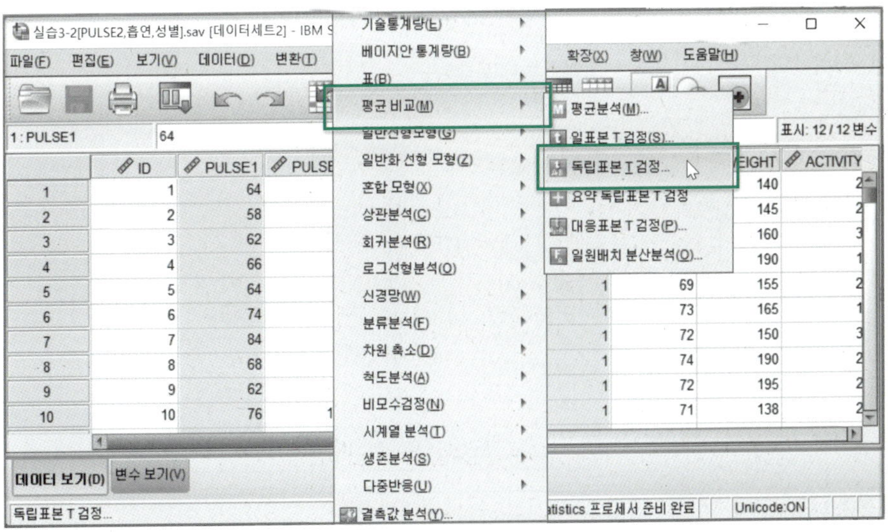

2) [분석(A)] - [평균비교(M)] - [독립표본T검정]을 선택한다.

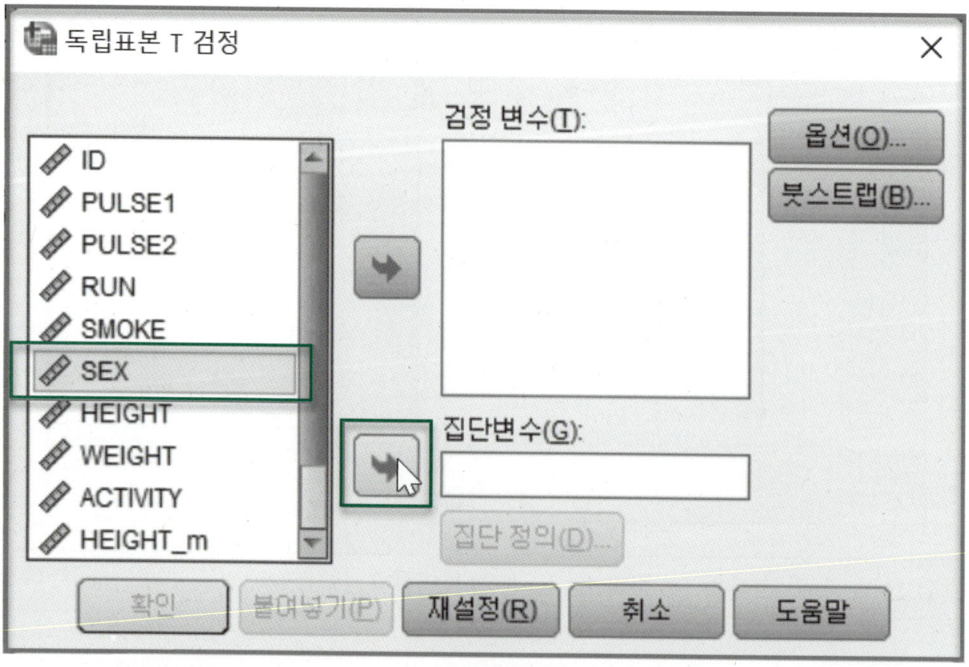

3) 분석할 집단변수를 선택하고 두 번째 [→] 를 눌러 [집단변수(G)]란으로 옮긴다.

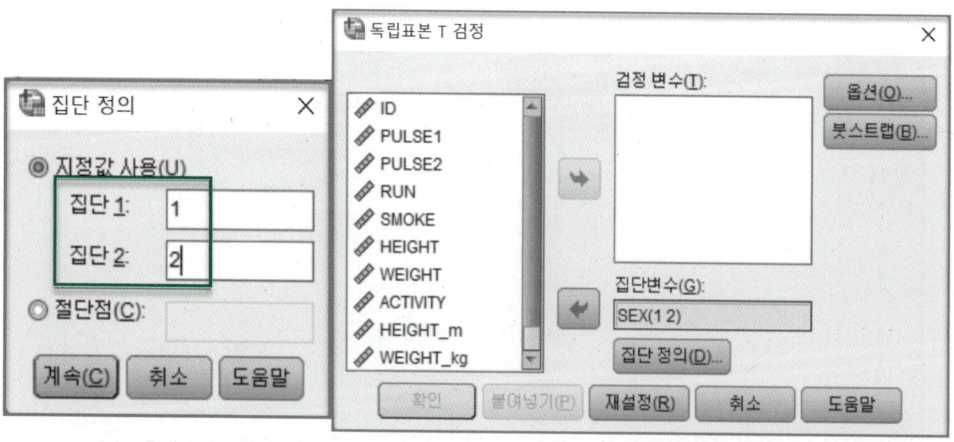

4) [집단정의(D)...]를 눌러 [집단정의(D)] 대화상자를 불러온 뒤 [집단1]과 [집단2]에 각각 1, 2를 입력한 후 [계속]을 누른다.

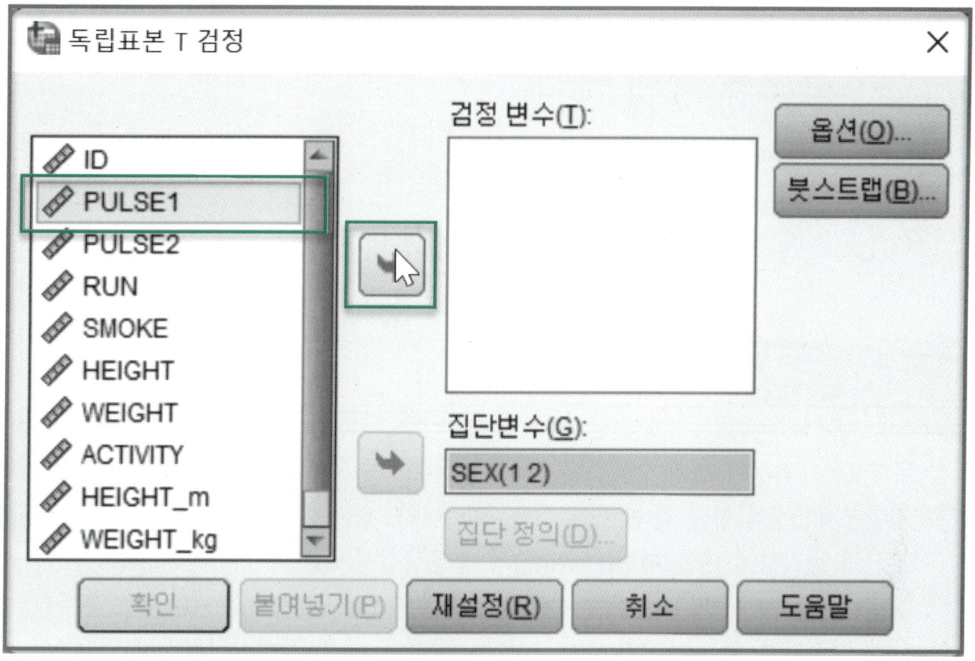

5) 검정변수를 선택하고 첫 번째 를 눌러 [검정변수(T)]란으로 옮긴다.

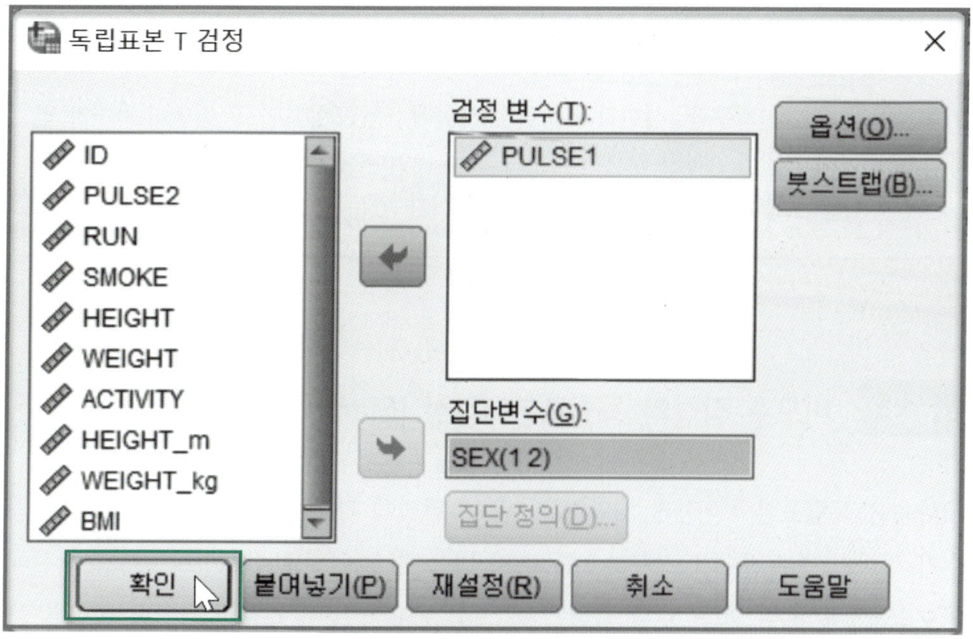

6) 확인 을 누른다.

집단통계량

	SEX	N	평균	표준화 편차	표준오차 평균
PULSE1	1	57	70.42	9.948	1.318
	2	35	76.86	11.617	1.964

독립표본 검정

		Levene의 등분산 검정		평균의 동일성에 대한 T 검정						
									차이의 95% 신뢰구간	
		F	유의확률	t	자유도	유의확률 (양측)	평균차이	표준오차 차이	하한	상한
PULSE1	등분산을 가정함	2.284	.134	-2.825	90	.006	-6.436	2.278	-10.962	-1.910
	등분산을 가정하지 않음			-2.722	63.675	.008	-6.436	2.365	-11.161	-1.712

7) 독립표본 t검정의 결과이다.

- 집단통계량에서 성별 간 숫자와 평균, 표준편차, 평균의 표준오차를 보여준다.
- 분산의 동질성에 대한 **레빈(Levene)의 등분산검정**
  유의확률이 0.05보다 크면 등분산이 가정되는 것으로 보고, 0.05보다 작으면 등분산이 가정되지 않는 것으로 본다. 여기서는 Levene의 등분산검정의 유의확률이 0.134이므로 두 집단의 분산이 동일하다는 귀무가설을 채택하여 등분산이라고 할 수 있다.
- 유의확률이 0.05보다 크면 두 집단의 차이가 없는 것이고, 0.05보다 작으면 두 집단이 차이가 있는 것이다. 여기서는 등분산이 가정되어 있고 유의확률이 0.006이므로 두 집단은 차이가 있는 것으로 본다.
- 차이의 95% 신뢰구간 : 상한값과 하한값 사이에 0을 포함하면 두 집단이 차이가 없는 것이며, 0을 포함하지 않으면 차이가 있는 것이다. 분석결과, 차이의 95% 신뢰구간은 0을 포함하지 않으므로 두 집단의 차이가 있는 것으로 본다.

6.3 비모수 검정의 독립표본 t검정 (Mann-Whitney 검정)

다음은 독립표본 t검정에 해당하는 비모수검정에 대해서 알아보자. 만약 표본의 수가 작아서 종속변수가 정규분포를 하지 않을 경우에는 모수검정인 t검정 대신에 비모수검정을 하면 된다. 보통 실험을 할 경우 비용이 많이 들거나 표본을 많이 구하기가 힘들어서 표본의 수가 작은 경우가 많다. 모수검정을 가지고 실험설계를 분석하기 위해서는 보통 한 집단에 최소 15명 이상이 필요하다. 그러므로 비교집단(대조군)

을 포함하여 30명 이상을 모집하기는 어려운 경우가 많다. 이 경우 두 집단의 평균의 차이를 검정하고자 할 때 **독립표본 *t*검정에 해당하는 비모수검정으로 만-휘트니 (mann-whitney) 검정**을 하면 된다. 비모수검정은 정규분포를 해야 한다는 가정이 필요 없으므로 표본 수가 작거나 정규분포하지 않아도 사용할 수 있는 방법이다.

실습 6.3 앞서 실습한 [실습 6.2]의 경우를 이번에는 비모수검정으로 해 보자. 자료는 [실습 3.2]의 자료를 그대로 사용하고, 맥박수가 정규분포하지 않는다고 가정을 한다. 성별에 따른 맥박수(pulse1)의 유의한 차이가 있는지 검정해 보자.

▎정규성 검정

우선 맥박수가 정규분포를 하는지 혹은 하지 않는지 알아보자.

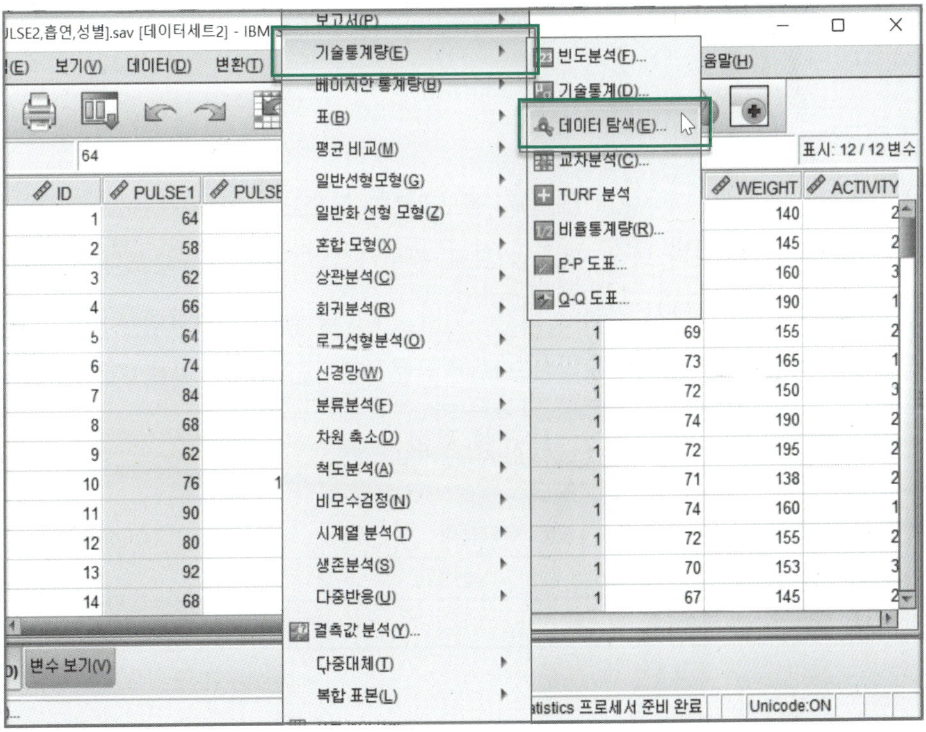

1) [분석(A)] - [기술통계량(E)] - [데이터 탐색(E)]을 선택한다.

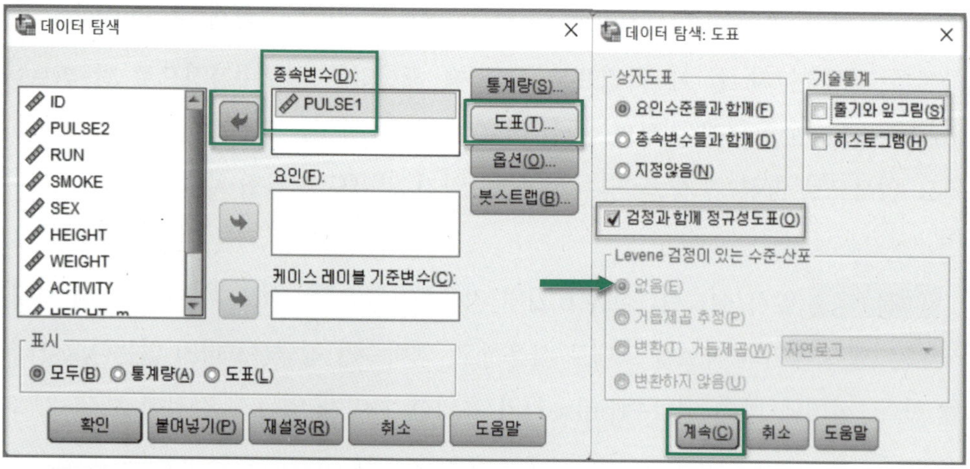

2) 종속변수에 PULSE1을 선택한 후 [도표(T)]를 선택한다.
3) 도표 대화상장가 열리면 [검정과 함께 정규성분포(O)]를 선택한다. 계속(C)을 클릭하고 데이터탐색창에서 [확인]을 선택한다.

정규성 검정 결과표

종속변수에 해당하는 맥박수(PULSE1)는 콜모고로프-스미르노프(Kolmogorov-Smirnov)의 유의확률이 0.05보다 작은 0.013이므로 귀무가설인 'H_0= 정규분포한다'는 가설을 기각하고 정규분포하지 않음을 알 수 있다. 샤피로-윌크(Shapiro-Wilk) 검정도 유의확률이 0.047로 0.05보다 작으므로 정규분포한다는 귀무가설을 기각한다.

정규성 검정

	Kolmogorov-Smirnov[a]			Shapiro-Wilk		
	통계	자유도	CTT 유의확률	통계	자유도	CTT 유의확률
PULSE1	.106	92	.013	.972	92	.047

a. Lilliefors 유의확률 수정

그러므로 종속변수가 정규성의 가정을 만족하지 않음으로 독립적인 두 표본의 차이를 검정하는 비모수검정인 만-위트니(Mann-Whitney) 검정을 한다.

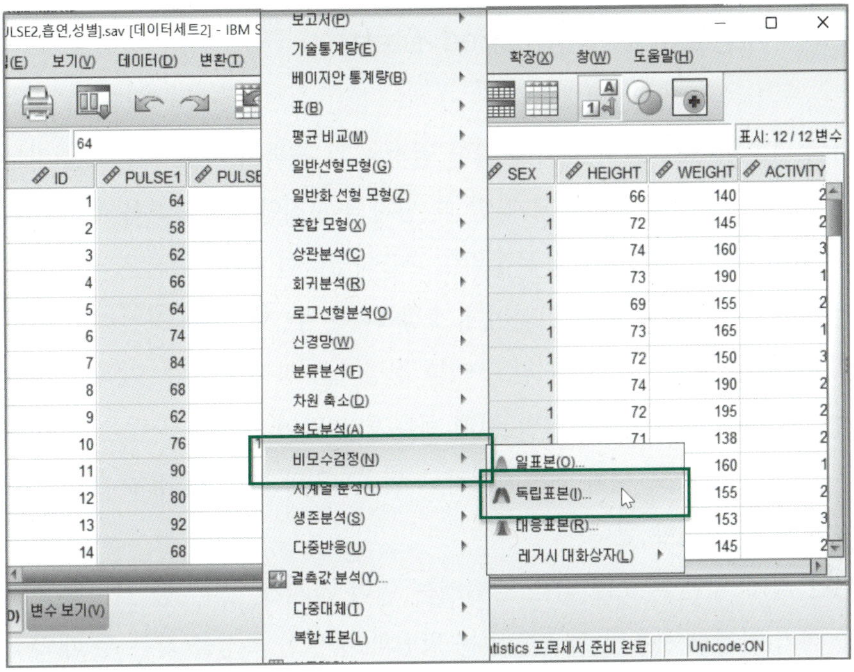

4) [분석(A)] - [비모수검정(N)] - [독립표본(I)]을 선택한다.

5) [필드]에서 검정필드에 PULSE1을 선택하고 집단에 SEX를 선택한다.
여기서 주의할 점은 PULSE1은 연속형, SEX는 명목형 척도로 선택되어 있어야 한다.

6) [설정]에서 [검정사용자 정의]를 선택하고 [만-위트니 U(2개 표본) (H)]를 선택한다.

7) 실행을 누른다.

Chapter 06

6.4 대응표본 t 검정(Paired t-test)

앞서 설명한 두 모집단의 차이에 관한 검정은 두 표본이 서로 독립적일 경우이다. 예를 들어, 남녀의 키를 비교하고자 할 때 남자의 모집단에서 표본을 무작위로 추출하고 여자의 모집단에서 표본을 무작위로 추출하였다면 이 두 표본은 서로 독립적이라고 할 수 있다. 그러나 어떤 실험이나 측정에서는 두 개의 독립표본이 아닌 하나의 표본으로부터 둘 이상의 자료를 얻고 이를 검정하는 경우가 있다. 이러한 경우 서로 독립적이지 않다. 예를 들면, 실험 전에 몸무게가 많이 나가는 사람은 실험 후에도 많이 나갈 수 있으므로 서록 독립적이라고 할 수 없다. 이러한 경우 대응표본t검정(짝비교 t검정)을 해야 한다.

이러한 짝에 대한 자료를 얻는 방법에는 여러 가지가 있다. 동일한 개체에 어떤 처리를 하기 사전과 사후의 자료를 얻는 방법과, 동일한 특성을 갖는 두 개의 개체에 서로 다른 처리를 하여 그 처리의 효과를 비교하는 방법 등이 있다. 예를 들면, 광고효과를 통한 매출액 차이의 검정, 판매실험에 사용한 시약의 효과 검사, 체중관리프로그램의 효과검사, 교육훈련의 효과 조사와 같은 경우에 대해서는 앞의 독립적인 두 표본검정을 할 수 없다. 이러한 경우 대응표본 t-검정(paired t-test)을 사용한다.

실습 6.4 다음 자료를 이용하여 달리기 한 사람을 대상으로 달리기를 하기 전과 후에 맥박의 변화에 유의한 차이가 있는지 비교해 보자.

▶ 분석순서
- 1단계 : 전체 응답자 중 달리기를 한 집단을 선택한다.
- 2단계 : 대응표본 t검정(짝비교)을 한다.

달리기	맥박1	맥박2	달리기	맥박1	맥박2
1	64	88	0	62	58
1	58	70	1	66	82
1	62	76	0	70	72
1	66	78	1	68	76
1	64	80	0	72	80
1	74	84	1	70	136
1	84	84	0	74	76
1	68	72	1	66	102
1	62	75	1	70	94
1	76	118	1	96	140
1	90	94	1	62	100
1	80	96	1	78	104
0	92	84	1	82	100
1	68	76	1	100	115
1	60	76	1	68	112

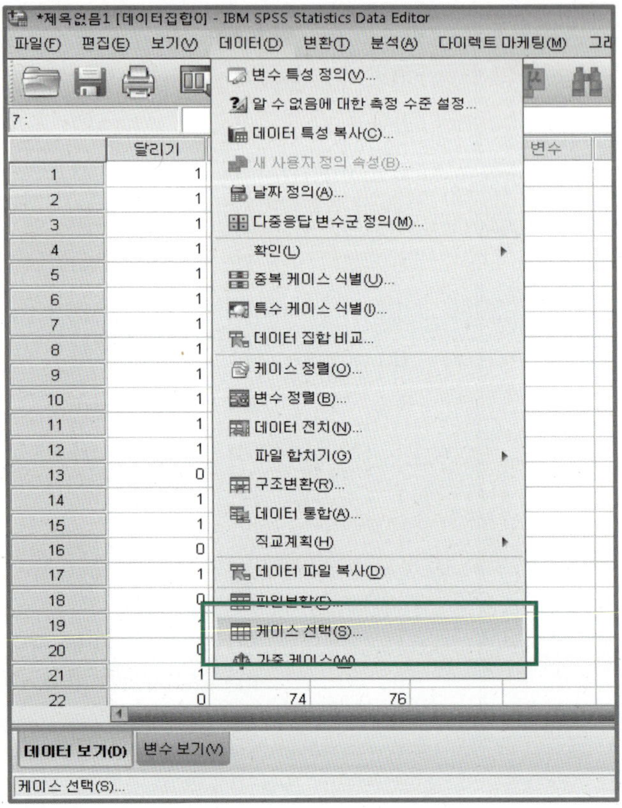

1) 먼저 달리기를 한 사람을 선택해야 한다. [데이터(D)] - [케이스 선택(S)]을 선택한다.

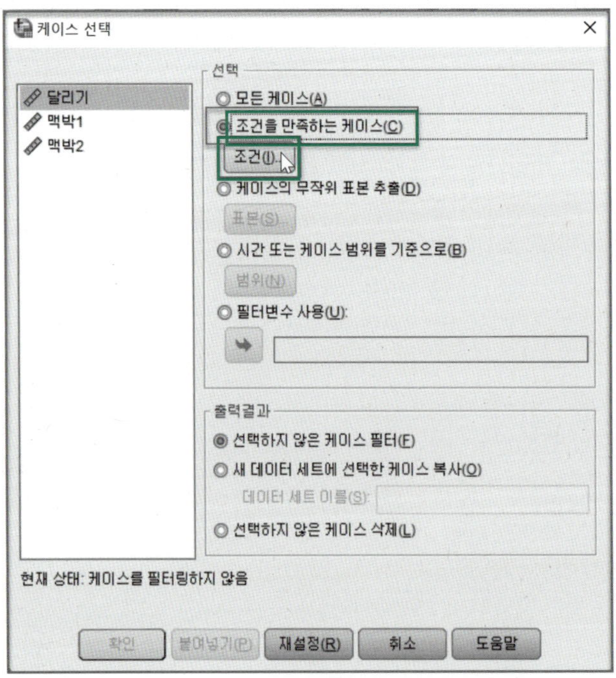

2) [조건을 만족하는 케이스(C)]를 선택하고 [조건(I)...]을 누른다.

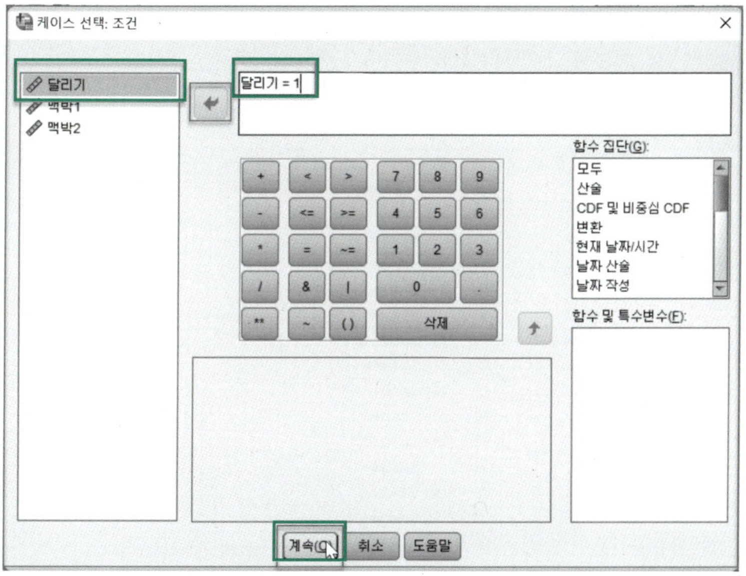

3) 조건을 지정할 변수를 선택하고 [→]를 누른다.
4) [케이스 선택 : 조건] 대화상자의 숫자패드나 키보드를 이용하여 [달리기] 변수 다음에 '=1' 입력 후 수식을 완성하고 [계속]을 누른다.

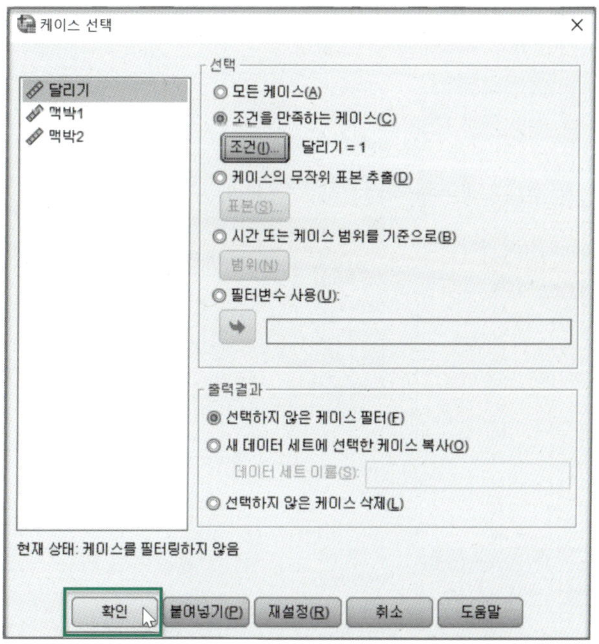

5) [확인]을 누른다.

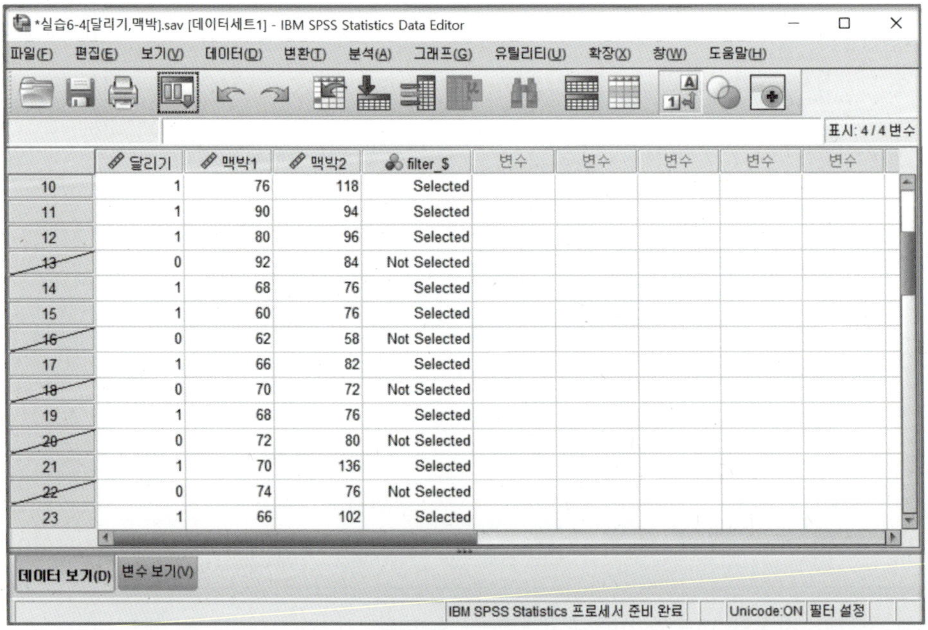

6) 케이스 선택결과를 확인한다. 오른쪽에 [filter_$] 변수가 생성되었으며 [달리기] 변수에 0값을 가진 데이터는 '/'가 그어져 있고 필터링 되었다. 즉, 달리기를 한 집단만 선택되었다.

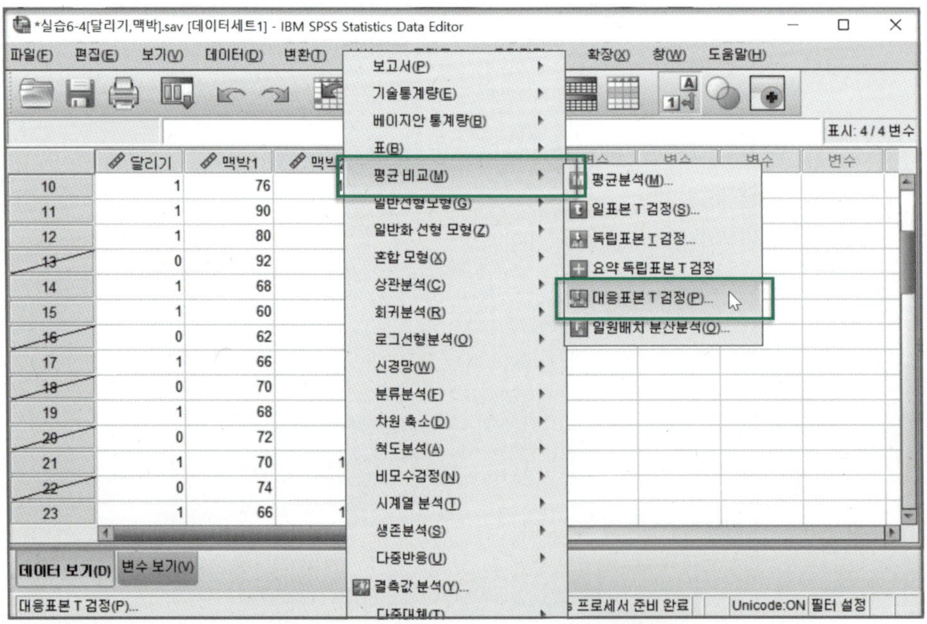

7) [분석(A)] - [평균비교(M)] - [대응표본T검정(P)]을 선택한다.

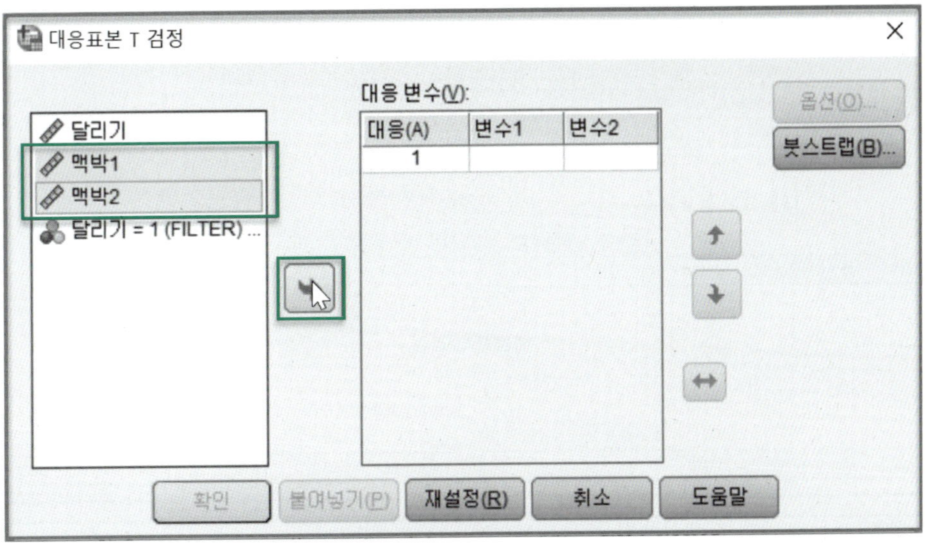

8) 분석대상 변수를 선택한 후 [→]를 누른다. 여러 개를 선택할 경우, 먼저 1개의 변수를 선택한 후 [Ctrl] 또는 [Shift]를 누른 상태에서 다른 변수를 선택하면 된다. [Ctrl]은 불연속적으로 나열된 변수를 선택할 때 주로 사용하며, [Shift]는 연속적으로 이어진 여러 개의 변수를 선택할 때 주로 사용한다.

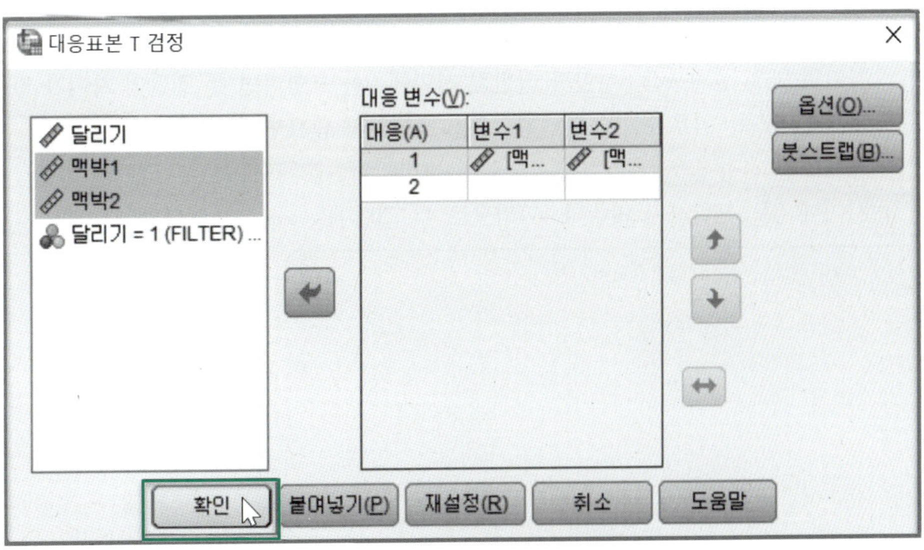

9) [확인]을 누른다.

대응표본 통계량

		평균	N	표준화 편차	표준오차 평균
대응 1	맥박1	72.08	25	11.173	2.235
	맥박2	93.12	25	19.355	3.871

대응표본 상관계수

		N	상관관계	유의확률
대응 1	맥박1 & 맥박2	25	.579	.002

대응표본 검정

		대응차					t	자유도	유의확률 (양측)
					차이의 95% 신뢰구간				
		평균	표준화 편차	표준오차 평균	하한	상한			
대응 1	맥박1 - 맥박2	-21.040	15.784	3.157	-27.555	-14.525	-6.665	24	.000

10) 대응표본 t검정의 결과이다.

- 대응표본 통계량에서는 두 변수의 평균, 자료의 수, 표준편차, 평균의 표준오차를 보여준다.
- 대응표본 상관계수에서는 대응표본검정을 사용하는 것이 적절한가를 보여준다. **상관계수가 작고 유의확률이 0.05보다 클 경우에는 독립표본T검정을 사용해야 한다.** 분석결과 상관계수가 크고 유의확률이 .002로 작으므로 대응표본을 쓰는 것이 적절하다.
- **유의확률은 0.05보다 크면 두 집단에 유의한 차이가 없는 것이고, 0.05보다 작으면 두 집단에 차이가 있는 것이다.** 대응표본 검정결과, 유의확률이 0.000이므로 달리기하기 전의 맥박과 달리기를 한 후의 맥박에 차이가 있다고 본다.
- **차이의 95% 신뢰구간 : 상한과 하한값 사이에 0을 포함하면 두 집단이 차이가 없는 것이며(즉, 귀무가설이 채택됨), 0을 포함하지 않으면 차이가 있는 것이다.**
- 대응표본 검정결과 상한값이 -14.525, 하한값이 -27.555이므로 상한과 하한값 사이에 0을 포함하지 않는다. 그러므로 두 집단에는 차이가 있다.

6.5 비모수 검정의 대응표본 t검정 (Wilcoxon 부호순위검정)

비모수 검정의 대응표본 t검정에 해당되는 것이 **"윌콕슨 부호순위검정(Wilcoxon signed rank test)"**이다.

실습 6.5 앞에서 [실습 6.4]에서 실습한 자료를 이용하여 달리기를 한 사람을 대상으로 달리기를 하기 전과 후에 맥박의 변화가 유의한 차이가 있는지 비교해 보자.

▶ 분석순서

- 1단계 : 전체 응답자 중 달리기를 한 집단을 선택한다.
- 2단계 : 비모수 검정의 대응표본 t검정에 해당되는 것에 Wilcoxon 부호순위검정을 한다.

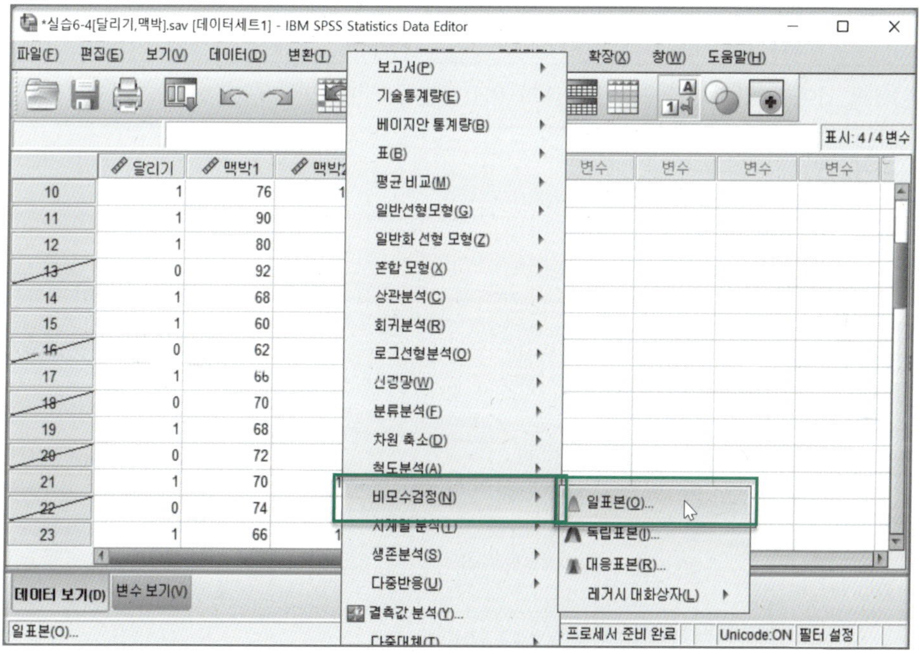

1) [분석(A)] - [비모수검정(N)] - [일표본(O)]을 선택한다.

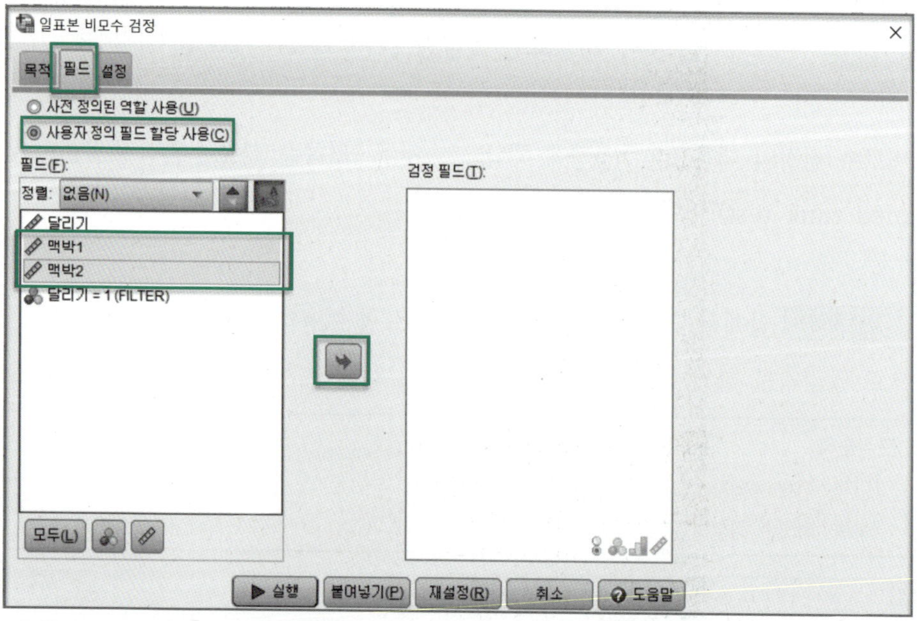

2) [필드]에서 검정필드에 PULSE1과 PULSE2를 선택한다.

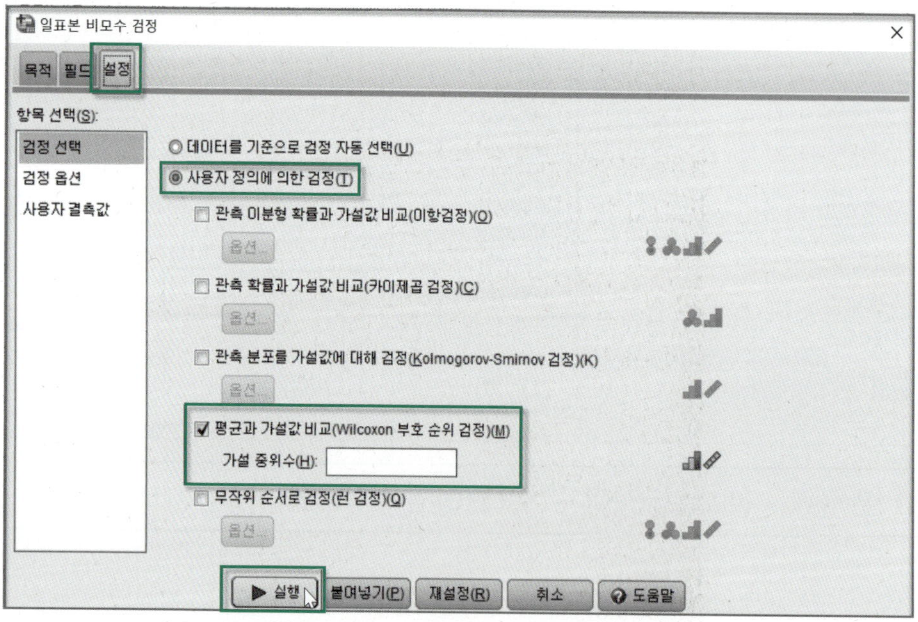

3) [설정]에서 [검정사용자 정의(T)]를 선택하고 [평균과 가설값 비교(wilcoxon 부호 순위결정)(M)]를 선택한다.

4) 실행을 누른다.

예제 1

보건소의 식이요법 프로그램이 효과가 있는지 여부를 분석하기로 하였다. 식이요법 프로그램에 참가한 10명의 몸무게가 다음과 같다고 하였을 때, 이 식이요법은 효과가 있다고 할 수 있는가?

회원	1	2	3	4	5	6	7	8	9	10
전	70	62	54	82	75	64	58	57	80	63
후	68	62	50	75	76	57	60	53	74	60

예제 2

다음은 작업성취도의 점수를 크기 순서대로 나열한 자료이다. 이 점수가 정규분포한다고 가정해 보자. 작업성취도 점수가 40점과 차이가 나는지 유의수준 5%에서 검정하여라.

22 25 34 35 41 41 46 46 46 47 49 54 54 59 60

예제 3

한 제조회사에서 두 가지 디자인의 약품포장에 대한 판매효과를 평가하고자 한다. 월간 매출이 유사한 20개 점포를 선정하고, 이들 점포를 무작위로 10개씩 두 개의 집단으로 나눈 다음, 한 집단에는 A포장만을 진열하고, 다른 집단에는 B포장만을 진열하였다. 이를 2주간 조사하였더니 다음과 같은 결과를 얻었다. 두 디자인에 따라 약품의 판매량에 차이가 있는지를 검정하여라.

적색포장		청색포장	
점포1	70	점포11	60
점포2	68	점포12	65
점포3	82	점포13	55
점포4	78	점포14	58
점포5	72	점포15	67
점포6	68	점포16	59
점포7	67	점포17	61
점포8	68	점포18	68
점포9	88	점포19	77
점포10	60	점포20	66

예제 4

한 보건소에서 직원 16명의 사원을 임의로 추출하여 이들에게 전문성 향상 연수교육을 실시한 후 연수교육 전과 후에 효율성을 측정하였다. 이 때 교육 전후의 업무효율성이 차이가 있는가를 검정하여라.

일련번호	1	2	3	4	5	6	7	8	9	10	11	12	13	14	15	16
교육 전	75	83	96	77	81	90	82	67	94	85	78	82	96	80	87	81
교육 후	80	90	92	75	86	90	81	70	89	88	82	79	91	90	78	89

요 약

◪ 대응표본의 모평균 차이에 대한 가설검정

① 대응표본인 경우 두 집단 간의 차이 $D=\mu_1-\mu_2$에 대한 검정통계량은 **자유도가 $n-1$인 t-분포를 이용하여** 다음과 같은 공식에 의해서 계산할 수 있다.

$$t=\frac{\overline{D}}{S_D/\sqrt{n}}\sim t_{n-1}$$

◪ 대응표본 t검정과 독립표본 t검정

① t검정은 두 집단의 평균차이가 통계적으로 유의한가를 검정하는 분석방법이다. 조사대상의 개체가 같고 반드시 짝을 이루는 경우 대응표본 t검정(쌍체비교)을 실시한다. 독립표본 t검정은 조사대상의 개체가 다르고 반드시 짝을 이룰 필요가 없다.

Chapter

07

분산분석

Chapter 07 분산분석

분산분석은 정규분포 모집단, 분산의 동질성과 무작위 독립표본을 가정하며 귀무가설과 모평균을 동일한 것으로 가정한다. 이 방법은 한 자료의 분산을 몇 개의 분산으로 분할하는 기법을 이용하여 검정하는 방법이다. **관찰된 총 분산**을 파악한 후 총 분산을 **설명할 수 있는 부분**과 **우연으로 인한 부분(또는 설명이 안 되는 부분)**으로 나누어 비교함으로써 각 요인이 영향을 주는지 혹은 그렇지 않은지를 판단한다. 즉, 분산분석의 목적은 표본간의 차이가 단지 우연(표집오차)에 의한 것인지 혹은 처치효과(systematic effects)로 인한 것인지를 결정한다.

연구자가 하나의 독립변수와 종속변수와의 관계에 대한 가설을 세울 경우 **일원분산분석(one-way ANOVA)**이라고 부르며, 만약 두 개의 독립변수와 하나의 종속변수와의 관계일 경우에는 **이원분산분석(two-way ANOVA)**이라고 부른다. 세 개의 독립변수와 하나의 종속변수 사이의 관계에 대하여 가설을 세웠다면 **삼원분산분석(three-way ANOVA)**이라고 한다. 단일변량 분산분석은 독립변수들의 효과를 분석하는데 사용되는 방법이다. 일반적으로 독립변수의 수에 따라 분산분석의 종류가 나뉘게 되는데, 단일요인과 양적인 종속변수와의 관계는 일원분산분석이 된다. 두 표본 평균의 차이에 대한 검정과 달리 실제 생활이나 학문연구에서는 두 개 이상의 여러 모집단을 한꺼번에 비교하는 경우가 있다.

교육수준별로 평균 월급차이를 조사하는 경우 교육수준을 고졸, 전문대졸, 대졸 등으로 구분한 후에 각 집단별 월급액을 비교 연구할 때 일원분산분석법을 이용할 수 있다. 이 기법은 두 개 이상의 모집단 평균차이를 한 번에 검정 할 수 있게 해준다.

단일변량 분산분석은 독립변수의 효과를 분석하기 위해 기본적으로 사용하며, 이 때 교육수준은 독립변수가 되고, 월급액은 종속변수가 된다. 그리고 **독립변수를 요인(factor)**이라고 부른다. 한 요인 내에서 실험개체에 영향을 미치는 여러 가지 특별한 형태를 **요인수준(factor level) 또는 처리(treatment)**라고 한다. 교육수준을 요인이라고 하면, 고졸, 전문대졸, 대졸은 한 요인 내의 요인수준 또는 처리가 된다.

단일변량 분산분석은 독립변수의 종류에 따라 여러 종류로 나눌 수 있다. 월급액수와 교육수준사이의 관계를 분석하는 것을 일원분산분석(one-way ANOVA)이라고 한다. 이 모형에 성별요인을 추가하여 두 요인이 월급액수에 미치는 영향을 조사한다면 이원분산분석(two-way ANOVA)이 된다. 요인의 수가 늘어나면 종속변수에 대한 영향력을 더 정밀하게 분석할 수 있다.

7.1 일원분산분석(One-Way ANOVA)

7.1.1 일원분산분석(One-Way ANOVA)

1) 일원분산분석

$H_0 : \mu_1 = \mu_2 = \mu_3$

H_1 : 세 평균이 모두 같지 않다.

분산분석표 (ANOVA table)

	제곱합(SS)	자유도(DF)	평균제곱(MS)	F
그룹 간	$SSB=\sum(\overline{Y_i}-\overline{Y})^2$	$k-1$	$MSB=SSB/(k-1)$	$F=\dfrac{MSB}{MSW}$
그룹 내	$SSW=\sum(Y_{ij}-\overline{Y_j})^2$	$n-k$	$MSW=SSW/(n-k)$	
합계	$SST=\sum\sum(Y_{ij}-\overline{Y})^2$	$n-1$		

$k=$ 처치(집단)의 수
$n=$ 전체 표본수

검정통계량(F)이 임계값보다 작으면 귀무가설을 채택하고, 평균들이 같다고 결론을 내린다. 반대로 F값이 임계값보다 클 경우 귀무가설을 기각한다. 만일 모평균들이 같지 않고 유의하게 나왔다면(기각하였다면), 어떤 집단 간에 차이가 있는지 규명한다(사후검정).

실습 7.1 다음 자료는 중학생들의 **키(종속변수 : 키)**이다. 키를 중 1, 중 2, 중 3의 3개의 **집단(독립변수 : 학년)**으로 나누어 각 집단 간에 어떤 차이가 있는지 분산분석을 통하여 검정하여라. 만약 유의한 결과가 나오면 사후검정을 통해 어느 집단 간에 차이가 있는지를 알아보자.

중 1		중 2		중 3	
144.50	147.50	150.80	151.40	168.80	154.00
144.40	146.50	152.40	151.00	158.50	153.50
146.90	147.00	152.90	151.90	160.10	154.80
147.00	149.30	153.20	150.90	159.50	155.50
147.40	148.70	153.90	152.90	161.10	154.90
146.60	149.00	153.20	152.20	160.30	155.20
148.40	150.70	154.90	154.40	161.70	155.70
148.40	150.20	153.70	153.50	160.90	155.70
148.90	151.30	154.40	154.00	161.50	156.20
149.50	149.90	156.10	154.60	162.40	155.10
150.39	151.10	156.62	154.59	162.64	157.17
149.86	151.16	156.78	154.82	162.84	156.12
149.72	151.36	157.00	155.24	163.74	156.73
150.39	151.57	159.83	156.34	163.64	156.72
150.00	151.00	157.00	154.00	163.00	156.00
152.85	152.48	159.54	156.16	165.81	157.37
152.66	152.09	159.49	155.90	165.16	156.96
154.00	153.00	159.00	156.00	165.00	157.00
152.00	153.00	160.00	156.00	165.00	157.00
154.00	153.00	161.00	157.00	166.00	158.00
154.35	154.75	160.77	157.02	166.76	158.73
154.76	155.29	161.47	157.49	166.96	158.55
154.87	154.91	162.20	157.77	168.09	158.66
155.00	154.40	162.10	158.30	167.70	159.10
156.40	154.10	162.20	157.30	166.80	159.30
155.50	154.90	163.50	157.10	167.70	159.60
156.50	155.40	163.70	158.00	168.90	158.90
157.30	150.00	163.40	157.70	169.20	159.80
157.00	156.00	164.00	158.00	169.00	159.00
156.80	156.30	163.60	158.50	169.40	159.90
157.70	155.90	164.40	158.70	169.40	159.20

1) 분석을 위해 필요한 자료를 입력한다.

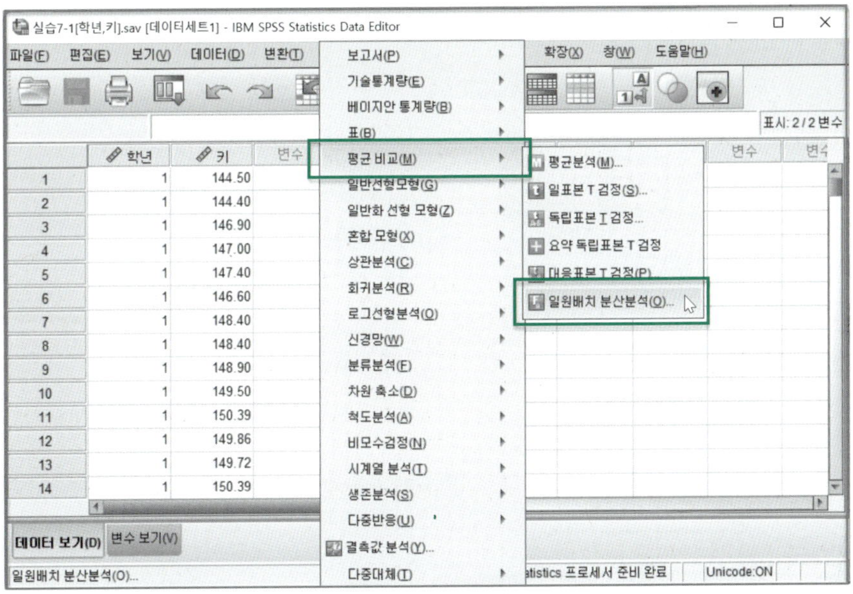

2) [분석(A)] -[평균비교(M)] - [일원배치 분산분석(O)]을 선택한다.

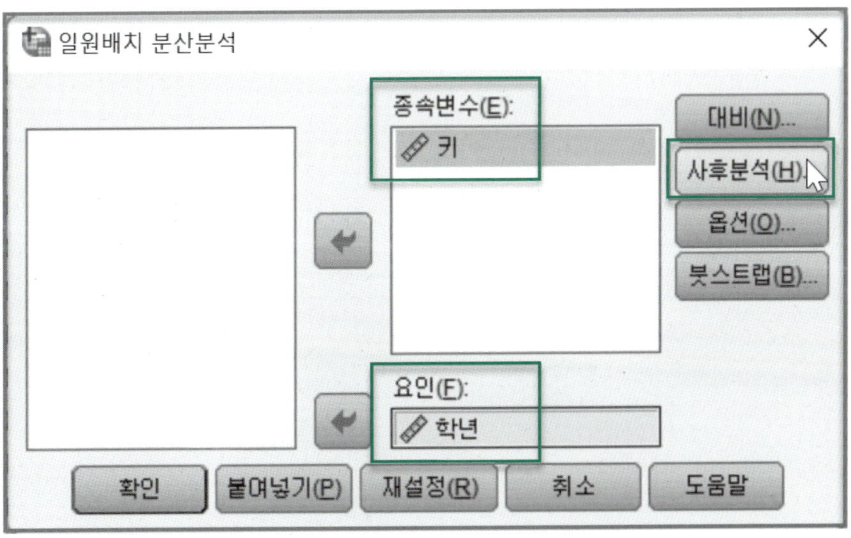

3) 분석에 필요한 변수를 선택하고 [→]를 눌러 각각 [종속변수(E)]와 [요인(F)]란으로 옮긴다.

[키] → 종속변수

[학년] → 요인

4) [사후분석(H)...]을 누른다.

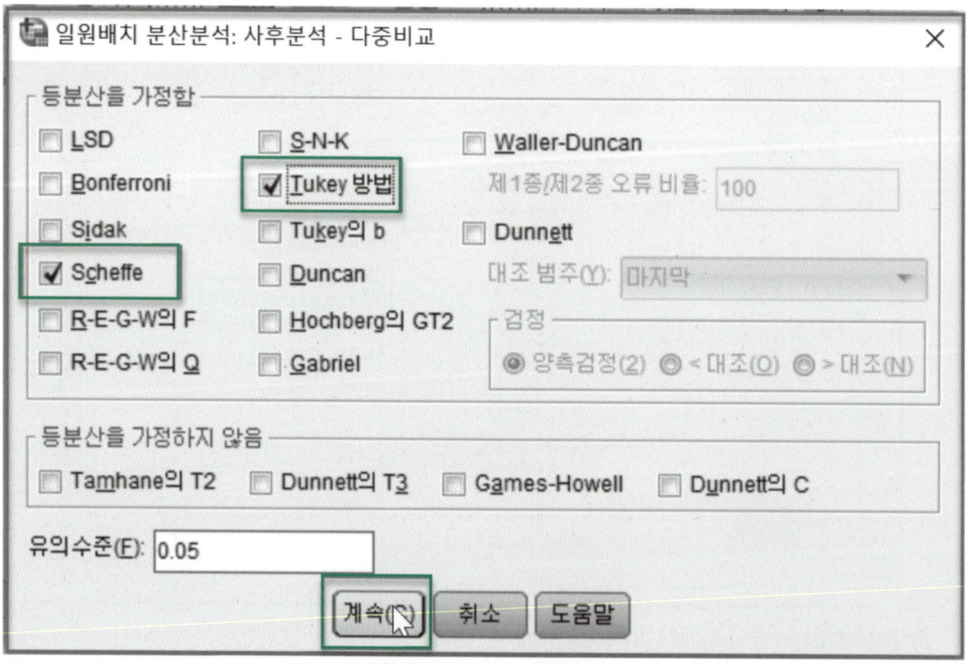

5) Scheffé(쉐페이), Tukey(튜키)를 선택하고 계속 을 누른다.

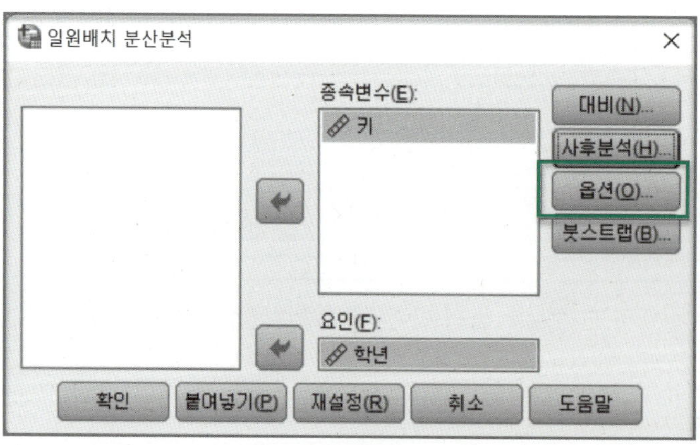

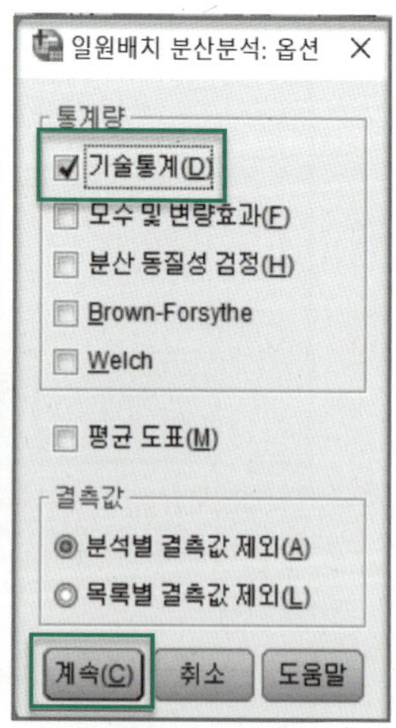

6) 옵션(O)... 을 누른 후 [기술통계(D)]를 선택한다.

ANOVA

키

	제곱합	자유도	평균제곱	F	유의확률
집단-간	2561.061	2	1280.530	81.813	.000
집단-내	2864.287	183	15.652		
전체	5425.347	185			

다중비교

종속변수: 키

	(I) 학년	(J) 학년	평균차이(I-J)	표준화 오류	유의확률	95% 신뢰구간 하한	95% 신뢰구간 상한
Tukey HSD	1	2	-5.09629*	.71056	.000	-6.7753	-3.4173
		3	-9.06597*	.71056	.000	-10.7450	-7.3870
	2	1	5.09629*	.71056	.000	3.4173	6.7753
		3	-3.96968*	.71056	.000	-5.6487	-2.2907
	3	1	9.06597*	.71056	.000	7.3870	10.7450
		2	3.96968*	.71056	.000	2.2907	5.6487
Scheffe	1	2	-5.09629*	.71056	.000	-6.8499	-3.3427
		3	-9.06597*	.71056	.000	-10.8196	-7.3124
	2	1	5.09629*	.71056	.000	3.3427	6.8499
		3	-3.96968*	.71056	.000	-5.7233	-2.2161
	3	1	9.06597*	.71056	.000	7.3124	10.8196
		2	3.96968*	.71056	.000	2.2161	5.7233

*. 평균차이는 0.05 수준에서 유의합니다.

7) 일원배치 분산분석은 집단 간과 집단 내로 나누어져 있다.
분산분석에서 유의확률은 F-검정의 유의수준을 나타낸다. 유의수준(α)을 0.05로 설정하였을 때 0.05보다 작으면 하나 이상의 집단이 다른 집단과 차이가 있는 것이고, 0.05보다 크면 차이가 없는 것이다. 이 경우에는 유의확률이 모두 0.00으로 0.05보다 작으므로 하나 이상의 집단이 다른 집단과 차이가 있다는 것이다.

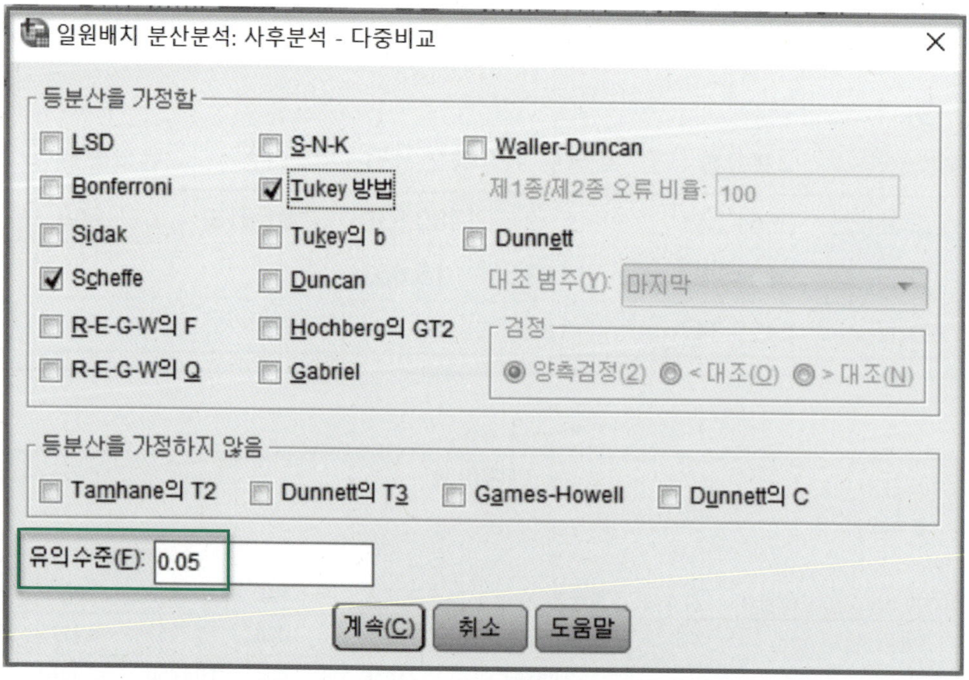

- 유의수준은 [일원배치 분산분석: 사후분석 - 다중비교] 대화상자의 하단의 유의수준에서 확인할 수 있다.
- 이 분석에서는 유의확률이 0.000으로 0.05보다 작기 때문에 집단별로 유의한 차이가 있는 것으로 나타났다.
- 집단 간 유의한 차이가 나왔을 경우 어떤 집단의 평균이 차이가 나는지를 알기 위해서는 사후검정을 해야 한다.
- Tukey 방법의 결과를 살펴보면 중 1과 중 2 사이가 0.003, 중 1과 중 3 사이가 0.000이므로 유의한 차이가 있고, Scheffé 방법의 결과를 살펴보면 중 1과 중 2 사이가 0.005, 중 1과 중 3 사이가 0.000이므로 유의한 차이가 있는 것으로 나타났다. 따라서 중학교 1학년과 중학교 2학년, 중학교 1학년과 중학교 3학년 키의 평균값은 유의한 차이가 있다고 볼 수 있다.

7.2 이원분산분석(Two-Way ANOVA)

이원분산분석(two-way analysis of variance)은 일원분산분석에서 설명한 분산분석의 기본원리와 동일하며, 종속변수에 대한 모집단 분포가 정규분포이어야 하고, 집단 간의 모집단 분산이 같아야 하는 등분산 가정을 충족시켜야 시행될 수 있다. 이원분산분석은 독립변수가 2개일 때, 각 독립변수의 영향이 있는가(주효과)와 두 독립변수의 상호작용(상호작용효과)이 존재하는지를 검정할 수 있다는 장점이 있다. 여기서 주효과(main effect)는 한 독립변수의 종속변수에 미치는 영향에 관한 것이며, 상호작용효과(interaction effect)는 다른 독립변수가 달라짐에 따라 한 독립변수가 종속변수에 미치는 영향(효과)이다.

첫째, **요인 혹은 독립변수의 수가 두 개**다. 둘째, **독립변수 간의 상호작용 여부**를 알아내야 한다. 셋째, **이 상호작용을 고려하여 동시에 설명할 것인지 아니면 통제할 것인지 여부를 결정**하여야 한다. 예를 들어, 평균월급액(종속변수) 차이를 설명하기 위해 교육수준(독립변수)과 성별(독립변수)이라는 두 개의 요인을 동시에 채택하는 경우, 각 요인별 평균차이뿐만 아니라 두 요인 간의 상호작용 효과도 동시에 고려해야 한다.

Chapter 07

요인 A와 요인 B의 주효과와 상호(교호)작용을 검정하기 위한 귀무가설과 대립가설은 다음과 같다.

① $H_0: \alpha_1 = \alpha_2 = \ldots = \alpha_I = 0$, $H_1: \alpha_i$들이 모두 0은 아니다.

② $H_0: \beta_1 = \beta_2 = \ldots = \beta_J = 0$, $H_1: \beta_i$들이 모두 0은 아니다.

③ $H_0: (\alpha\beta)_{ij} = 0$, $H_1: (\alpha\beta)_{ij}$들이 모두 0은 아니다.

$i = 1, 2, 3, \ldots, i$
$j = 1, 2, 3, \ldots, j$

이 때 이원배치 분산분석 모형은 다음과 같다.

$y_{ijk} = \mu + \alpha_i + \beta_j + (\alpha\beta)_{ij} + e_{ijk} i = 1,2,\ldots,i, j = 1,2,\ldots,j k = 1,\ldots,n$

여기서, μ:전체평균,

α_i:요인 A의 i번째 주효과,

β_j:요인 B의 j번째 주효과

$(\alpha\beta)_{ij}$:요인 A의 i번째 수준과 요인 B의 j번째 수준 간의 상호작용(interaction)

상호작용(interaction) : 요인A의 수준에 따라 요인B의 효과가 달라지는 것

오차항e_{ijk}은 서로 독립이며,e_{ijk}~$(0,\sigma^2)$

제약조건: $\sum_i \alpha_i = 0, \sum_j = \beta_j = 0, \sum_i = (\alpha\beta)_{ij} = \sum_j (\alpha\beta)_{ij} = 0$

실습 7.2 다음 자료는 반월판 제거 수술 후 세 가지 방법(청각 되먹임, 근육자극, 냉치료)의 치료 후 슬관절 움직임 정도를 측정한 값이다. 성별과 치료방법(두 가지 요인)에 따라 차이가 있는지, 유의한 차이가 있을 경우 어느 집단 간에 차이가 있는지 검정해 보자(이원분산분석 방법).

- 성별 : 남-1, 여-2
- 치료방법 : 청각 되먹임-1, 근육자극-2, 냉치료-3

3가지 치료 방법에 따른 환자의 무릎 관절 움직임 정도

성별	치료방법	움직임 정도
1	1	30
1	1	35
1	1	40
1	1	40
1	1	45
1	2	15
1	2	20
1	2	25
1	2	25
1	2	25
1	3	20
1	3	25
1	3	25
1	3	30
1	3	30
2	1	25
2	1	25
2	1	30
2	1	35
2	1	40
2	2	30
2	2	30
2	2	35
2	2	40
2	2	40
2	3	25
2	3	35
2	3	35
2	3	35
2	3	40

1) 분석에 필요한 자료를 입력한다.

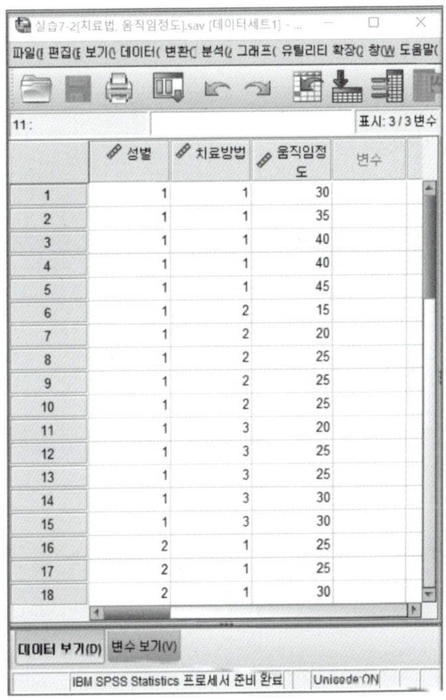

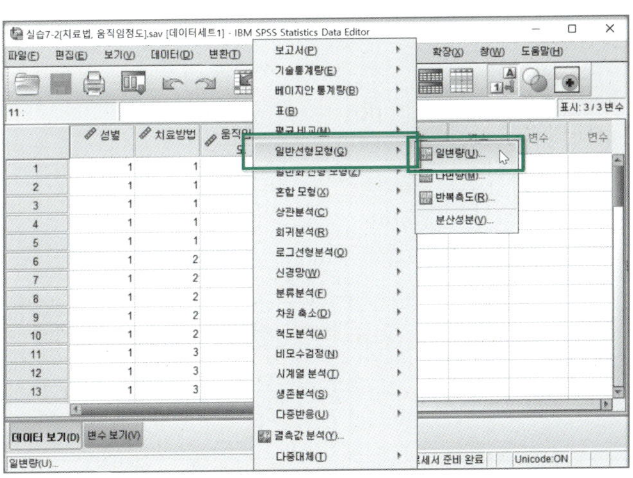

2) [분석(A)] - [일반선형모형(G)] - [일변량(U)]을 선택한다.

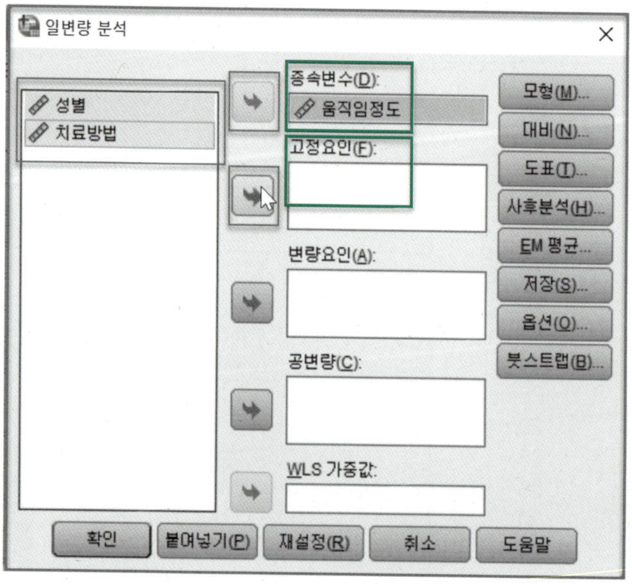

3) 분석에 필요한 독립변수와 종속변수를 각각 선택하고 을 눌러 '움직임 정도' 변수는 [종속변수(D)]란으로 '성별', '치료방법' 변수는 [고정요인(F)]란으로 이동한다.

종속변수(dependent variable)란에 움직임을 지정하고, 모수요인(fixed factors)란에 성별과 치료방법을 지정한다. 종속변수와 모수요인, 변량요인(random factors), 공변량(covariate), WLS가중값(WLS weight)이 의미하는 바는 다음과 같다.

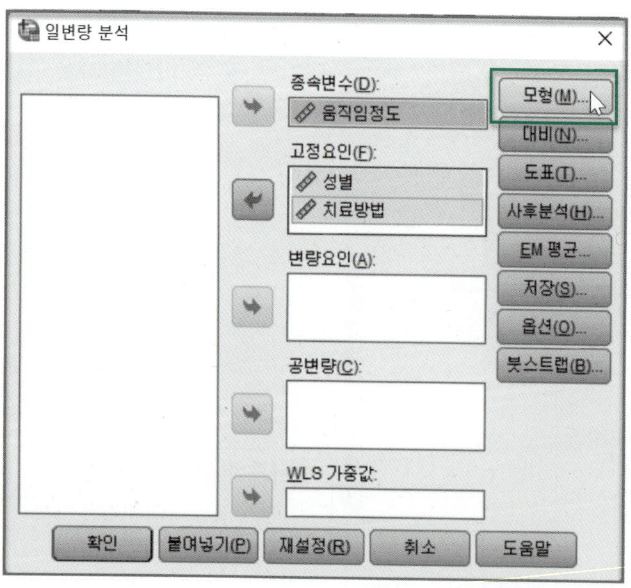

4) 선택된 변수를 확인하고 모형(M)... 을 누른다.

지정창	내용설명
종속변수	해당 값을 예측하거나 요약하려는 변수
교정요인	모수요인의 수준에는 해당결과를 구하려는 모든 수준, 기술적으로 미리 정해진 대부분의 요인
변량요인	변량요인의 수준들은 결과를 구하려는 가능한 수준들의 확률표본에 해당됨. 수준의 선택이 무작위로 이루어지기 때문에 의미가 없음.
공변량	공변량은 분산분석의 효과를 확실히 하기 위한 양적인 독립변수
WLS 가중값	가중된 최소제곱분석에 대한 가중값이 있는 숫자변수를 나열함. 가중값이 0, 음수, 결측값 등 일 때는 분석케이스에서 제외됨.

모형(model)

특정 모형을 사용자 정의(custom)로 설정하고, 왼쪽의 요인 및 공변량 상자로부터 성별, 치료방법을 지정하여, 항설정(build term)의 화살표를 선택하고 모형란에 옮긴다. 제곱합(sum of squares)은 제 III유형(type III)을 지정한다. 이때, **상호작용을 살펴보려면 모형설정에서 완전요인모형으로 설정한다.**

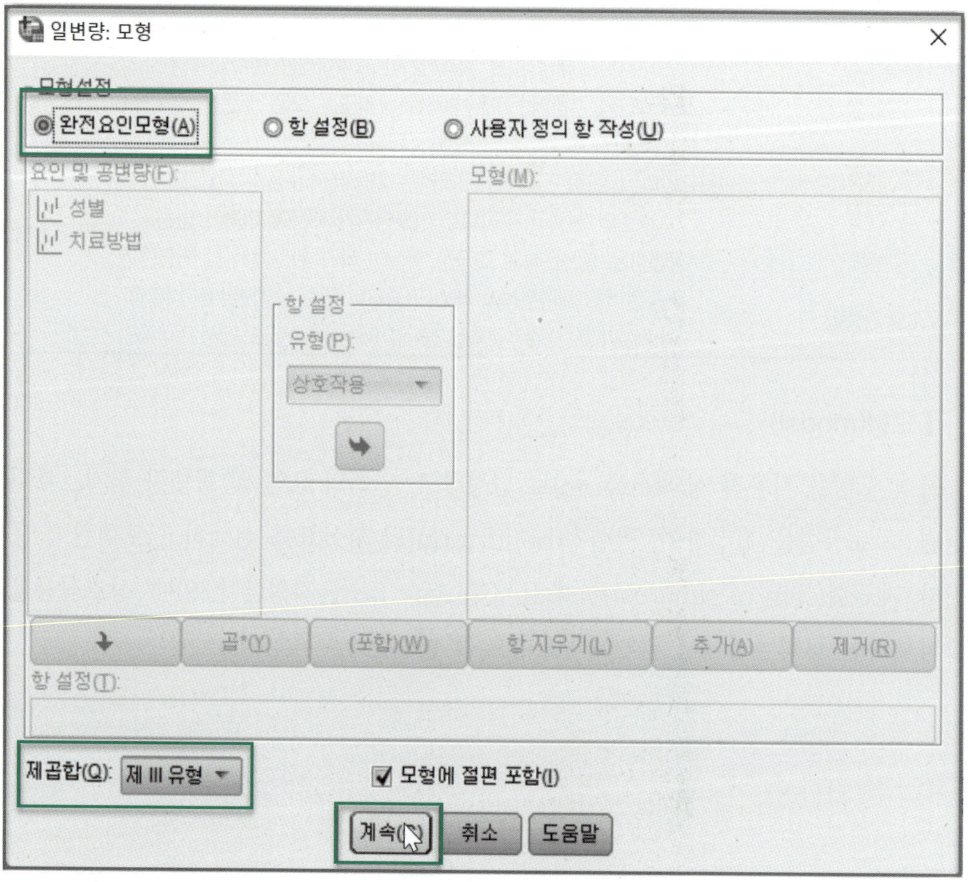

5) [일변량 : 모형] 대화상자에서 모형설정은 [완전요인모형(A)], 제곱합은 '제III유형'으로 선택한 후 계속 을 누른다.

- 완전요인모형 : 분석결과에서 두 처치변수의 주효과, 상호작용효과 및 절편은 포함한다. 이때, 상호작용을 살펴보려면 모형설정에서 완전요인모형으로 설정한다.

사후분석

사후검정변수에 치료방법 변수를 지정하고 다중비교 통계량 중 Tukey 혹은 Scheffé를 선택한다.

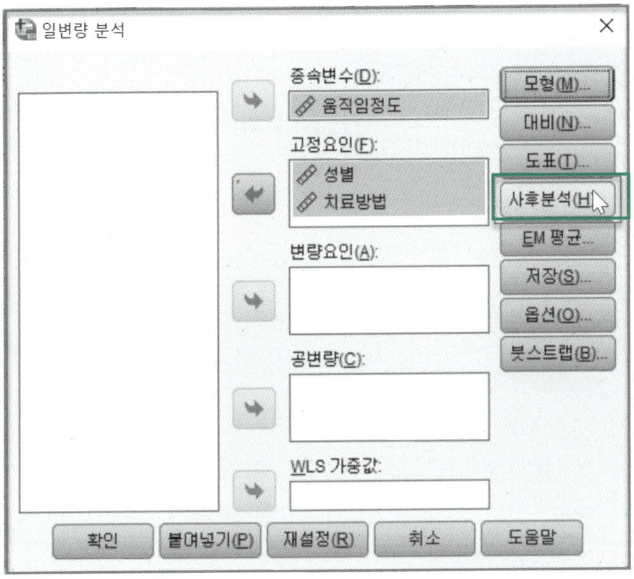

6) [사후분석(H)...] 을 누른다.

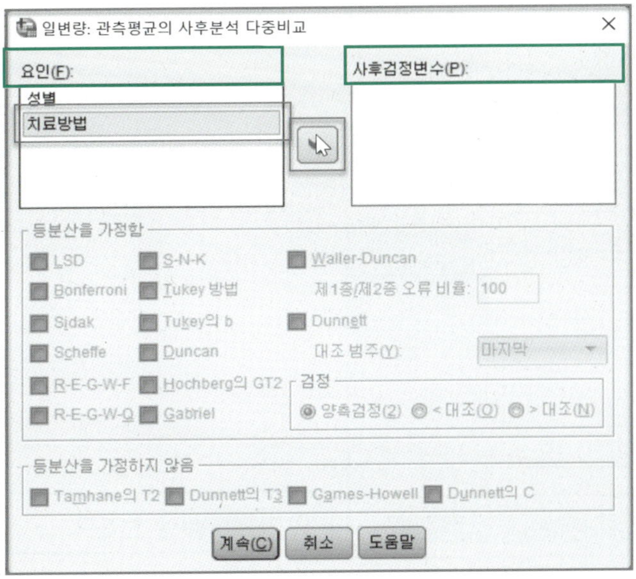

7) [요인(F)]란에서 '사후검정변수'로 사용할 변수를 선택하고 [➡]을 눌러 [사후검정변수(P)]란으로 이동한다.

옵션

일변량 분석의 옵션창 출력란에 기술통계량(descriptive statistics)을 선택한다.

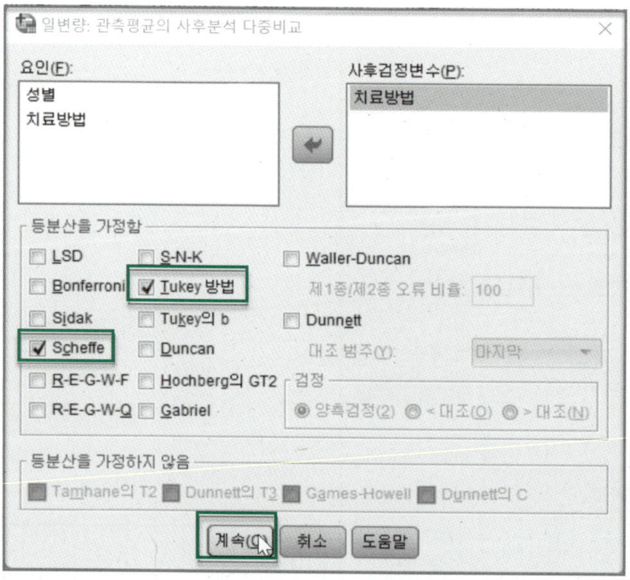

8) [Scheffé]와 [Tukey 방법]을 선택한 후 [계속] 을 누른다.

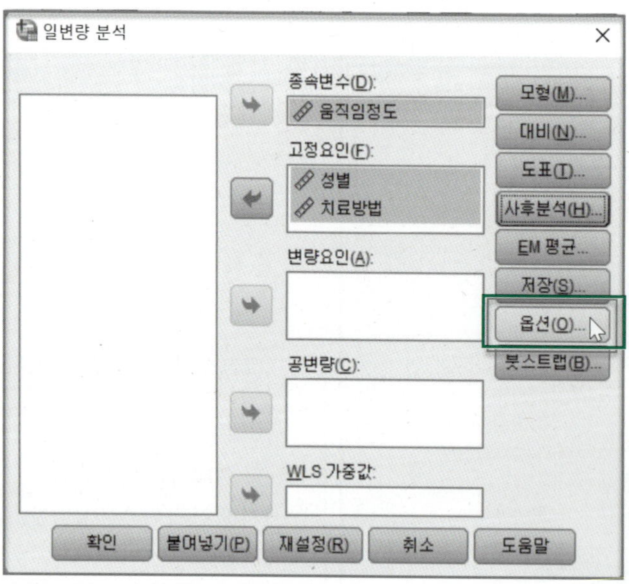

9) [옵션(O)...] 을 누른다.

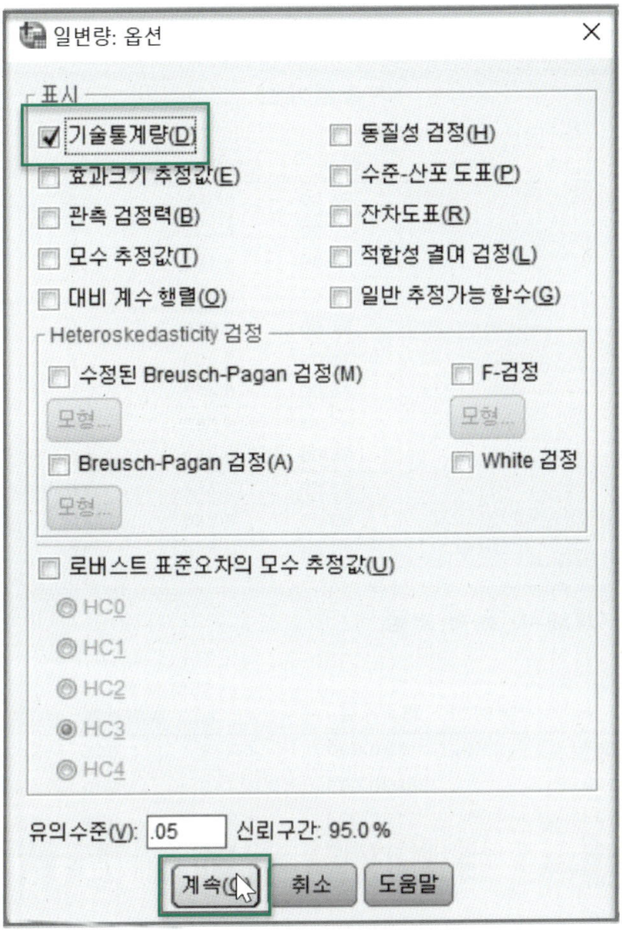

10) [표시]영역에 [기술통계량(D)]을 선택하고 계속 을 누른다.

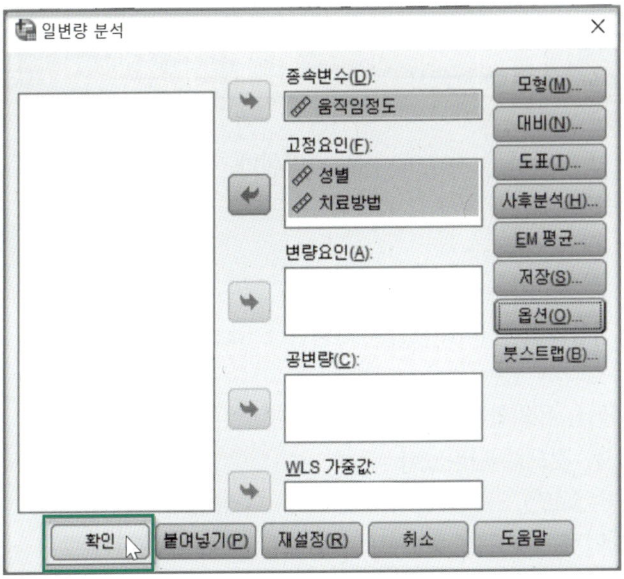

11) 확인 을 누른다.

기술통계량 및 분산분석표

개체-간 요인

		N
성별	1	15
	2	15
치료방법	1	10
	2	10
	3	10

기술통계량

종속변수: 움직임정도

성별	치료방법	평균	표준편차	N
1	1	38.00	5.701	5
	2	22.00	4.472	5
	3	26.00	4.183	5
	전체	28.67	8.338	15
2	1	31.00	6.519	5
	2	35.00	5.000	5
	3	34.00	5.477	5
	전체	33.33	5.563	15
전체	1	34.50	6.852	10
	2	28.50	8.182	10
	3	30.00	6.236	10
	전체	31.00	7.358	30

개체-간 효과 검정

종속변수: 움직임정도

소스	제 III 유형 제곱합	자유도	평균제곱	F	유의확률
수정된 모형	900.000[a]	5	180.000	6.448	.001
절편	28830.000	1	28830.000	1032.716	.000
성별	163.333	1	163.333	5.851	.024
치료방법	195.000	2	97.500	3.493	.047
성별 * 치료방법	541.667	2	270.833	9.701	.001
오차	670.000	24	27.917		
전체	30400.000	30			
수정된 합계	1570.000	29			

a. R 제곱 = .573 (수정된 R 제곱 = .484)

12) 결과를 확인한다.

- 개체 간 요인 : 성별과 치료방법에 따른 자료의 수를 나타낸다.
- 기술통계량 : 성별과 치료방법에 따른 각 셀들의 평균과 표준편차 및 각 셀에 해당하는 자료수를 나타낸다.
- 개체 간 효과검정

① 성별과 치료방법 간의 상호작용효과는 F=9.701, 유의확률은 0.001로 성별과 치료방법 간에 유의한 상호작용효과가 있는 것으로 나타났다.

② 성별의 주효과를 보면 F=5.851, 유의확률이 0.024로 성별에 다른 무릎관절의 움직임에는 유의미한 차이가 있는 것으로 나타났다.

③ 치료방법의 주효과를 보면 F=3.493, 유의확률이 0.047로 치료방법에 따른 무릎관절의 움직임이 유의미한 차이가 있는 것으로 나타났다.

다중비교

종속변수: 움직임정도

	(I) 치료방법	(J) 치료방법	평균차이(I-J)	표준오차	유의확률	95% 신뢰구간 하한	95% 신뢰구간 상한
Tukey HSD	1	2	6.00*	2.363	.046	.10	11.90
		3	4.50	2.363	.159	-1.40	10.40
	2	1	-6.00*	2.363	.046	-11.90	-.10
		3	-1.50	2.363	.803	-7.40	4.40
	3	1	-4.50	2.363	.159	-10.40	1.40
		2	1.50	2.363	.803	-4.40	7.40
Scheffe	1	2	6.00	2.363	.058	-.16	12.16
		3	4.50	2.363	.185	-1.66	10.66
	2	1	-6.00	2.363	.058	-12.16	.16
		3	-1.50	2.363	.819	-7.66	4.66
	3	1	-4.50	2.363	.185	-10.66	1.66
		2	1.50	2.363	.819	-4.66	7.66

관측평균을 기준으로 합니다.
오차항은 평균제곱(오차) = 27.917입니다.
*. 평균차이는 .05 수준에서 유의합니다.

- 사후검증 - 다중비교
- 튜키 HSD의 결과 청각-되먹임 치료방법과 근육자극 치료방법의 유의확률이 0.046으로 두 가지 치료방법 사이에 유의한 차이가 있는 것으로 나타났다. 그러나 쉐페이 방법은 튜키 방법보다 보다 보수적이므로 유의미한 차이가 나타나지 않았다.

Chapter 07

요 약

◪ 분산분석의 개념

① 분산분석의 개념

㉠ 두 집단의 평균차이가 통계적으로 유의한가를 검정하는 분석방법은 t검정이며, **세 집단 이상의 평균차이가 통계적으로 유의한가를 검정**하는 분석방법을 분산분석(analysis of variance) 혹은 ANOVA라고 한다.

㉡ **독립변수는 범주형** 척도이고 **종속변수는 연속형** 척도이어야 한다.

㉢ 독립변수를 **요인**(factor, 인자)이라고도 하며, **요인이 가지는 값을 요인수준**(인자수준, 처리)이라고 한다.

② 분산분석을 위한 기본 가정

㉠ 종속변수는 등간척도 또는 비율척도이어야 한다.

㉡ 모집단의 분포는 **정규분포**를 이루어야 한다.

㉢ 각 모집단의 **분산(표준편차)은 동일**해야 한다.

㉣ 각 집단의 **표본은 독립적**이어야 한다.

③ 분산분석의 특징

㉠ 세 개 이상 집단 간의 모평균을 비교함이 목적이다.

㉡ 검정통계량은 F-**분포**를 사용한다.

㉢ F값은 집단 간 분산을 집단 내 분산으로 나눈 값이다.

㉣ 모수적 가설검정법이다.

㉤ **집단 간 차이가 커지면 F값이 커진다.**

㉥ **각 집단별 자료의 수가 다를 수 있다.**

④ 분산분석의 오차항에 대한 기본 가정

㉠ **독립성 :** 임의의 오차 ϵ_{ij}와 $\epsilon_{i'j'}$는 서로 **독립**이다.

㉡ **정규성 :** 오차 ϵ_{ij}의 분포는 **정규분포**를 따른다.

㉢ **등분산성 :** 오차 ϵ_{ij}의 **분산은** σ_ϵ^2으로 어떤 i, j에 대해서도 **같다.**

◪ 일원분산분석

① 개념

㉠ 일원분산분석은 **요인이 1개인 경우**의 종속변수(반응변수)의 평균차이 분석에 사용한다. 예를 들면, 교육수준에 따라 임금 차이를 분석하고자 할 때 사용한다.

② 모형

㉠ 일원분산분석에서 요인수준(처리의 수)이 p개이고, 각 요인수준에서 반복 측정된 값이 $n_1, \cdots, n_2$을 경우의 수로 가지는 자료구조는 다음과 같이 나타낼 수 있다.

요인	관측값
수준(처리) 1	y_{11} y_{12} $\cdots$ y_{1n_1}
수준(처리) 2	y_{21} y_{22} $\cdots$ y_{2n_2}
$\cdots$	$\cdots$ $\cdots$ $\cdots$ $\cdots$
수준(처리) p	y_{p1} y_{p2} $\cdots$ y_{pn_p}

③ 구조식

㉠ 모평균 μ_i는 i번째 요인수준에서의 모평균을 나타낸다. ϵ_{ij}는 y_{ij}를 측정할 때 발생하는 오차를 나타내는 항이다.

$$y_{ij} = \mu + a_i + \epsilon_{ij}$$

$$a_i = \mu_i - \mu,\ \Sigma a_i = 0,\ i = 1, 2, \cdots, p,\ j = 1, 2, \cdots, n_i$$

④ 가설 설정

귀무가설(H_0) : $\mu_1 = \mu_2 = \cdots = \mu_p$

대립가설(H_1) : 모든 μ_i가 같은 것은 아니다$(i = 1, 2, \cdots, p)$.

Chapter 07

일원배치 분산분석표

① 변동의 분해

㉠ p개의 요인수준을 각 r회 반복할 경우, 총변동량을 요인 간에 발생하는 변동과 잔차에 의해서 발생하는 변동으로 분해하면 $y_{ij} - \bar{\bar{y}} = (\bar{y}_i - \bar{\bar{y}}) + (y_{ij} - \bar{y}_i)$로 분해할 수 있다.

㉡ 위의 식에서 양변을제곱하여 모든 i, j에 대하여 정리하면 다음과 같다.

$$\sum_{i=1}^{p}\sum_{j=1}^{r}(y_{ij} - \bar{\bar{y}})^2 = \sum_{i=1}^{p}\sum_{j=1}^{r}(\bar{y}_i - \bar{\bar{y}})^2 + \sum_{i=1}^{p}\sum_{j=1}^{r}(y_{ij} - \bar{y}_i)^2$$

총제곱합(SST) : $\sum_{i=1}^{p}\sum_{j=1}^{r}(y_{ij} - \bar{\bar{y}})^2$

처리(집단 간)제곱합(SSR) : $\sum_{i=1}^{p}\sum_{j=1}^{r}(\bar{y}_i - \bar{\bar{y}})^2 = r\sum_{i=1}^{p}(\bar{y}_i - \bar{\bar{y}})^2$

잔차(집단 내)제곱합(SSE) : $\sum_{i=1}^{p}\sum_{j=1}^{r}(y_{ij}-\overline{y_i})^2$

② 일원분산분석 분석표

요인	제곱합(SS)	자유도(df)	평균제곱(MS)	F
처리(집단 간)	$SSR=\sum_{i=1}^{p}\sum_{j=1}^{r}(\overline{y_i}-\overline{\overline{y}})^2$	$p-1$	$MSR=\dfrac{SSR}{(p-1)}$	$MSR/MSE \sim F_{\alpha, p-1, N-p}$
처리(집단 내)	$SSE=\sum_{i=1}^{p}\sum_{j=1}^{r}(y_{ij}-\overline{y_i})^2$	$N-p$	$MSE=\dfrac{SSE}{(N-p)}$	
총계	$SST=\sum_{i=1}^{p}\sum_{j=1}^{r}(y_{ij}-\overline{\overline{y}})^2$	$N-1$		

* $N=n_1+n_2+\cdots+n_p$, 즉, 총 관찰 개수

Chapter

08

교차분석(카이제곱 검정)

Chapter 08 교차분석(카이제곱 검정)

비모수검정 중 하나인 카이제곱 (χ^2) 검정은 자료가 빈도 형태인 가설검정에 사용된다. 모수검정에서는 실제 관찰치의 점수가 이용된 것과는 다르게 카이제곱 (χ^2) 검정에서의 자료는 빈도만을 가지고 있는 범주형 자료(categorical data)이다. 카이제곱 (χ^2) 검정은 일반적으로 적합도 검정, 독립성 검정 및 동질성 검정 등으로 구분되며, 두 변수가 상호 독립적인지 아니면 관련성이 있는지를 분석한다.

8.1 가설검정

사교육 실태 및 의식 조사에서 성별에 따라 대학 서열화 구조에 대한 차이가 있는지를 알아보기 위한 카이제곱 검정의 가설은 다음과 같다.

H_0 : 성별에 따라 대학서열화구조에 대한 의식에 차이가 없다.

H_1 : 성별에 따라 대학서열화구조에 대한 의식에 차이가 있다.

여기서 귀무가설은 두 변수간의 관계가 독립적이라는 의미이고, 대립가설은 두 변수간의 관계가 독립적이지 않고 어떤 관계가 있음을 의미한다. 카이제곱 검정은 단지 두 변수가 독립적인지 아닌지만 알 수 있을 뿐 구체적으로 어떤 관계가 있는지는 알 수 없다.

카이제곱 통계량 계산

카이제곱 통계량(χ^2)은 실제 자료의 관찰빈도(O_i)와 기대빈도(E_i)의 차이를 비교함으로써, 즉, 주어진 관찰빈도가 기대빈도에 얼마나 가까운지를 봄으로써 귀무가설을 검증하게 된다.

관찰빈도가 귀무가설의 분포와 근접해 있으면 귀무가설을 채택하고, 실제 관찰빈도와 귀무가설 상의 기대빈도의 분포가 상당히 차이가 날 경우에는 귀무가설을 기각하게 된다.

$$\chi^2 = \sum_{i=1}^{c} \frac{(O_i - E_i)^2}{E_i}$$

자유도 $df = C - 1$ (단, C= 열(범주)의 수)

χ^2통계량과 자유도 그리고 유의수준을 이용하여 χ^2분포표를 찾은 뒤 χ^2임계값을 가지고 비교하여 χ^2통계량이 임계값보다 크면, 두 변수가 독립이라는 귀무가설을 기각하고, χ^2통계량이 임계값보다 작으면 귀무가설을 채택한다. 이는 두 집단 간에 차이가 없다(독립적)는 의미이다.

지금까지 우리가 배운 통계 검정은 구체적인 모수에 관한 가설검정을 하는 것이었다. 예를 들면, 독립적인 두 모평균의 차이에 대한 t 검정은 두 모집단의 분포가 정규분포를 따르며 동일한 분산을 가진다는 가정 하에서 이루어진다. 분산분석도 마찬가지로 모집단의 자료는 정규분포하며, 집단 간 분산이 동질하다는 가정이 필요하다. t 검정이나 분산분석 검정은 모수와 관련되어 있고, 모수에 관한 가정(정규성, 분산의 동질성)을 요구하기 때문에 모수검정(parametric test)이라고 한다.

Chapter 08

모수검정의 다른 일반적 특징은 표본 내에 관찰치의 점수가 더하고 제곱하고 평균을 내거나 혹은 기초적인 계산을 통해 이루어진다는 점이다. 측정척도의 관점에서 모수검정은 등간척도(interval scale)나 비율척도(ratio scale)로 측정된 자료를 이용한다.

그러나 우리는 많은 경우에서 모수검정을 하기 위한 기본 가정 즉, 정규분포나 분산의 동질성 등과 같은 요구에 맞지 않는 상황에 부딪히게 된다. 이러한 경우에서 모수검정을 하게 되면 그 검정은 자료의 잘못된 해석을 유도할 수 있다. 다행히 모수검정을 대안할 수 있는 몇 가지 가설검정 방법이 있는데 이를 비모수검정(nonparametic tests)이라 한다.

이 장에서는 비모수검정 중 하나인 카이제곱(χ^2) 검정을 소개하겠다. 카이제곱(χ^2) 검정은 자료가 빈도 형태일 때 사용한다. 모수검정에서 실제 관찰치의 점수가 이용된 것과는 다르게 카이제곱(χ^2) 검정에서는 빈도만 가지고 있는 **범주형 자료(categorical data)**를 이용한다. 카이제곱(χ^2) 검정은 일반적으로 적합도 검정, 독립성 검정 및 동질성 검정 등으로 구분되며, 이 장에서는 이러한 방법들을 구체적으로 살펴보기로 하겠다.

8.2 분석절차

8.2.1 접합도 검정

적합도의 χ^2검정은 표본의 빈도분포가 귀무가설로 구체화된 모집단 분포에 얼마나 적합한지를 측정한다. 예를 들면, 딸기, 포도, 사과 중에서 한국 사람들이 가장 좋아하는 과일은 어떤 과일인가? 멘델의 유전법칙에 의하면 혈액형이 모두 AB형인 부부는 혈액형이 A형, AB형 그리고 B형의 자녀를 두게 되는데, 이 자녀들의 혈액형 구성비는 1 : 2 : 1을 따른다고 할 때 이 멘델의 유전법칙을 잘 따르고 있는가? 유명한 세 가지 화장품 상표 중에서 한국여성이 가장 좋아하는 상표는 어느 것인가? 앞의 예들은 몇 가지 질문을 하고 있는데 이들 모두 빈도에 관한 것이다. 자료가 어떤 특정분포를 따르고 있는지를 검정하고자 할 때 바로 적합도 검정(goodness of fit test)변경이 적절한 분석기법이며 구체적인 설명은 예제를 통해서 하겠다.

실습 8.1 다음 표는 AB형 혈액형을 갖는 부부 100쌍의 자녀 300명의 혈액형을 조사한 자료이다. A형, AB형, B형의 분포가 1:2:1인지 검정하여라.

표 8.1 부모의 혈액형이 AB형일 때 자녀 300명의 혈액형 분포

혈액형	자녀수	구성비율
A형	65명	21.7%
AB형	160명	53.3%
B형	75명	25.0%
계	300	100.0%

단계 1 : 가설

자녀들의 혈액형이 멘델의 유전법칙을 따르는지에 대한 검정이므로 귀무가설은 다음과 같이 설정된다.

$$H_0 : A : AB : B = 1 : 2 : 1$$

$$\text{즉 } P_A = 0.25,\ P_{AB} = 0.50,\ P_B = 0.25$$

단계 2 : 유의수준 및 기각역

검정통계량 χ^2은 귀무가설이 사실이고 표본의 크기가 충분히 크다면 자유도가 $(c-1)$인 카이제곱 분포를 따른다. 여기서 $c=$범주의 수이며, 범주는 A형, AB형, B형이므로 3이다. χ^2검정통계량의 값이 부록의 〈부표 5〉에 나오는 χ^2분포표의 기본값인 $\chi^2_{\alpha, c-1}$보다 크면 귀무가설을 기각한다. 검정통계량 χ^2값이 유의한지를 결정하려면 먼저 유의수준(α)을 정한다.

> 자유도 $df = C-1$ (단, C= 열(범주)의 수) (공식 8.2.1)

본 예제의 경우 부록의 〈부표 5〉을 보면 $df=2$인 χ^2분포에서 유의수준이 5%(0.05)일 경우 임계값이 5.991이며, 1%(0.01)일 경우 9.210이므로 검정통계량 χ^2값이 이 임계값보다 커야 가설을 기각할 수 있다.

$$\alpha = 0.05,\ \text{기각역 } \chi^2_{.95,2} \geq 5.991$$

$$\alpha = 0.01,\ \text{기각역 } \chi^2_{.99,2} \geq 9.210$$

Chapter 08

▎단계 3 : 검정통계량

이 검정을 위하여 자료의 관찰빈도 분포가 얼마나 귀무가설을 만족하고 있는가를 알아보아야 한다. 좀 더 구체적으로 말하면 혈액형의 관찰빈도가 귀무가설의 분포와 근접해 있으면 귀무가설을 채택하고, 실제 관찰빈도와 귀무가설 상의 기대빈도 분포가 상당히 차이가 날 경우에는 가설을 기각하게 된다. 이 검정절차를 구분하여 설명하면 다음과 같다.

① n개의 관찰빈도(observed frequency)를 c개의 범주로 구분하고 각 범주 i에 속하는 관찰빈도들의 수를 파악하여 O_i라고 한다. 그리고 관찰빈도들이 각각의 범주에 속하게 될 확률 $P_i\,(i=1,\ \cdots, c)$를 계산한다. 앞서 나온 예의 경우 표본의 크기(n)는 300이고, 범주는 A형과, B형 및 AB형이므로 $c=3$이다.

② 귀무가설이 사실일 경우 각 범주에 속하게 될 기대빈도(expected frequency)를 구하여 E_i라고 한다.

$E_i = nP_i \ \ (i=1,\cdots ,c)$

혈액형	자녀수(관찰빈도, O_i)	기대빈도 (E_i)	구성비율
A형	65명	$300\times\frac{1}{4}=75$	21.7%
AB형	160명	$300\times\frac{2}{4}=150$	53.3%
B형	75명	$300\times\frac{1}{4}=75$	25.0%
계	300		100.0%

③ 실제의 관찰빈도 O_i와 기대빈도 E_i의 차이를 보는 카이제곱 통계량을 다음 공식과 같이 계산한다.

$$\chi^2 = \sum_{i=1}^{c} \frac{(O_i - E_i)^2}{E_i} \qquad \text{(공식 8.2.2)}$$

단계 4 : 통계적 결정

이때 검정통계량 χ^2은 귀무가설이 사실이고 표본의 크기가 충분히 크다면 자유도가 $(c-1)$인 카이제곱 분포를 따른다. 자료에서 각 범주에 속하는 관찰빈도 수가 귀무가설의 확률에 의한 기대빈도에 가까울수록 검정통계량 χ^2의 값이 작아지므로, 검정통계량의 값이 부록의 〈부표 5〉에 나오는 χ^2분포표의 기본 값인 $\chi^2_{1-\alpha,c-1}$ 보다 크면 귀무가설을 기각한다. $\alpha=0.05$일 때, $\chi^2_{.95,2}=5.991$보다 작으므로 귀무가설을 채택한다.

$$\chi^2 = \sum_{i=1}^{c} \frac{(O_i - E_i)^2}{E_i} = \frac{(65-75)^2}{75} + \frac{(160-150)^2}{150} + \frac{(75-75)^2}{75} = 2$$

단계 5 : 결론

실습 8.2 [실습 8.1]의 자료를 SPSS를 이용하여 적합도 검정을 해보자.

실습 8.1 자료 부모의 혈액형이 AB형일 때 자녀 300명의 혈액형 분포

혈액형	자녀수
① A형	65명
② AB형	160명
③ B형	75명
계	300

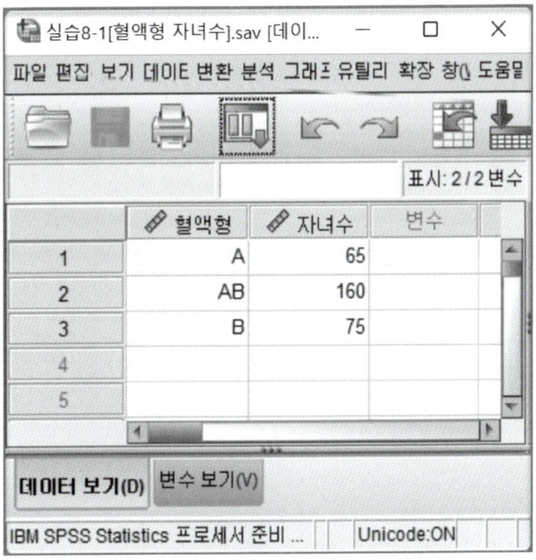

1) 분석을 위해 필요한 자료를 입력한다.

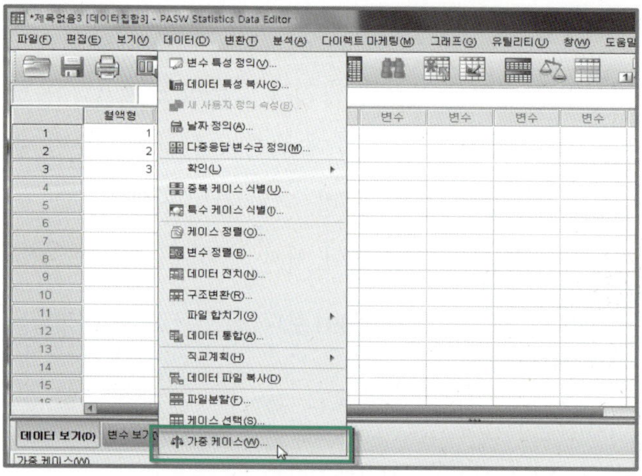

2) [데이터(D)] - [가중케이스(W)]를 선택한다. 이 과정은 입력된 숫자가 빈도임을 지정해주는 과정이다.

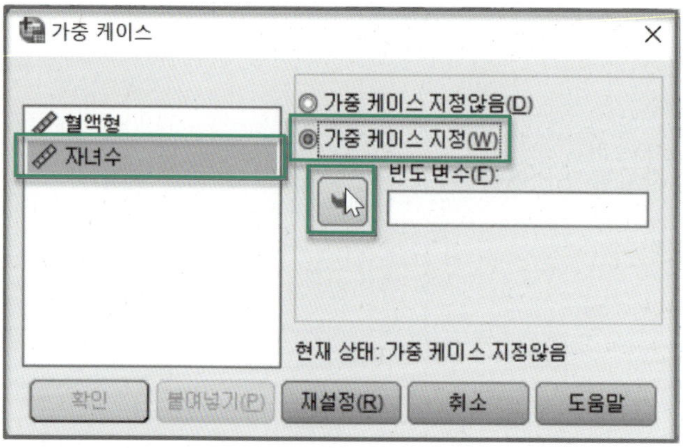

3) 가중케이스를 지정할 변수를 선택하고 를 눌러 오른쪽 [빈도변수(F)]으로 옮긴다.

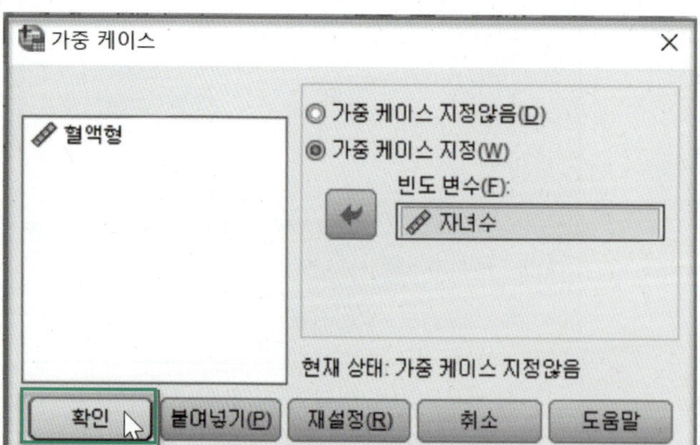

4) 확인 을 누른다.

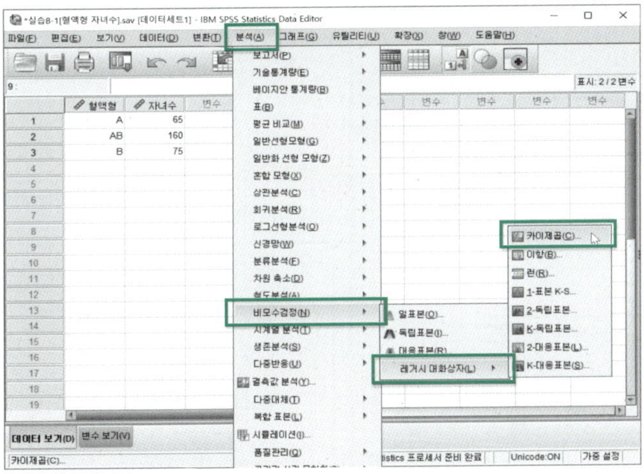

5) [분석(A)] - [비모수 검정(N)] - [레거시 대화상자(L)] - [카이제곱검정(C)]을 누른다.

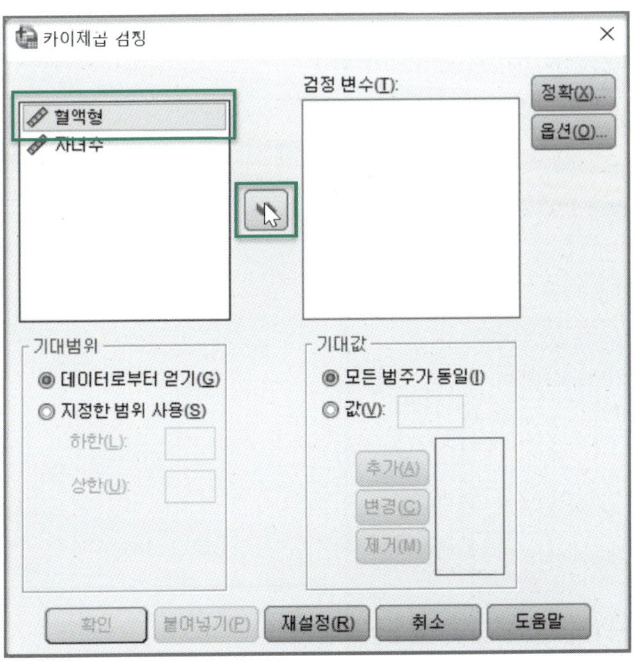

6) 검정변수를 선택하고 [➡]를 눌러 오른쪽 [검정변수(T)]로 옮긴다.

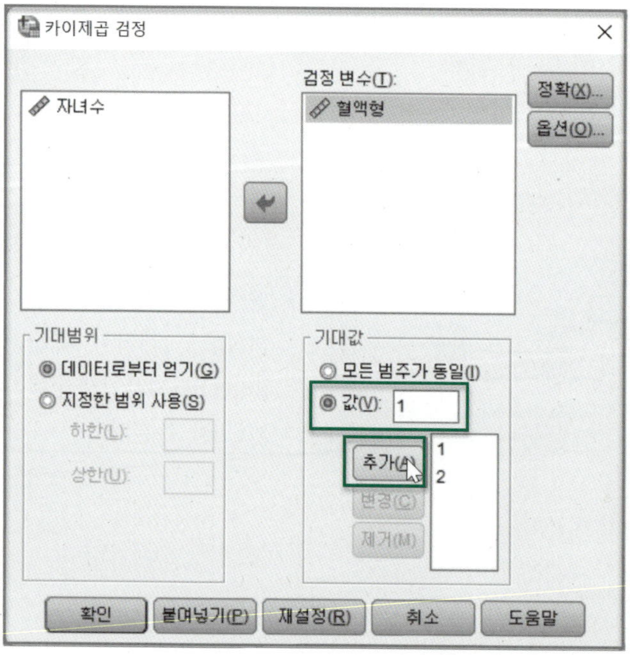

7) [기댓값] 영역에 값을 입력하고 추가(A) 를 누른다.
멘델의 유전법칙에 따르면 혈액형의 기대빈도는 A형이 1, AB형이 2, B형이 1이다. 따라서 기댓값은 1, 2, 1을 입력한다.

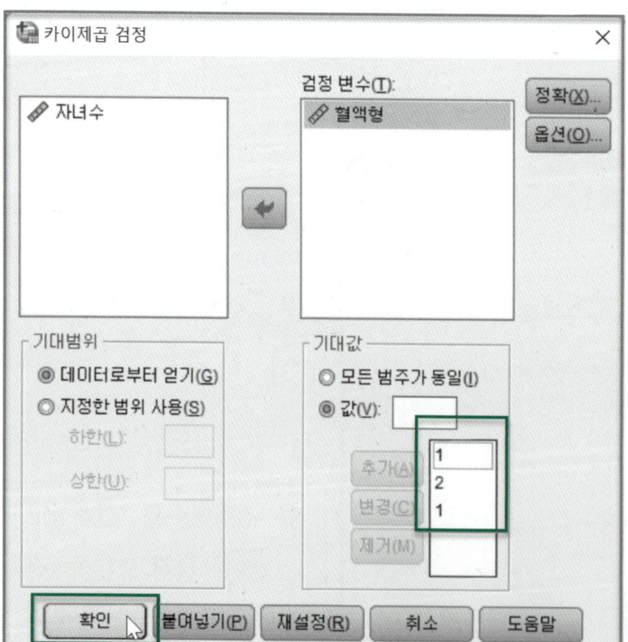

8) 확인 을 누른다.

혈액형

	관측빈도	기대빈도	잔차
A	65	75.0	-10.0
AB	160	150.0	10.0
B	75	75.0	.0
전체	300		

검정 통계량

	혈액형
카이제곱	2.000[a]
자유도	2
근사 유의확률	.368

a. 0개의 셀 (0.0%)은(는) 5보다 작은 기대빈도를 가집니다. 기대 빈도 셀 값 중 최소값은 75.0 입니다.

9) 분석결과를 확인한다. 검정통계량 χ^2의 값은 2.0이고, 자유도는 $2(3-1=2)$이며, 유의확률은 0.368임을 보여준다. 유의확률은 0.05보다 작으면 관측된 분포가 가설된 분포와 유의한 차이가 있음을 나타낸다. 이 분석은 유의확률이 0.368로 관측된 분포와 가설된 분포가 유의한 차이가 없는 것으로 나타났다. 따라서, 자녀들의 혈액형은 귀무가설인 멘델의 유전법칙을 따른다.

정확한 검정

키워드	내용설명
◎ 점근적 검정(asymptotic only)	검정 통계량의 점근적 분포. 데이터가 많음을 가정한다.
◎ 몬테카를로(monte carlo)	점근적 방법 가정에 관계없이 데이터군이 큰 경우 MonteCarlo 단추를 누르면 원하는 신뢰수준의 표본의 수를 지정할 수 있다.
◎ 정확(exact)	관측결과의 확률 또는 더 많은 극단값의 출현확률을 정확하게 계산하는데, 이 키워드를 누르면 검정당 제한시간을 얻을 수 있다.

셀형식 표기

키워드	내용설명
◎ 관측빈도(observed)	실제 관측된 사례의 빈도수
◎ 기대빈도(expected)	행변수와 열변수가 통계적으로 독립되어 있으며, 서로 관련되어 있지 않은 경우 셀에 기대되는 케이스 수
◎ 행(row)	행의 퍼센트를 나타냄
◎ 열(column)	열의 퍼센트를 나타냄
◎ 전체(total)	각 셀의 총합 퍼센트를 나타냄
◎ 표준화되지 않음(unstandardized)	표준화되지 않은 잔차
◎ 표준화된 잔차(standardized)	표준화된 잔차
◎ 수정된 표준화잔차(adjusted standardized)	수정된 표준화 잔차

통계량

키워드	내용설명
◎ 카이제곱(Chi-Square)	Pearson카이제곱, 우도비카이제곱, 선형대결합 카이제곱값을 제시한다.
◎ 상관관계(Correlations)	두 변수 간의 선형결합을 나타내는 Pearson상관계수 및 두 변수의 등간척도의 Spearman 상관계수를 제시한다.
◪ 명목데이터(Nominal)	명목자료의 통계량인 경우 아래의 하나를 선택하면 된다.
◎ 분할계수 (Contingency coefficient)	카이제곱을 기초로 한 결합값(0과 1사이에 존재)
◎ 파이 및 Cramer의 V (Phi and Cramer'sV)	카이제곱의 값을 표본의 수로 나눈 다음 제곱을 취한 경우의 값
◎ 람다(Lambda)	독립변수를 통해 종속변수를 예측하는 정도로 1은 완전한 예측을 나타내고, 0은 독립변수가 종속변수를 전혀 예측 못하는 것을 나타낸다.
◎ 불확실성계수 (Uncertainty coefficient)	첫 번째 변수를 통해 두 번째 변수의 정보를 얻는 것으로 상한값1에 가까울수록 첫 번째 변수값에 대한 정보를 더 많이 예측한 것이 되고, 0에 가까울수록 두 번째 변수에 대한 정보를 얻지 못하는 경우이다.
◪ 명목데이터(Nominal)	명목척도와 구간척도일 경우
◎ 에타(Eta)	구간척도에 대해 측정된 종속변수와 범주데이터를 가지는 독립변수에 대한 적합한 결합측정값, 두 개의 Eta값이 계산된다.
◪ 순서데이터(Ordinal)	변수가 서열척도인 경우
◎ 감마(Gamma)	카이제곱 검정을 마친 후에 쓰이는 보충설명자료
◎ Sommers의 d(Sommers's d)	독립변수에 대한 대응변수가 비대칭을 이루는 분포
◎ Kendall의 타우-b (Kendall's tau-b)	동률을 고려한 비모수통계의 상관계수
◎ Kendall의 타우-c (Kendall's tau-c)	동률을 고려하지 않은 비모수통계의 상관계수
◎ 카파(Kappa)	같은 개체에 대해 평가를 내린 평가자의 동의를 나타내는 값으로 1은 완전동의, 0은 동의가 없는 경우이다.
◎ 위험도(Risk)	요인의 존재와 사건의 발생간 결합강도의 측정값
◎ McNemar	명목변수와 순위변수로 되어있는 두 변수 간의 분포차이 검정
◎ Cochran 및 Mantel-Haenzel 통계량	한 개 이상의 통제변수로 정의되는 공변량방법에 따라, 이분형 요인변수와 이분형응답변수 간의 독립성을 검정한다.

8.2.2 독립성 검정

어떤 모집단의 자료가 두 가지 변수에 의하여 분류 된다고 할 때 이 두 가지 변수가 서로 관련이 있는지, 아니면 서로 독립적인지를 알고자 하는 경우에 독립성 검정(test of independence)이 적용된다. 즉, χ^2 검정은 두 변수 간의 관계를 검정할 때도 이용된다. 두 변수와의 관계는 상관계수로도 알아볼 수 있지만 두 변수가 연속변수가 아닌 경우에는 상관분석을 하는 것이 바람직하지 않고, 범주에 따라 빈도를 비교하는 독립성 검정을 한다. 예를 들어, 간암의 유병률(질병 있음, 질병 없음)이 성별(남성, 여성)에 따라 차이가 나는지를 알아보고자 한다고 하자. 대개 이런 분류에서 얻은 자료는 행렬 형태로 나타낼 수 있는데, 그 횡렬(행)은 한 변수의 유목에 대응되고, 종렬(열)은 두 번째 변수의 유목들에 대응된다. 이처럼 범주형의 두 변수가 서로 독립적인 관계인지를 검정하고자 할 때 독립성 검정(test of independence)을 하는 것이 적합하다.

$r \times c$ 표의 독립성 검정

$r \times c$ 표의 독립성 검정은 두 변수가 두 개의 명목 범주보다 많은 범주를 가지고 있는 경우를 말하며, 가설검정 방법의 구체적인 설명은 다음 예제를 통해서 하겠다.

실습 8.3 다음 자료는 성별에 따른 용돈지출액이다. 성별에 따라 용돈을 지출하는 사용액이 차이를 보이는지 검정하라.

표 8.2 성별과 한 달 용돈에 대한 분할표

성 별	용 돈				소 계
	5만원 미만	5만~10만원 미만	10만~20만원미만	20만 원 이상	
여학생	24	44	32	20	120
남학생	36	46	58	40	180
소 계	60	90	90	60	300명

단계 1 : 가설

여기서의 관심은 과연 대학생들의 월평균 용돈이 여학생과 남학생이라는 성별에 따라 차이가 있는지를 알고자 하는 것이다.

H_0 : 대학생들의 성별과 용돈은 독립적이다.

$(H_0 : P_{ij} = P_{i\cdot} \times P_{\cdot j},\ \ i = 1, \cdots, c, \quad j = 1, \cdots, c)$

H_A : 용돈지출의 정도는 성별에 따라 차이가 있다.

단계 2 : 유의수준 및 기각역

검정통계량 χ^2은 귀무가설이 사실이고 표본의 크기가 충분히 크다면 **자유도가 $(r-1)(c-1)$인 카이제곱 분포를 따른다.** 여기서 r=행의 수, c=열의 수이다. χ^2검정통계량의 값이 부록의 〈부표 5〉에 나오는 χ^2분포표의 기본 값인 $\chi^2_{1-\alpha,(r-1)(c-1)}$보다 크면 귀무가설을 기각한다. 검정통계량 χ^2값이 유의한지를 검정하려면 먼저 유의수준(α)을 정한다.

$\alpha = 0.05$, 기각역 $\chi^2_{.95,3} \geq 7.815$

$\alpha = 0.01$, 기각역 $\chi^2_{.99,3} \geq 11.345$

단계 3 : 검정통계량

여기서 P_{ij}는 어떤 학생이 분할표의 i번째 행 및 j번째 열에 위치할 확률이다. 또한 $P_{\cdot i}$는 i번째 행에 속할 확률, $P_{\cdot j}$는 j번째 열에 속할 확률을 나타낸다. 이러한 독립성 검정도 적합도 검정에서와 마찬가지로 용돈지출액이 성별과 완전히 독립적일 경우, 즉, 귀무가설이 사실일 경우의 기대빈도와 실제 조사된 관찰빈도를 비교한다.

먼저 다음의 표 8.3 에서 보는 바와 같이 각각 r개와 c개의 수준으로 구성되는 두 가지 모집단으로부터 n개의 표본이 추출되었다고 가정해보자. O_{ij}는 특성 R의 i번째 수준과 특성 C의 j번째 수준에서의 관찰빈도이다. 표 8.3과 같은 표를 $r \times c$ 분할표 혹은 유관표(contingency table)라고 한다.

표 8.3 두 가지 특성에 따른 분할표

특성 R	특성 C							소 계
	C_1	C_2		C_j		C_c		
R_1	O_{11}	O_{12}	……	O_{1j}	……	O_{1c}		n_1
R_2	O_{21}	O_{22}	……	O_{2j}	……	O_{2c}		n_2
⋮	⋮	⋮		⋮		⋮		⋮
R_i	O_{i1}	O_{i2}	……	O_{ij}	……	O_{ic}		n_i
⋮	⋮	⋮		⋮		⋮		⋮
R_r	O_{r1}	O_{r2}	……	O_{rj}	……	O_{rc}		n_r
소 계	$n_{\bullet 1}$	$n_{\bullet 2}$	……	$n_{\bullet j}$	……	$n_{\bullet c}$		n

① 두 가지 특성의 각 수준에 따른 비율 및 구하고, 이를 이용하여 다음과 같이 분할표상에서 각 셀(cell)의 비율을 계산한다.

$$P_{ij} = P_{i\bullet} \times P_{\bullet j} \ (i = 1, \cdots, r, \ j = 1, \cdots, c)$$

② 귀무가설이 사실일 때, 즉, 두 가지 특성이 완전히 독립적일 때 이론적으로 각 셀에 해당되는 기대빈도를 다음과 같이 구한다.

$$E_{ij} = nP_{ij} \ (i = 1, \cdots, r, j = 1, \cdots, c)$$

③ 적합도 검정에서와 마찬가지로 실제 관찰빈도와 기대빈도의 차이를 구한 후, 다음과 같은 카이제곱 통계량을 계산한다.

$$\chi^2 = \sum_{i=1}^{r}\sum_{i=1}^{c} \frac{(O_{ij} - E_{ij})^2}{E_{ij}}$$

표 8.4 성별과 용돈에 따른 비율 $P_{.i}$, $P_{j.}$ 및 P_{ij}

성 별	용 돈				소 계
	5만원 미만	5만~10만원 미만	10만~20만원미만	20만 원 이상	
여학생	$\frac{60}{300}\times\frac{120}{300}=0.08$	$\frac{90}{300}\times\frac{120}{300}=0.12$	$\frac{90}{300}\times\frac{120}{300}=0.12$	$\frac{60}{300}\times\frac{120}{300}=0.08$	$\frac{120}{300}=0.4$
남학생	$\frac{60}{300}\times\frac{180}{300}=0.12$	$\frac{90}{300}\times\frac{180}{300}=0.18$	$\frac{90}{300}\times\frac{180}{300}=0.18$	$\frac{60}{300}\times\frac{180}{300}=0.12$	$\frac{180}{300}=0.6$
소 계	$\frac{60}{300}=0.2$	$\frac{90}{300}=0.3$	$\frac{90}{300}=0.3$	$\frac{60}{300}=0.2$	

위에서 구한 비율을 이용하여 귀무가설이 사실일 때의 기대빈도 E_{ij}와 관찰빈도 O_{ij}를 구하면 다음과 같다.

표 8.5 성별과 용돈에 따른 기대빈도 E_{ij}

성 별	용 돈				소 계
	5만원 미만	5만~10만원 미만	10만~20만원미만	20만 원 이상	
여학생	$0.08 \times 300 = 24$	$0.12 \times 300 = 36$	$0.12 \times 300 = 36$	$0.08 \times 300 = 24$	
남학생	$0.12 \times 300 = 36$	$0.18 \times 300 = 54$	$0.18 \times 300 = 54$	$0.12 \times 300 = 36$	
소 계					

기대빈도를 결정하는 공식

기대빈도를 귀무가설과 표본특징으로부터 직접 구하는 것을 하였다. 이때에 O_{ij}값을 구하기 위해 앞에서 설명한 것처럼 어려운 계산을 꼭 해야 할 필요는 없다. 도수분포표의 조합에 대한 기대빈도 O_{ij}을 결정하는 간단한 공식이 있다. 즉, 어떤 칸의 기대빈도를 계산하기 위해서는 그 칸을 포함하는 행의 합과 그 칸을 포함하는 열의 합계를 교적한 값을 표의 전체 사례수로 나누면 된다. 다음에 만일 기대빈도의 계산이 옳게 되었다면 기대빈도의 행과 열의 합은 관찰빈도의 합과 같을 것이다.

기대빈도를 결정하는 공식

$$E_{ij} = \frac{fcfr}{n} \qquad \text{(공식 8.2.3)}$$

예를 들어, 여학생이면서 5만원 미만을 받는 학생의 기대빈도(E_{ij})는 $\frac{60 \times 120}{300} = 24$이므로 앞에서 확률을 이용해서 구한 값과 동일하다. 이와 같이 모든 셀(cell)의 기대빈도를 구한다.

$$E_{12} = \frac{90 \times 120}{300} = 36$$

$$E_{13} = \frac{90 \times 120}{300} = 36$$

$$E_{14} = \frac{60 \times 120}{300} = 24$$

$$E_{21} = \frac{90 \times 120}{300} = 36$$

$$E_{22} = \frac{90 \times 180}{300} = 54$$

$$E_{23} = \frac{90 \times 180}{300} = 54$$

$$E_{24} = \frac{40 \times 180}{300} = 36$$

$$\chi^2 = \sum_{i=1}^{r}\sum_{i=1}^{c} \frac{(O_{ij} - E_{ij})^2}{E_{ij}} = \frac{(24-24)^2}{24} + \frac{(44-36)^2}{36} + \frac{(32-36)^2}{36} + \frac{(20-24)^2}{24}$$
$$+ \frac{(36-36)^2}{36} + \frac{(46-54)^2}{54} + \frac{(58-54)^2}{54} + \frac{(40-36)^2}{36}$$
$$= 0 + 1.78 + 0.44 + 0.67 + 1.19 + 0.30 + 0.44 = 4.82$$

2×2표의 독립성 검정

두 변수 모두가 단지 두 가지의 범주로만 나누어지는 경우를 말하며, 가설검정 방법의 구체적인 설명은 다음 예제를 통해서 하겠다.

실습 8.4 발목염좌를 입은 30명의 A병원 환자를 대상으로 하루에 15분씩 완전한 체중지지를 시켰으며, 발목염좌 손상을 입은 다른 32명의 B병원 환자에게는 운동을 시키지 않았다. 발목염좌 손상을 입은지 3일 후, 각 집단의 보행을 평가하였으며, 그 결과는 다음 표와 같다. 조기의 체중지지 운동이 정상보행의 회복을 빠르게 하는지 검정하라.

표 8.6 체중지지 운동 유무에 따른 보행상태

	보행상태		소계
	정상	비정상	
운동집단	A : 21	B : 9	A+B : 30
비운동집단	C : 14	D : 18	C+D : 32
소계	A + C = 35	B + D = 27	N : 62

단계 1 : 가설

여기서의 관심은 체중지지운동이 보행상태에 영향을 주는지를 알고자 하는 것이다. 따라서 귀무가설은 "체중지지 운동은 보행상태와 독립적이다"라고 설정될 수 있는데, 일반적으로 다음과 같은 기호로 나타낸다.

H_0 : 체중지지 운동은 보행상태와 독립적이다.

H_A : 체중지지 운동은 보행상태와 관련이 있다.

단계 2 : 유의수준 및 기각역

검정통계량 χ^2은 귀무가설이 사실이고 표본의 크기가 충분히 크다면 자유도가 $(r-1)(c-1)$인 카이제곱 분포를 따른다. 여기서 $r=2$, $c=2$이고 $(r-1)(c-1)=(2-1)(2-1)=1$이므로 자유도가 1인 카이제곱 분포를 따른다. 그러므로 2×2표의 자유도는 항상 1이다.

χ^2검정통계량의 값이 부록의 〈부표 5〉에 나오는 χ^2분포표의 임계값인 $\chi^2_{1-\alpha,1}$보다 크면 귀무가설을 기각한다. 검정통계량 χ^2값이 유의한지를 결정하려면 먼저 유의수준(α)을 정한다.

$\alpha=0.05$, 기각역 $\chi^2_{.95,1} \geq 3.841$

$\alpha=0.01$, 기각역 $\chi^2_{.99,1} \geq 6.635$

단계 3 : 검정통계량

① 2×2표에 각 셀 A, B, C, D를 정한다.

② 각각의 열과 행에 소계를 계산한다.

여기서, A+B=21+9=30

C+D=14+18=32

A+C=21+14=35

B+D=9+18=27

③ 소계를 더하여 총계 $n=62$을 구한다.

④ 다음에서 제시하는 검정통계량의 공식을 이용하여 χ^2값을 구한다.
2×2 표일 경우 기대빈도를 구할 필요 없이 다음 공식을 이용해서 구하면 쉽게 검정통계량 값이 구해진다.

$$\chi^2 = \frac{N[|AD-BC|]^2}{(A+B)(C+D)(A+C)(B+D)}$$

$$\chi^2 = \frac{62[|(21\times 18)-(9\times 14)|]^2}{30\times 32\times 35\times 27} = \frac{62[|378-126|]^2}{30\times 32\times 35\times 27} = \frac{3937248}{907200} = 4.34$$

▍단계 4 : 통계적 결정

$\alpha = 0.05$의 검정통계량 값이 4.34로 임계값의 값 3.841보다 크므로 귀무가설을 기각한다.

▍단계 5 : 결론

조기 체중지지 운동이 정상보행의 회복을 빠르게 한다고 결론짓는다.

실습 8.5 중학생은 학년이 높아질수록 키가 커지는 것을 검정하고자 한다. 다음 자료를 가지고 학년과 키의 관련성을 검정하여라.

표 8.7 **학년별 키에 따른 빈도표**

구분		키			전체
		150 이하	151 이상 160 이하	161 이상	
학년	중 1	21	37	5	63
	중 2	3	48	11	62
	중 3	1	33	26	60
전체		25	118	42	185

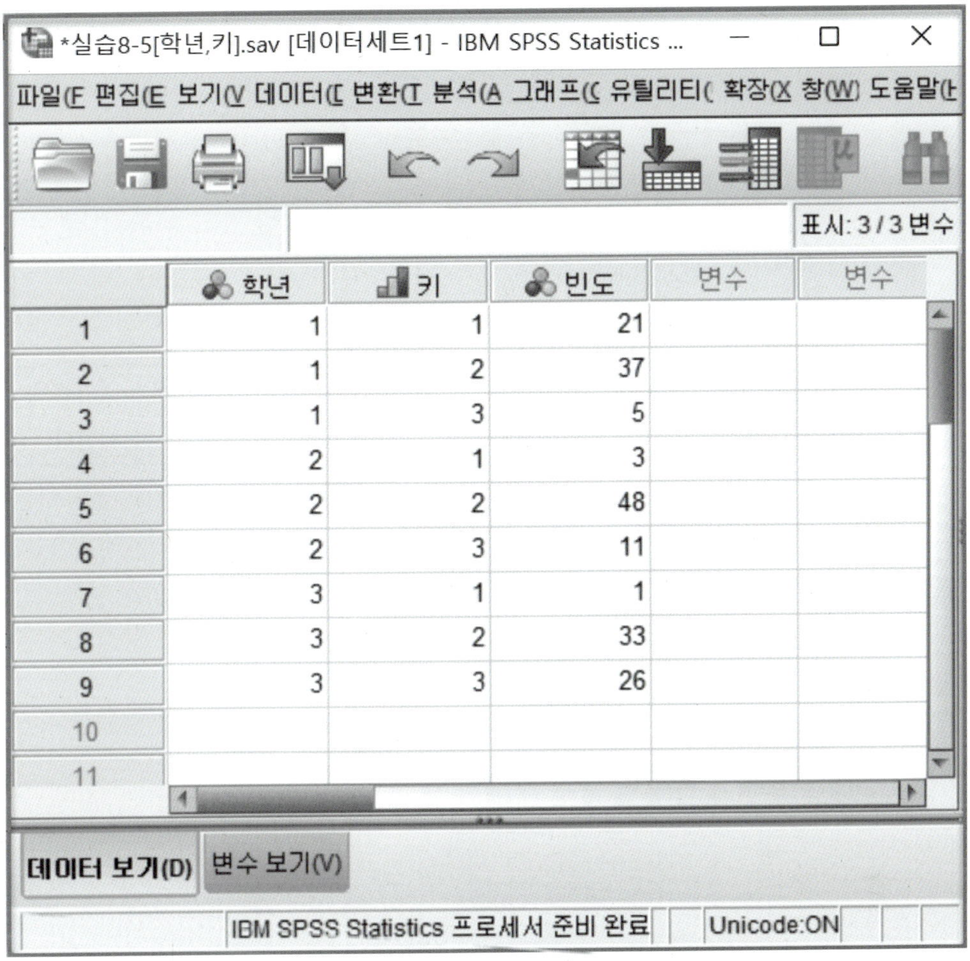

	학년	키	빈도	변수	변수
1	1	1	21		
2	1	2	37		
3	1	3	5		
4	2	1	3		
5	2	2	48		
6	2	3	11		
7	3	1	1		
8	3	2	33		
9	3	3	26		
10					
11					

1) 분석을 위해 필요한 자료를 입력한다.
(중 1 → 1, 중 2 → 2, 중 3 → 3 으로 입력하고, 키가 150 이하이면 1, 151 이상 160 이하이면 2, 161이상이면 3으로 코딩한 후 빈도 변수에 각각의 해당 빈도를 입력한다).

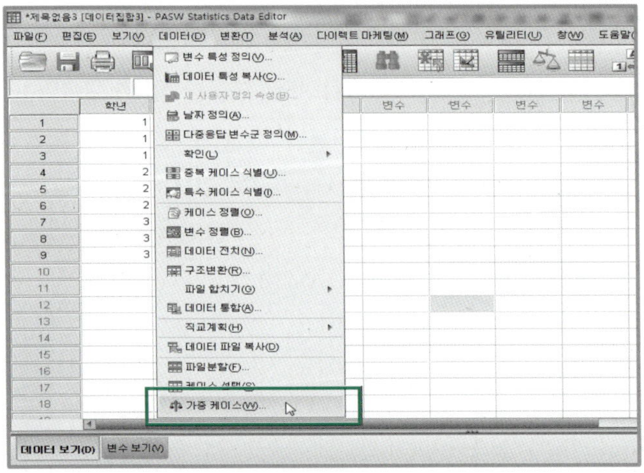

2) [데이터(D)] - [가중케이스(W)]를 선택한다.

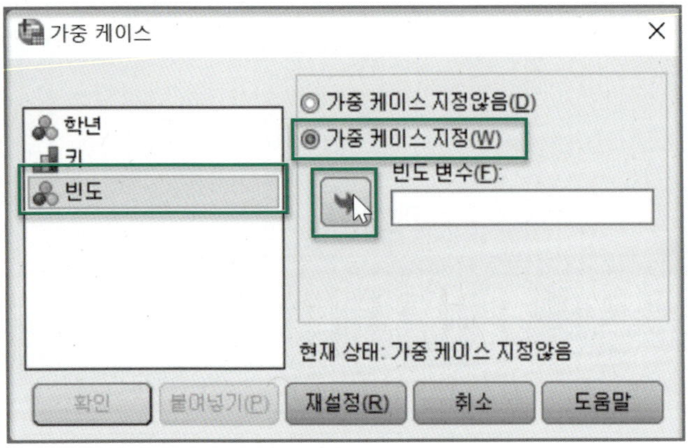

3) 빈도변수를 선택하고 를 눌러 오른쪽 [빈도변수(F)]으로 옮긴다.

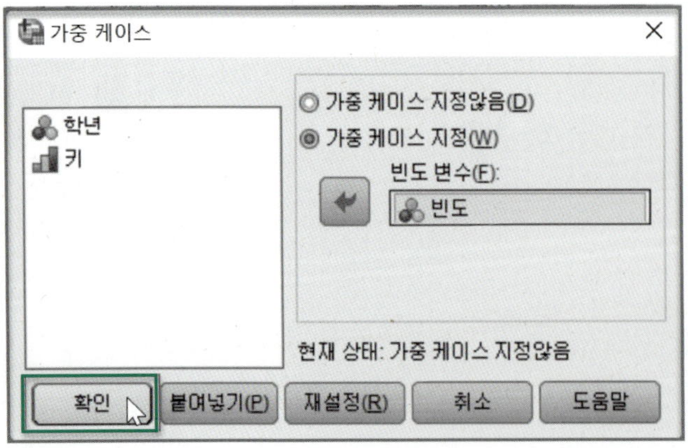

4) 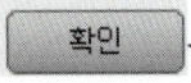을 누른다.

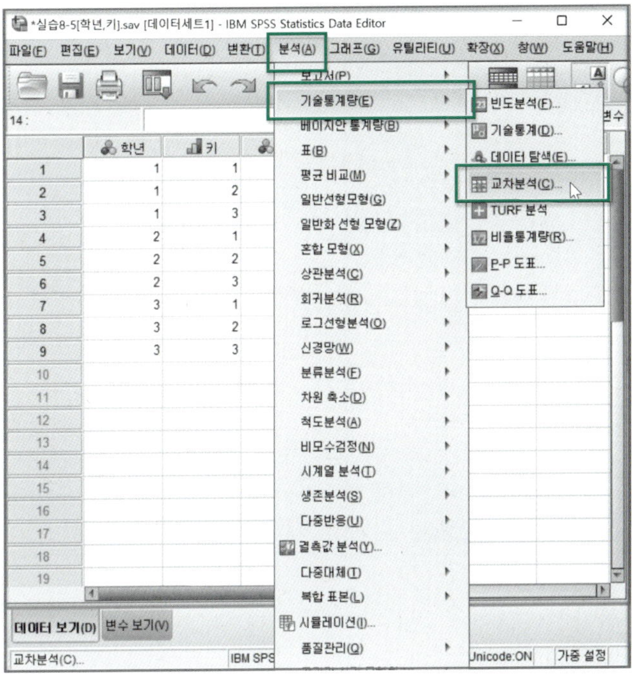

5) [분석(A)] - [기술통계량(E)] - [교차분석(C)]을 누른다.

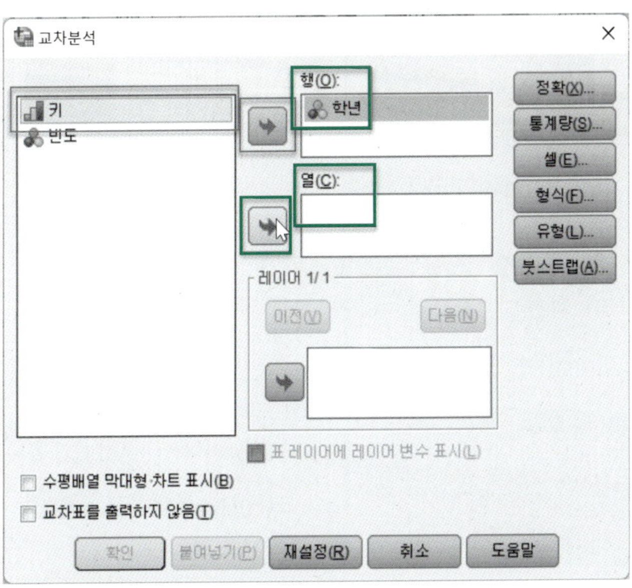

6) 분석을 위해 행변수(학년)와 열변수(키구분)를 선택하고 [화살표 버튼]를 눌러 각각 오른쪽 [행(O)]과 [열(C)]으로 옮긴다.

Chapter 08

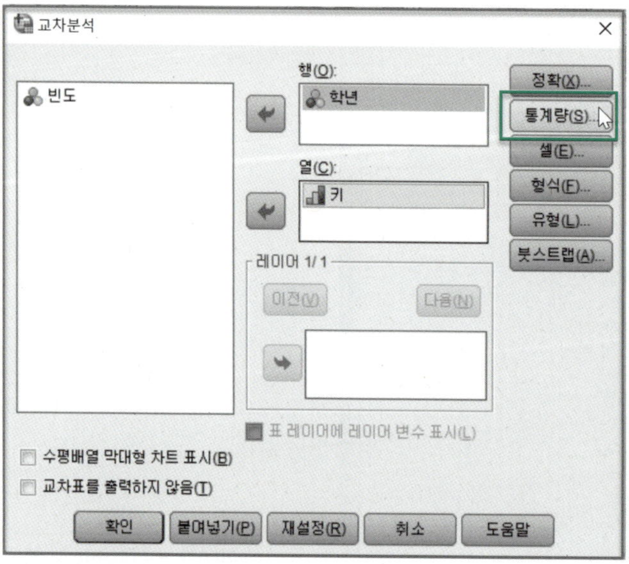

7) 통계량(S)... 을 누른다.

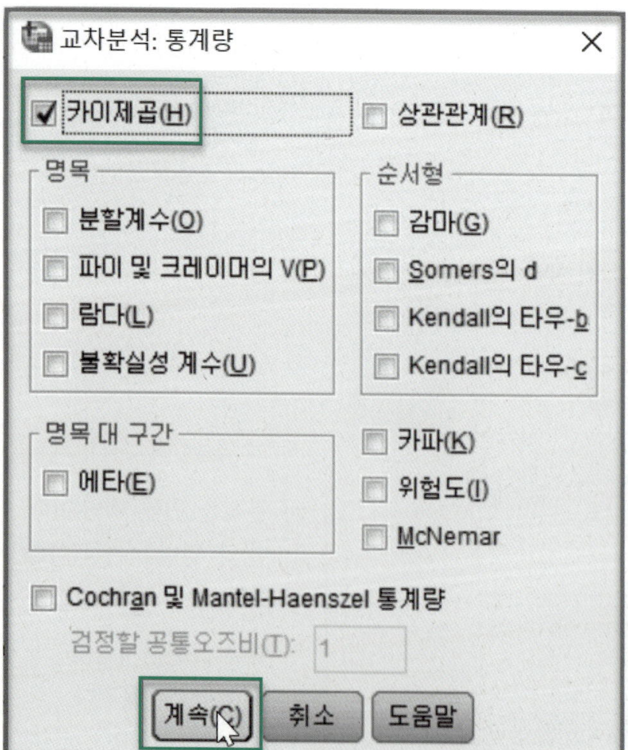

8) [교차분석 : 통계량] 대화상자에서 [카이제곱(H)]을 선택하고 계속 을 누른다.

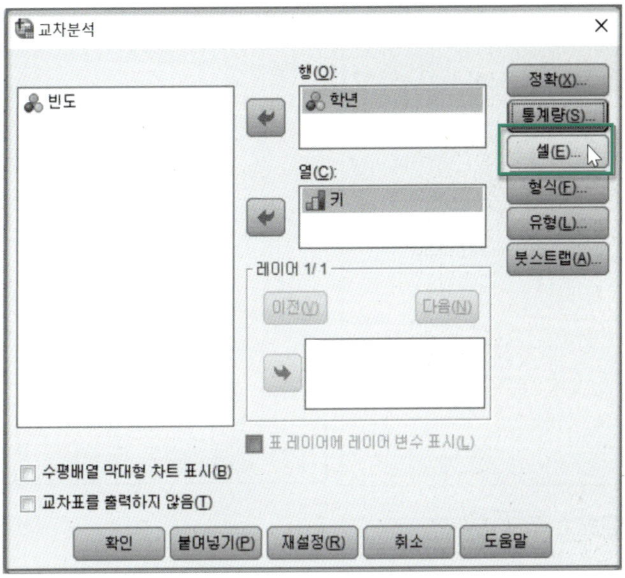

9) 셀(E)... 을 누른다.

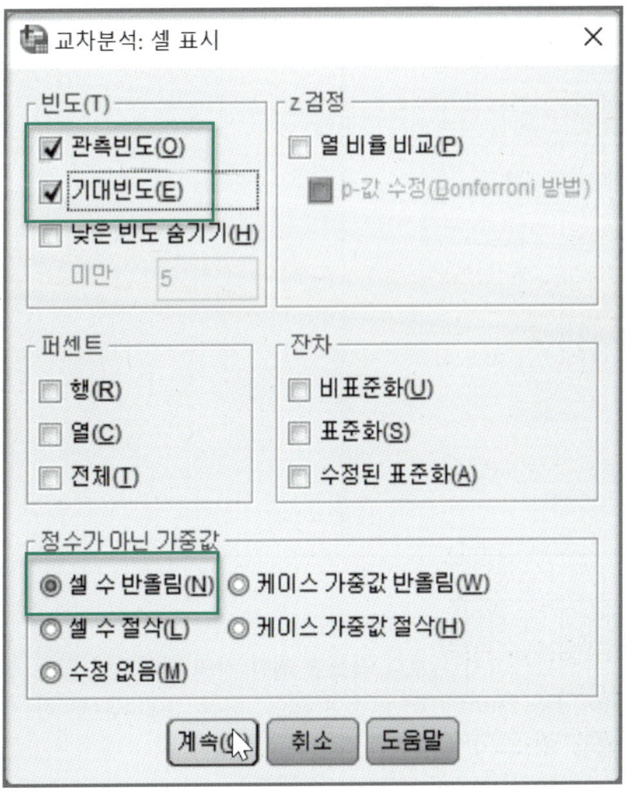

10) [관측빈도(O)]와 [기대빈도(E)]를 선택하고 계속 을 누른다.

Chapter 08

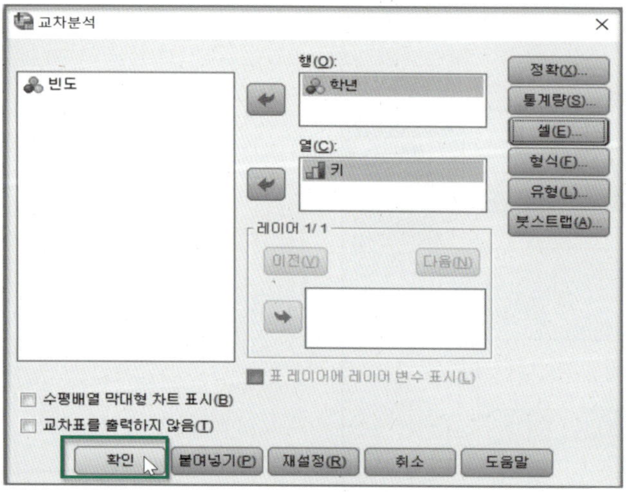

11) 확인 을 누른다.

케이스 처리 요약

	케이스					
	유효		결측		전체	
	N	퍼센트	N	퍼센트	N	퍼센트
학년 * 키	185	100.0%	0	0.0%	185	100.0%

학년 * 키 교차표

			키			
			1	2	3	전체
학년	1	빈도	21	37	5	63
		기대빈도	8.5	40.2	14.3	63.0
	2	빈도	3	48	11	62
		기대빈도	8.4	39.5	14.1	62.0
	3	빈도	1	33	26	60
		기대빈도	8.1	38.3	13.6	60.0
전체		빈도	25	118	42	185
		기대빈도	25.0	118.0	42.0	185.0

카이제곱 검정

	값	자유도	근사 유의확률 (양측검정)
Pearson 카이제곱	48.754[a]	4	.000
우도비	47.964	4	.000
선형 대 선형결합	38.962	1	.000
유효 케이스 수	185		

a. 0 셀 (0.0%)은(는) 5보다 작은 기대 빈도를 가지는 셀입니다. 최소 기대빈도는 8.11입니다.

12) 교차분석(카이제곱 검정)의 결과를 확인한다.
학년 * 키구분 교차표는 학년과 키구분의 교차된 빈도를 보여준다.
Pearson의 카이제곱 검정 :유의확률이 0.05보다 작으면 집단 간의 관련성이 있는 것이며, 0.05보다 크면 관련이 없는 것이다. 이 분석의 유의확률은 .000이므로 학년에 따라 키가 관련이 있음을 알 수 있다.

8.2.3 동질성 검정

마지막으로 동질성 검정에 대하여 알아보자. 여기서 동질성 검정이란 다음의 귀무가설에서 보는 바와 같이 각각의 특성에 따라 여러 집단이 동질한지를 파악하는 것이다.

$$H_0 : P_{1j} = P_{2i} = \cdots = P_{rj}$$

여기서 동질성 검정은 앞에서 다룬 독립성 검정과 결과는 동일하다. 그러나 다음 표 8.8에서 보는 바와 같이 각 집단의 표본 크기가 사전에 고정된다는 점이 독립성 검정과 다르다.

표 8.8 **동질성 검정의 분할표**

집단	특성 C				소 계
	C_1	C_2		C_c	
1	O_{11}	O_{12}	······	O_{1c}	n_1
2	O_{21}	O_{22}	······	O_{2c}	n_2
⋮	⋮	⋮		⋮	⋮
r	O_{r1}	O_{r2}	······	O_{rc}	n_r
소 계	$n_{\cdot 1}$	$n_{\cdot 2}$	······	$n_{\cdot c}$	n

실습 8.6 다음은 호주법 폐지 찬반여부에 관한 국민의 여론을 알아보기 위하여 남자와 여자 각각 100명의 표본을 추출하여 조사한 자료이다. 성별에 따라 호주법에 대한 입장이 동일한지를 5% 유의수준으로 검정하라.

표 8.9 성별에 따른 호주법 찬반 여부

성별	호주법		
	찬성	반대	
남자	A : 30	B : 70	100
여자	C : 60	D : 40	100
	90	110	200

단계 1 : 가설

여기서의 관심은 남성과 여성이 호주법 폐지 입장에 대하여 동일한 의견을 취하고 있는지를 알아보는 것이다. 따라서 귀무가설은 다음과 같이 설정할 수 있다.

H_0 : 남성과 여성은 호주법 폐지에 대한 입장이 동일하다.

H_A : 남성과 여성은 호주법 폐지에 대한 입장이 동일하지 않다.

단계 2 : 유의수준 및 기각역

2×2표의 자료이므로 자유도는 1이다. χ^2검정통계량의 값이 부록의 〈부표 5〉에 나오는 χ^2분포표의 임계값인 $\chi^2_{1-\alpha,1}$보다 크면 귀무가설을 기각한다. 검정통계량 χ^2값이 유의한지를 결정하려면 먼저 유의수준(α)을 정한다.

$\alpha=0.05$, 기각역 $\chi^2_{.95,1}\geq3.841$

$\alpha=0.01$, 기각역 $\chi^2_{.99,1}\geq6.635$

단계 3 : 검정통계량

① 2×2표에 각 셀에 A, B, C, D를 정한다.

② 각각의 열과 행에 소계를 계산한다.

여기서, $A+B=30+70=100$

$C+D=60+40=100$

$A+C=30+60=90$

$B+D=70+40=110$

③ 소계를 더하여 총계 $n=200$을 구한다.

④ 다음에서 제시하는 검정통계량의 공식을 이용하여 χ^2값을 구한다.

$$\chi^2=\frac{N[|AD-BC|]^2}{(A+B)(C+D)(A+C)(B+D)}$$

$$\chi^2=\frac{200[|1200-4200|]^2}{100\times100\times90\times110}=\frac{1800000000}{99000000}=18.182$$

단계 4 : 통계적 결정

$\alpha = 0.05$의 검정통계량 값이 18.182로 임계값의 값 3.841보다 크므로 귀무가설을 기각한다.

단계 5 : 결론

남성과 여성의 호주법 폐지에 대한 찬반 결과는 동일하지 않으며, 여성이 남성보다 호주법 폐지를 찬성하는 비율이 높은 것으로 나타났다.

실습 8.7 성별 음주경험에 차이가 있는지 5% 유의수준으로 검정해 보자.

		음주경험		전체
		있다	없다	
성별	남성	32	13	45
	여성	38	17	55
전체		70	30	100

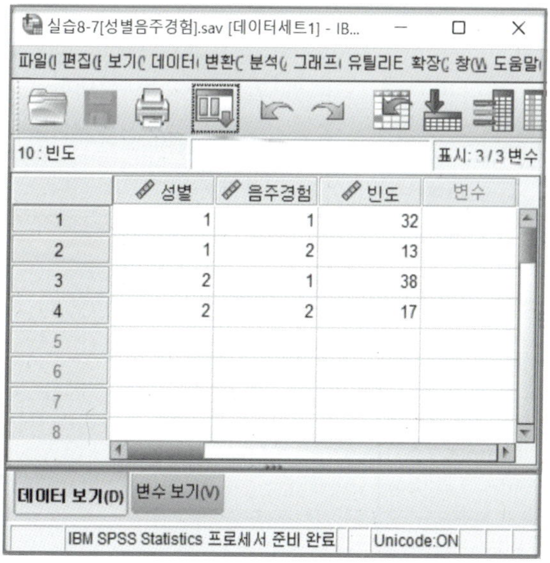

1) 분석을 위해 필요한 사료를 입력한다(성별은 남성이면 1, 여성이면 2로 입력하고, 음주경험이 있으면 1, 없으면 2로 입력한 후 각각에 해당하는 빈도를 입력한다).

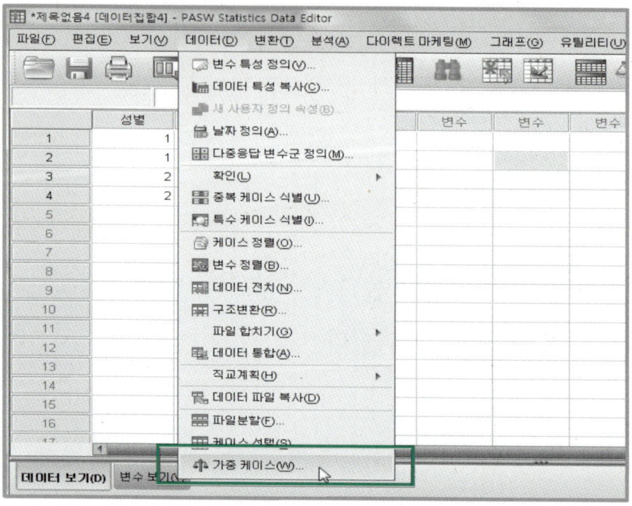

2) [데이터(D)] - [가중 케이스(W)]를 선택한다.

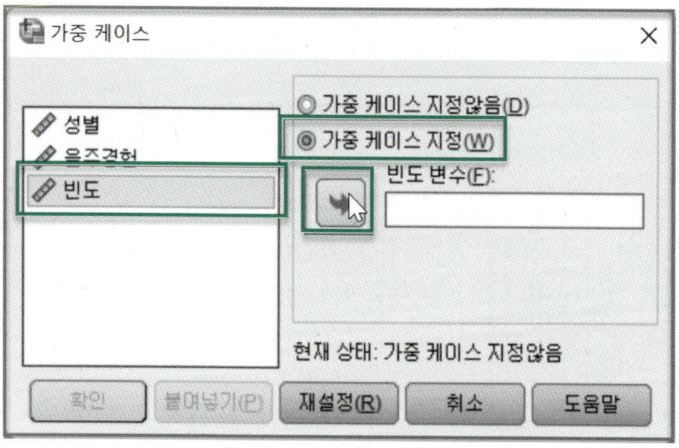

3) 빈도 변수를 선택하고 를 눌러 오른쪽 [빈도 변수(F)]로 옮긴다.

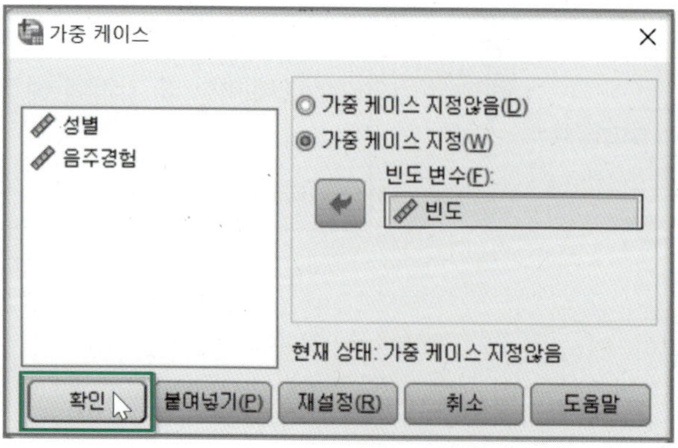

4) 확인 을 누른다.

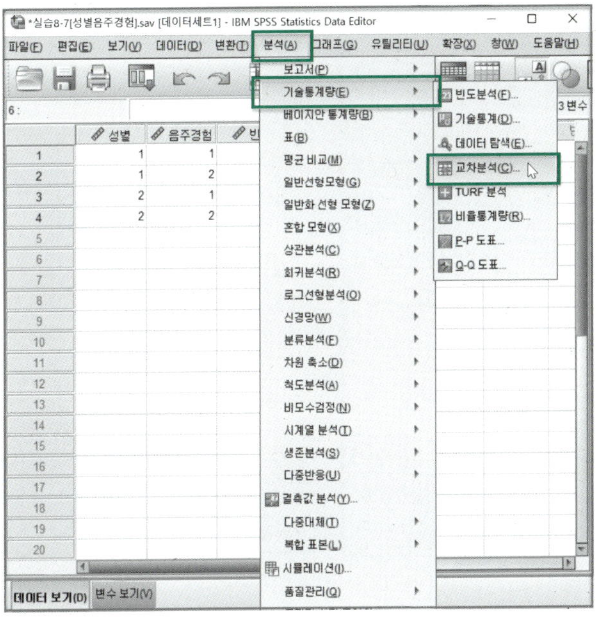

5) [분석(A)] - [기술통계량(E)] - [교차분석(C)]을 선택한다.

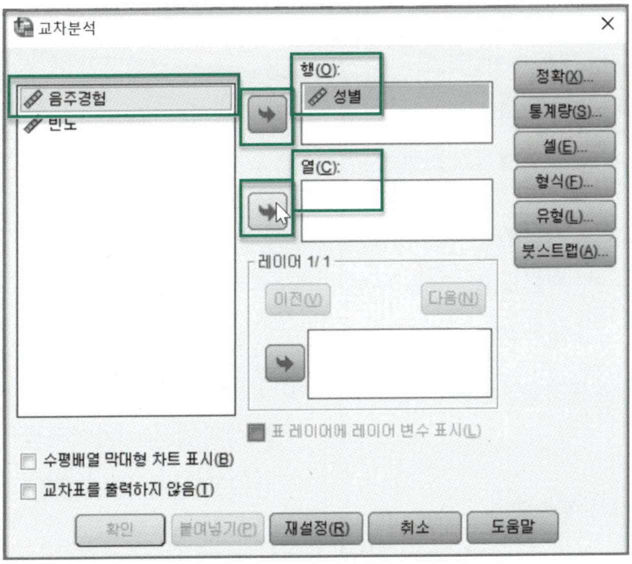

6) 분석을 위해 행변수와 열변수를 선택하고 [➔] 를 눌러 각각 오른쪽 [행(O)]과 [열(C)] 변수란으로 옮긴다.

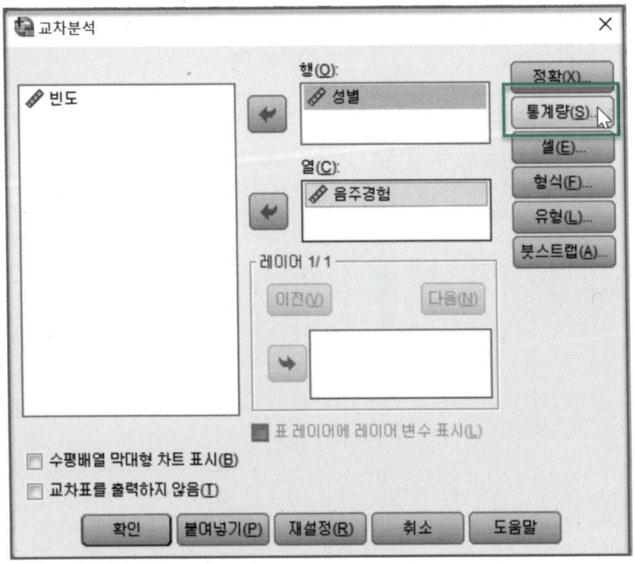

7) 통계량(S)... 을 누른다.

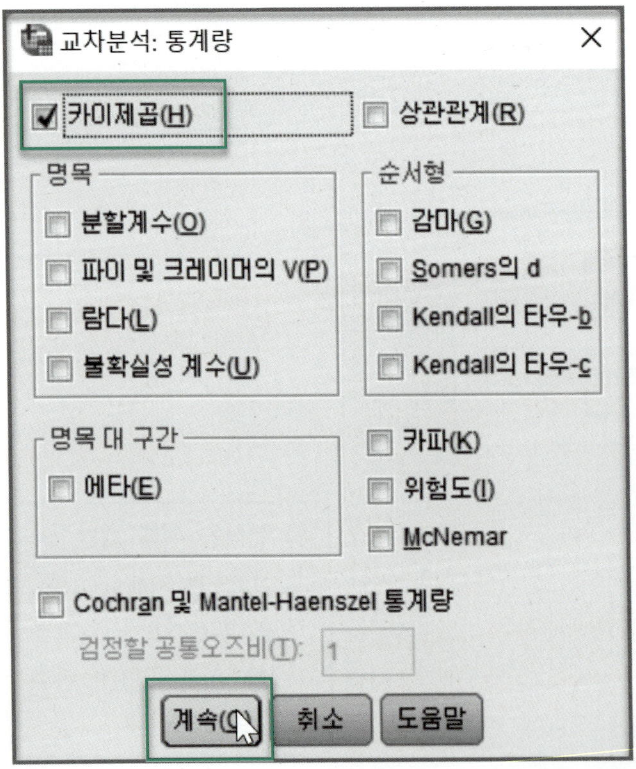

8) [교차분석 : 통계량] 대화상자에서 [카이제곱(H)]을 선택하고 계속 을 누른다.

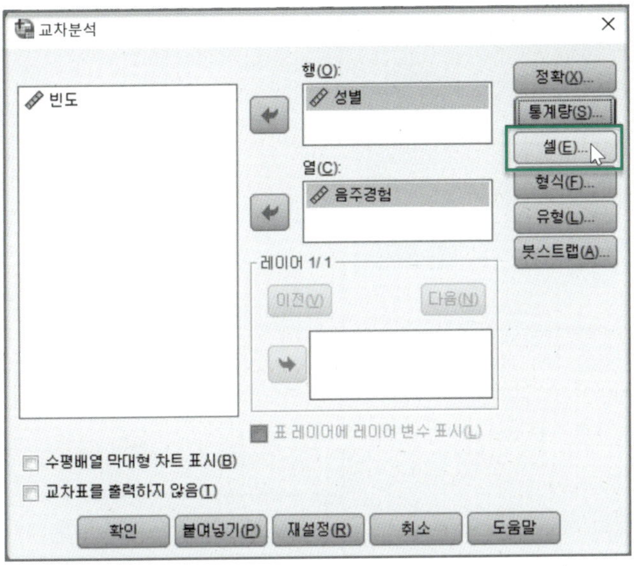

9) [셀(E)...]을 누른다.

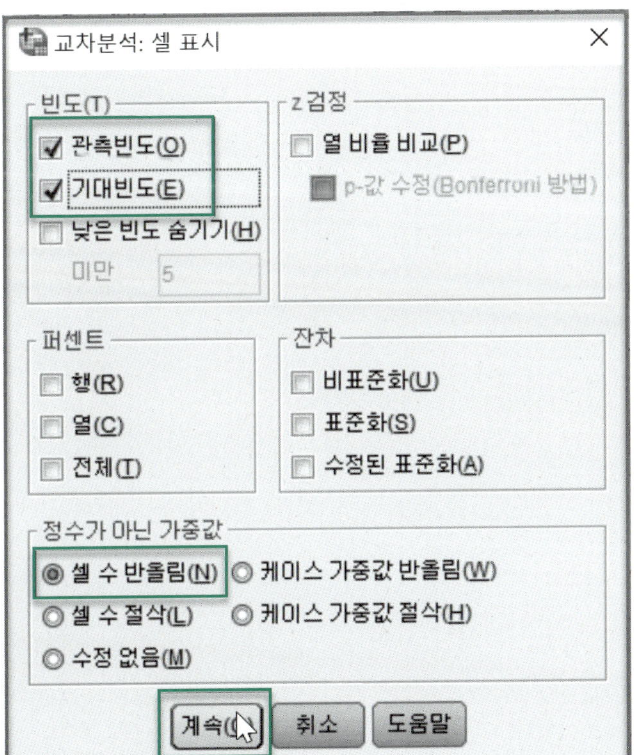

10) [관측빈도(O)]와 [기대빈도(E)]를 선택하고 [계속]을 누른다.

Chapter 08

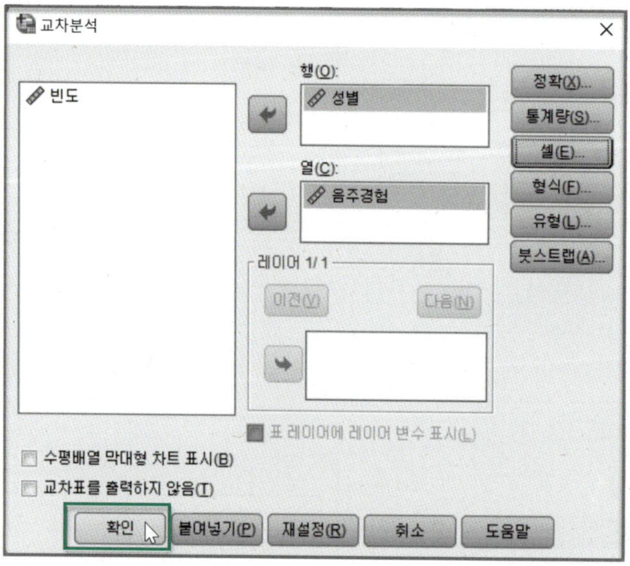
교차분석
행(O):
성별
열(C):
음주경험
빈도
정확(X)...
통계량(S)...
셀(E)...
형식(F)...
유형(L)...
붓스트랩(A)...
레이어 1/1
이전(V)
다음(N)
표 레이어에 레이어 변수 표시(L)
수평배열 막대형 차트 표시(B)
교차표를 출력하지 않음(T)
확인
붙여넣기(P)
재설정(R)
취소
도움말

11) 확인 을 누른다.

케이스 처리 요약

	케이스					
	유효		결측		전체	
	N	퍼센트	N	퍼센트	N	퍼센트
성별 * 음주경험	100	100.0%	0	0.0%	100	100.0%

성별 * 음주경험 교차표

			음주경험		
			1	2	전체
성별	1	빈도	32	13	45
		기대빈도	31.5	13.5	45.0
	2	빈도	38	17	55
		기대빈도	38.5	16.5	55.0
전체		빈도	70	30	100
		기대빈도	70.0	30.0	100.0

카이제곱 검정

	값	자유도	근사 유의확률 (양측검정)	정확 유의확률 (양측검정)	정확 유의확률 (단측검정)
Pearson 카이제곱	.048[a]	1	.826		
연속성 수정[b]	.000	1	1.000		
우도비	.048	1	.826		
Fisher의 정확검정				1.000	.501
선형 대 선형결합	.048	1	.827		
유효 케이스 수	100				

a. 0 셀 (0.0%)은(는) 5보다 작은 기대 빈도를 가지는 셀입니다. 최소 기대빈도는 13.50입니다.

b. 2x2 표에 대해서만 계산됨

12) 교차분석(카이제곱 검정) 결과를 확인한다. 성별 * 음주경험 교차표에서는 성별과 음주경험의 교차된 빈도를 보여준다.

Pearson 카이제곱 검정 : 유의확률이 0.05보다 작으면 두 집단이 관련이 있고, 0.05보다 크면 관련이 없는 것으로 본다. 이 분석에서는 유의확률이 0.826으로 0.05보다 크므로 음주경험이 남성과 여성집단 간에 차이가 없는 것으로 나타났다.

실습 8.8 다음 자료를 SPSS를 이용하여 분석해 보자.
보호자의 동거상태에 따른 청소년의 흡연이 어떤 관련성이 있는지 검정해 보자.
(동거 상태 : 1=같이 산다, 2=같이 살지 않음, 흡연여부 : 1=흡연 2=비흡연)

표 8.10 보호자와의 동거상태에 따른 흡연여부

동거상태	흡연여부	동거상태	흡연여부	동거상태	흡연여부
2	1	1	2	1	2
1	1	1	2	1	2
1	1	1	2	1	2
1	1	1	2	1	2
2	1	1	2	1	2
1	1	1	2	1	2
2	1	1	2	1	2
2	1	1	2	1	2
1	1	1	2	1	2
2	1	1	2	1	2
1	1	1	2	1	2
1	1	1	2	1	2
2	1	1	2	1	2
1	1	1	2	1	2
2	1	1	2	1	2
2	1	1	2	1	2
2	1	2	2	1	2
1	1	1	2	1	2
2	1	1	2	1	2
1	1	1	2	1	2
1	1	1	2	1	2
2	1	1	2	1	2
1	1	1	2	1	2
1	1	1	2	1	2
1	1	1	2	1	2
1	1	1	2	1	2
2	1	1	2	2	2
1	1	1	2	1	2
1	1	1	2		
1	1	1	2		
1	2	1	2		
1	2	1	2		
1	2	1	2		
1	2	1	2		
1	2	1	2		
1	2	1	2		

1) 다음의 자료를 입력해보자.

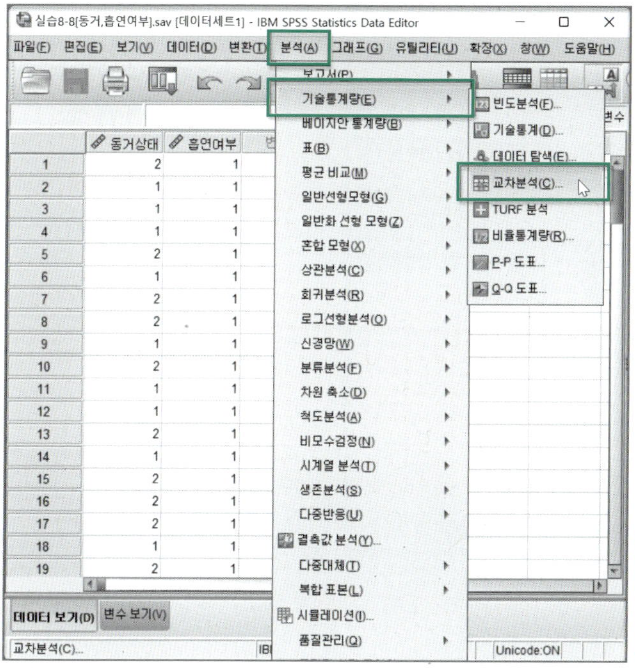

2) [분석(A)] - [기술통계량(E)] - [교차분석(C)]을 선택한다.

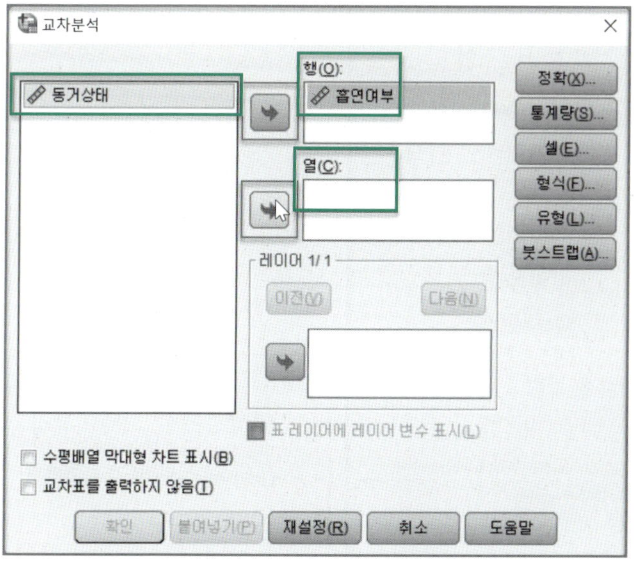

3) 분석을 위해 행변수와 열변수를 선택하고  를 눌러 각각 오른쪽 [행(O)]와 [열(C)]으로 옮긴다.

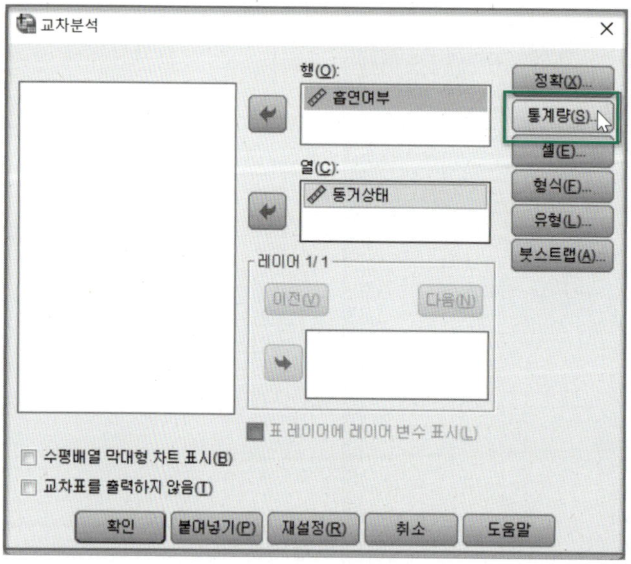

4) [통계량(S)...] 을 누른다.

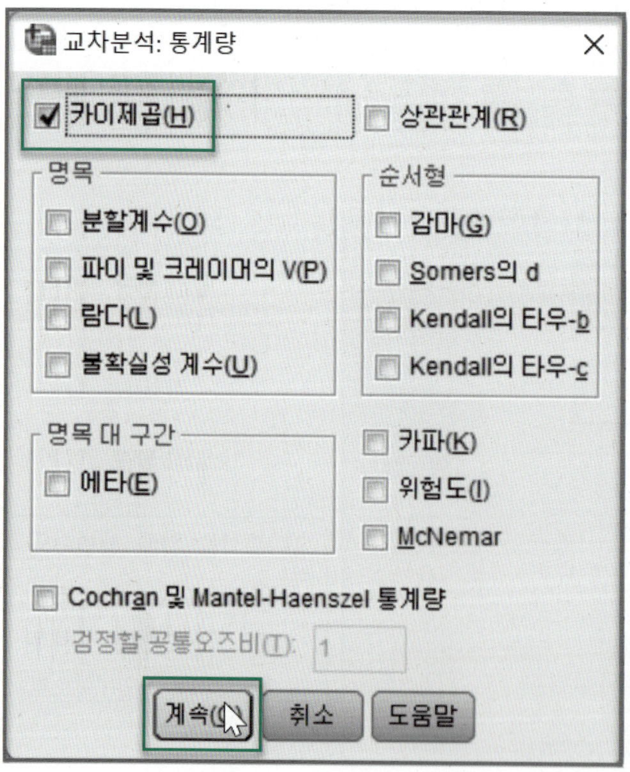

5) [교차분석 : 통계량] 대화상자에서 [카이제곱(H)]을 선택하고 [계속] 을 누른다.

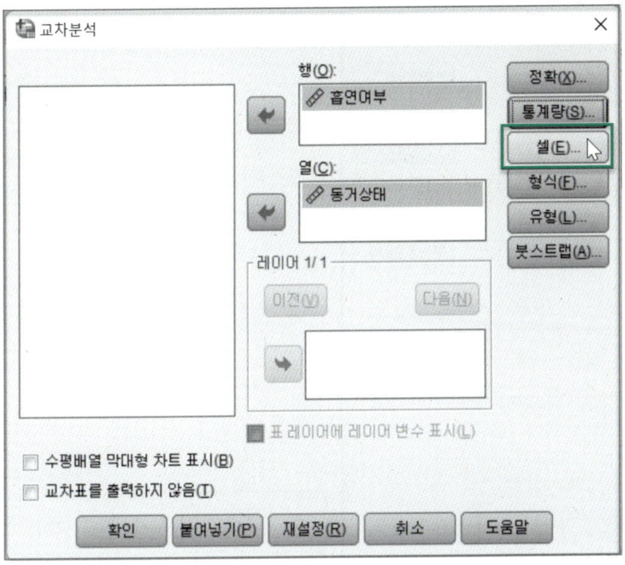

6) 셀(E)... 을 누른다.

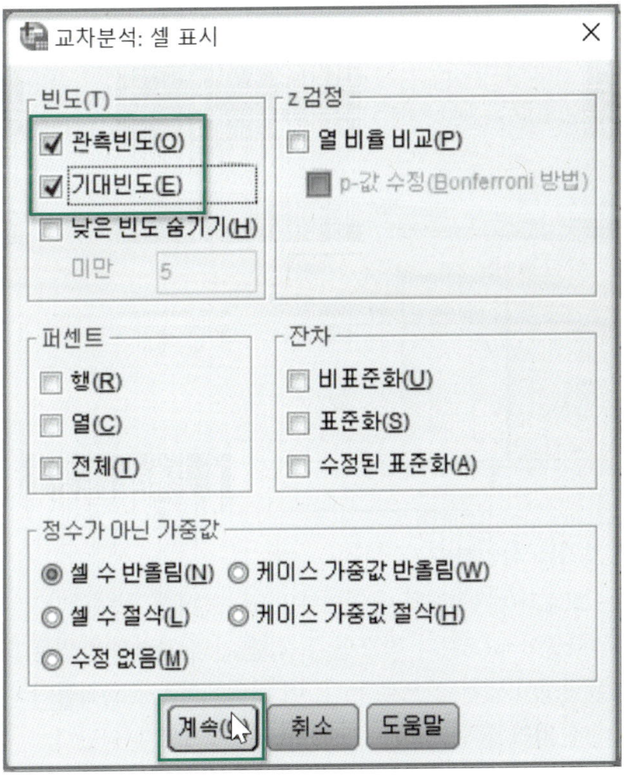

7) [관측빈도(O)]와 [기대빈도(E)]를 선택하고 계속 을 누른다.

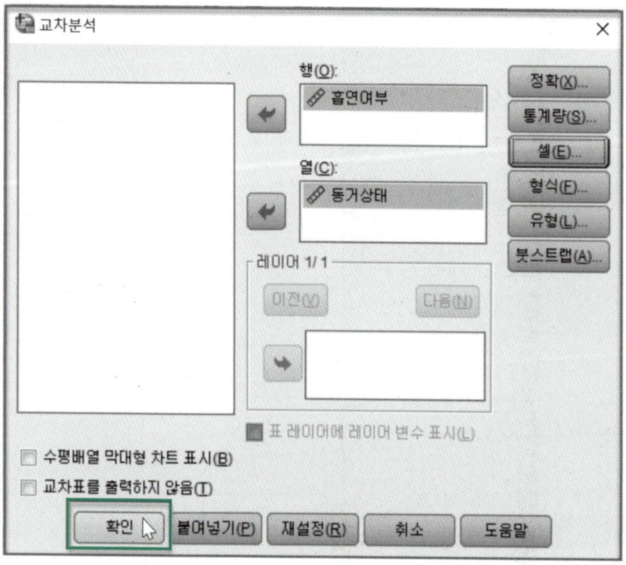

8) 확인 을 누른다.

케이스 처리 요약

	케이스					
	유효		결측		전체	
	N	퍼센트	N	퍼센트	N	퍼센트
흡연여부 * 동거상태	100	100.0%	0	0.0%	100	100.0%

흡연여부 * 동거상태 교차표

			동거상태		전체
			1	2	
흡연여부	1	빈도	18	12	30
		기대빈도	25.8	4.2	30.0
	2	빈도	68	2	70
		기대빈도	60.2	9.8	70.0
전체		빈도	86	14	100
		기대빈도	86.0	14.0	100.0

카이제곱 검정

	값	자유도	근사 유의확률 (양측검정)	정확 유의확률 (양측검정)	정확 유의확률 (단측검정)
Pearson 카이제곱	24.063[a]	1	.000		
연속성 수정[b]	21.077	1	.000		
우도비	22.448	1	.000		
Fisher의 정확검정				.000	.000
선형 대 선형결합	23.822	1	.000		
유효 케이스 수	100				

a. 1 셀 (25.0%)은(는) 5보다 작은 기대 빈도를 가지는 셀입니다. 최소 기대빈도는 4.20입니다.

b. 2x2 표에 대해서만 계산됨

9) 교차분석(카이제곱 검정)의 결과를 확인한다.

흡연여부×동거상태 교차표는 보호자동거상태와 흡연여부의 교차빈도를 보여준다. Pearson 카이제곱 검정 : 유의확률이 0.05보다 작으면 두 집단 간의 관련성이 있는 것으로 보고, 0.05보다 크면 관련성이 없는 것으로 본다. 이 분석에서는 유의확률이 0.000으로 보호자의 동거상태에 따라 흡연여부도 차이가 있는 것으로 나타났다.

요 약

◪ 교차분석의 이해

① 교차분석의 의의

㉠ 범주형인 명목척도와 서열척도의 성격을 가진 두 변수가 가진 각 범주를 교차하여 해당 도수를 표시하는 **교차분석표를 작성하여 두 변수 간의 관련성을 분석하는** 기법이다.

◪ 카이제곱 독립성 검정과 동일성 검정

① 정의

㉠ **독립성 검정 :** 모집단에서 추출한 자료들이 두 가지 A, B에 의해서 범주화되어 있을 때 이들 두 가지 변수 A, B 사이에 **연관성이 있는지를 검정하는** 검정이다.

㉡ **동질성 검정 :** 모집단을 주어진 변수 A에 따라 R개의 속성으로 범주화한 뒤 R개의 부분 모집단으로부터 추출한 각 표본을 C개의 범주로 주어졌을 때 이들 각 **모집단의 분포가 동질한가의 여부를 판단하는** 것을 검정이다.

② 분석 절차

㉠ 가설 설정

- 독립성 검정

귀무가설(H_0) : 두 변수는 서로 연관성이 없다(서로 독립이다).
대립가설(H_1) : 두 변수는 서로 연관성이 있다(서로 독립이 아니다).

- 동질성 검정

귀무가설(H_0) : 각 범주 $j=1, 2, \cdots, c$에 대해서 $P_{1j}=P_{2j}=\cdots=P_{rj}$
대립가설(H_1) : 귀무가설은 사실이 아니다.

㉡ 기대도수 구하기

$$E_{ij}=\frac{O_i \times O_j}{n}$$

O_i : 행의 합, O_j : 열의 합, n : 전체관측도수

Chapter 08

㉢ 검정통계량 구하기

$$\chi^2 = \sum_{i=1}^{r}\sum_{j=1}^{c}\frac{(O_{ij}-E_{ij})^2}{E_{ij}} \sim \chi^2_{(r-1)(c-1)}$$

O_{ij} : 관찰도수, E_{ij} : 기대도수

㉣ **자유도 :** r행 c열 분할표에서 카이제곱 통계량의 자유도는 $(r-1)\times(c-1)$이다.

◪ 카이제곱 적합도 검정

① 정의

㉠ 모집단의 분포에 대한 **가정이 옳은지를 실제 관측된 자료를 바탕으로 검정**하는 것을 **적합도 검정**이라고 한다. n개의 표본자료를 k개의 범주로 분류하여 각 범주에 속하는 **관측도수(관찰빈도)**와 귀무가설하에서 주어진 확률분포에 대해 각 범주에 속하는 **기대도수(기대빈도) 간에 잘 적합되는지**를 검정하는 것이다.

② 분석 절차

㉠ 가설 설정

귀무가설(H_0) : 실제분포와 이론적 분포는 일치한다.

대립가설(H_1) : 실제분포는 이론적 분포와 일치하지 않는다.

㉡ 기대도수 구하기

$$E_i = n\pi_i$$

π_i : 미리 주어진 확률

㉢ 검정통계량 구하기

$$\chi^2 = \sum_{i=1}^{k}\frac{(O_i-E_i)^2}{E_i} \sim \chi^2_{(k-1)}$$

O_i : 관찰도수, E_i : 기대도수, $i=1,2,\cdots,k$

㉣ **자유도 :** 카이제곱 적합성 검정에서 통계량의 자유도는 $k-1$이다.

Chapter 09

상관분석

Chapter 09 상관분석

통계분석을 하다보면 모집단 사이의 독립성은 유지할 수 있으나, 모집단을 이루는 구성원의 변수들은 서로 독립적인 경우가 사실 매우 드물다. 변수는 개체를 설명해주는 특성이라 할 수 있는데 이러한 여러 특성들이 개체 안에서 서로 유기적인 관계를 갖고 있기 때문이다. 예를 들어, 의약품 광고비의 지출이 많으면 많을수록 매출액은 증가할 것이고, 판매원의 수가 많으면 많을수록 시장점유율은 증가할 것이다. 이와 같이 두 변수 간에 어떤 관계가 존재할 때 이러한 관계가 선형(linear) 관계이면 상관관계가 있다고 하며, 그 크기 정도를 상관계수라 한다.

상관계수를 구하는 방식을 모집단과 표본으로 나누어 설명하면 다음과 같다.

① 모집단 상관계수

$$\rho = \frac{\sigma_{xy}}{\sqrt{\sigma_x^2}\sqrt{\sigma_y^2}} = \frac{\sigma_{xy}}{\sigma_x \sigma_y},\ -1 \le \rho \le 1$$

② 표본 상관계수

$$r = \frac{S_{xy}}{\sqrt{S_x^2}\sqrt{S_y^2}} = \frac{S_{xy}}{S_x S_y},\ -1 \le r \le 1$$

$$S_x^2 = \frac{1}{n-1}\sum(x-\overline{x})^2,\ S_y^2 = \frac{1}{n-1}\sum(y-\overline{y})^2,\ S_{xy} = \frac{1}{n-1}\sum(y-\overline{y})\sum(x-\overline{x})$$

③ 편(부분)상관계수

$$r_{12.3} = \frac{r_{12} - r_{13}r_{23}}{\sqrt{1-r_{12}^2}\sqrt{1-r_{23}^2}}$$

여기서 $r_{12.3}$의 의미는 X_3을 통제한 상태에서 X_1과 X_2의 부분적인 상관계수를 나타낸다.

9.1 상관계수의 종류

상관관계의 종류에는 세 가지가 있다.

① **단순상관계수(simple correlation coefficient) :** 두 변수 간의 상관관계

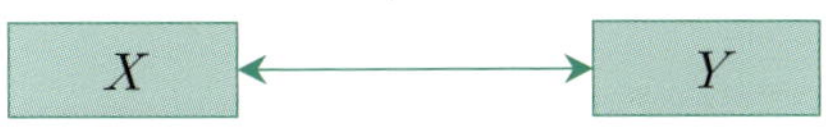

② **다중상관관계(multiple correlation)** : 하나의 변수와 두 변수 이상의 변수 간의 상관관계

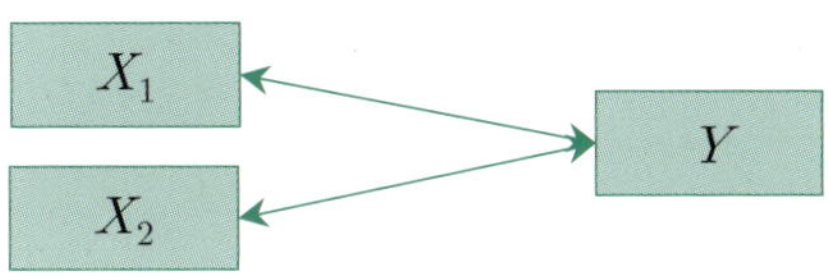

③ **편상관관계(partial correlation)** : 다른 변수들의 상관관계를 통제하고 (다른 변수들과 같이 변화하는 부분을 제외하고) 순수한 두 변수 간의 상관관계

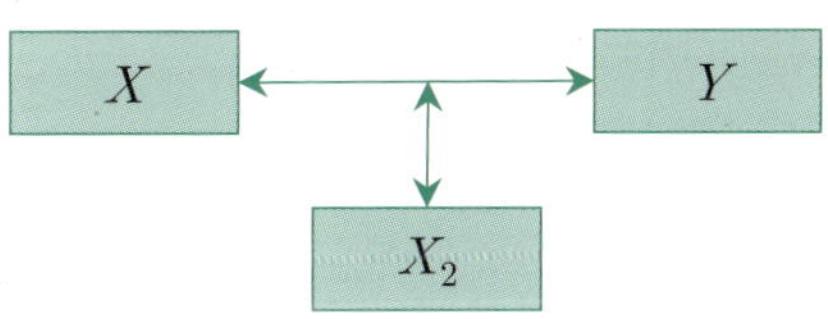

9.2 상관계수의 해석

상관계수는 두 변수 사이의 일차적인 관계가 얼마나 강한가를 측정해주는 지수이다. 이것은 두 변수 사이의 일차관계적인(선형적인) 방향과 관련 정도를 나타낸다.

1) 산포도를 그려봄으로써 두 변수 사이의 개략적인 관계를 파악한다.
2) 공식을 이용하여 상관계수를 구하고 해석을 내린다.

-1.0 〈 상관계수 r 〈 -0.7 강한 음의 상관관계
-0.7 〈 상관계수 r 〈 -0.3 뚜렷한 음의 상관관계
-0.3 〈 상관계수 r 〈 -0.1 약한 음의 상관관계
-0.1 〈 상관계수 r 〈 0.1 거의 무시될 수 있는 상관관계
0.1 〈 상관계수 r 〈 0.3 약한 양의 상관관계
0.3 〈 상관계수 r 〈 0.7 뚜렷한 양의 상관관계
0.7 〈 상관계수 r 〈 1.0 강한 양의 상관관계

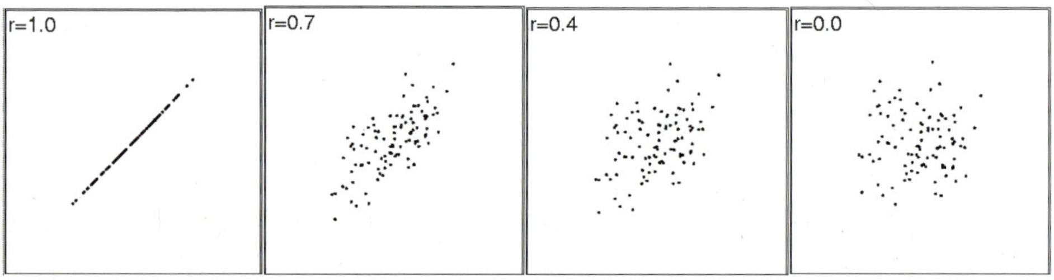

9.3 상관계수의 가설검정

두 변수 사이의 선형관계가 통계적으로 유의한지 여부를 검정하여야 한다. 표본상관계수 r에 근거하여, 모집단의 상관관계 ρ(rho : 로)에 대한 가설을 검정한다. 이 가설을 검정하기 위해서는 두 변수 모두 정규분포를 따르는 분포로부터 확률표본 추출되었다는 기본 가정이 있어야 한다. 가설 설정은 다음과 같다.

① **가설설정**

$H_0 : \rho_{xy} = 0$, 두 변수 간에 상관관계가 없다.

$H_1 : \rho_{xy} \neq 0$, 두 변수 간에 상관관계가 있다.

9.4 상관분석의 실행

상관관계는 인과관계와는 다르다. 즉, 상관분석은 종속과 독립이라는 인과관계가 아니라, 상호 동등한 위치에서 변수들 상호 간 변화의 방향과 정도를 파악하고자 하는 것이다.

실습 9.1 다음 자료는 A병원의 내원일수와 진료만족도에 관한 자료이다. 내원일수와 진료만족도 간의 상관계수를 구해보자.

	1	2	3	4	5	6	7	8	9	10	11	12	13	14	15	16
내원일수(x)	15	6	4	4	2	2	2	16	2	3	3	3	3	4	5	1
진료만족도(y)	5	4	3	3	1	2	3	5	5	4	2	1	3	3	5	2

A병원의 진료만족도

내원일수	진료만족도
15	5
6	4
4	3
4	3
2	1
2	2
2	3
16	5
2	5
3	4
3	2
3	1
3	3
4	3
5	5
1	2

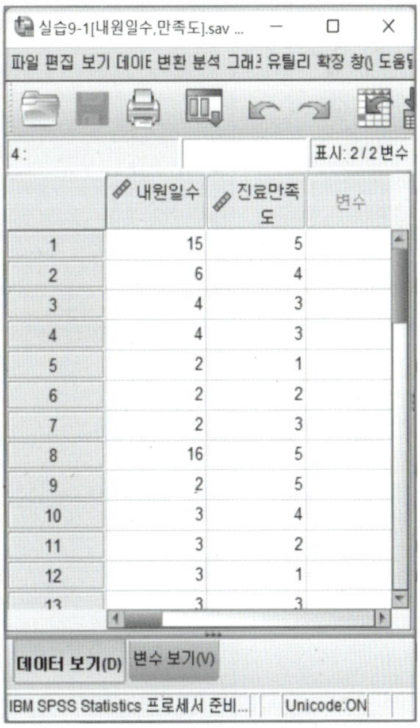

1) 분석을 위해 필요한 자료를 입력한다.

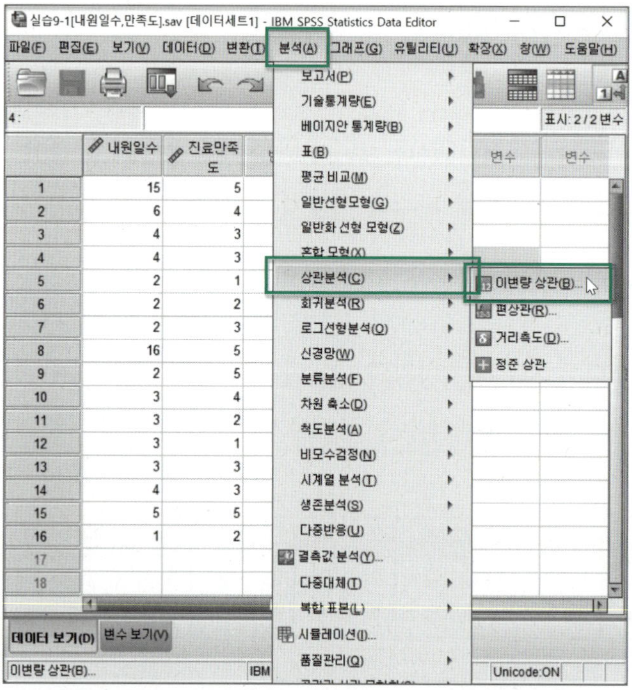

2) [분석(A)] - [상관분석(C)] - [이변량 상관계수(B)]를 선택한다.

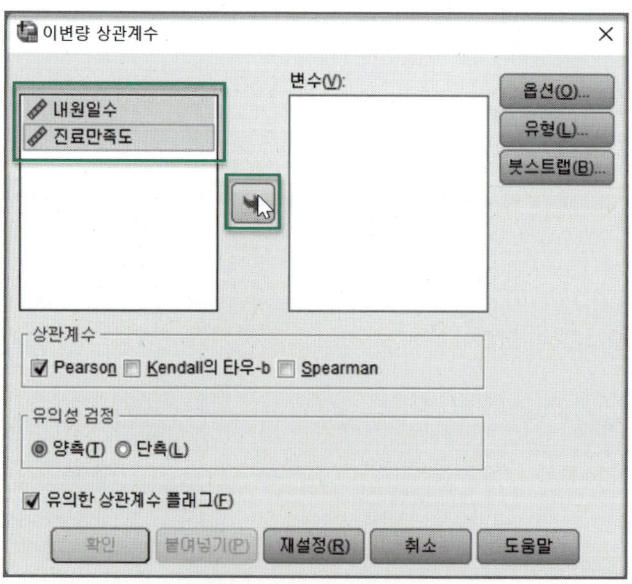

3) 분석대상 변수를 선택하고 [➡]를 눌러 오른쪽 [변수(V)] 란으로 옮긴다.

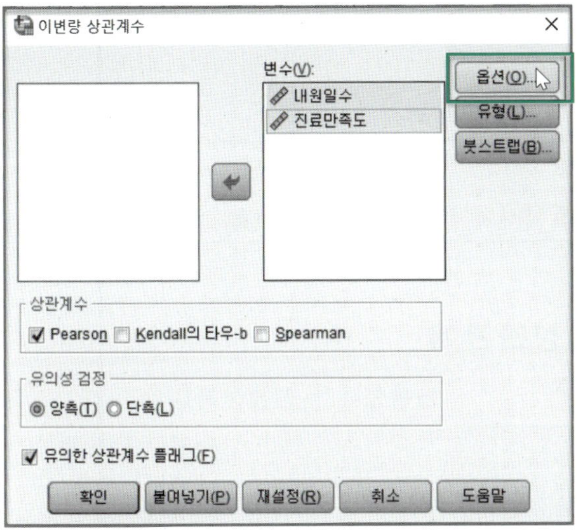

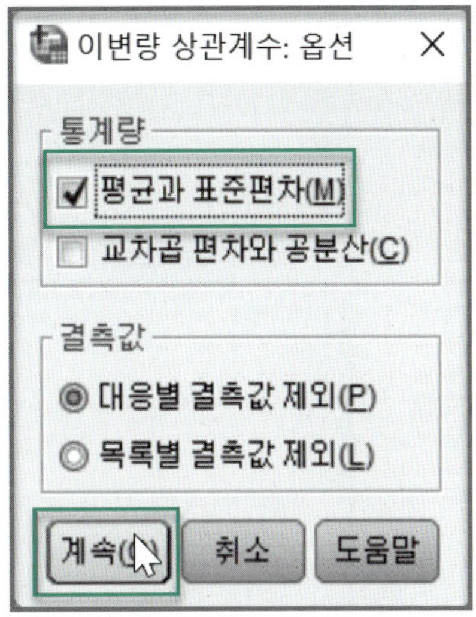

4) 옵션(O)... 을 눌러 [평균과 표준편차(M)]를 선택하고 계속 을 누른다.

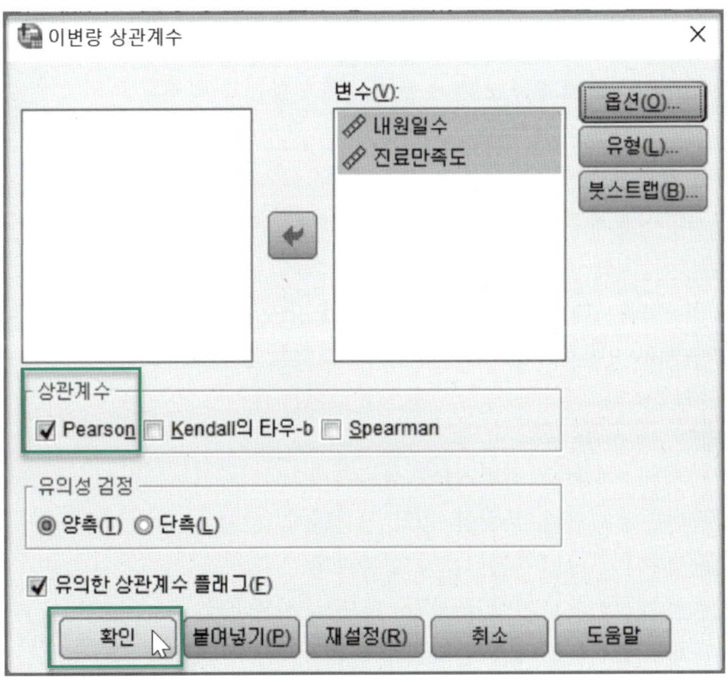

5) 상관계수 항목을 선택하고 확인 을 누른다.

명목척도 : Kendall

서열척도 : Spearman (비모수검정 : 비정규분포)

등간/비율척도 : Pearson (모수검정 : 정규분포)

기술통계량

	평균	표준화 편차	N
내원일수	4.69	4.408	16
진료만족도	3.19	1.377	16

상관관계

		내원일수	진료만족도
내원일수	Pearson 상관	1	.603*
	유의확률 (양측)		.013
	N	16	16
진료만족도	Pearson 상관	.603*	1
	유의확률 (양측)	.013	
	N	16	16

*. 상관관계가 0.05 수준에서 유의합니다(양측).

6) 상관분석 결과를 확인한다.

Pearson의 상관계수는 정규분포를 가정하며 상관계수는 -1 ∽ +1까지이다.
대각선은 자신과의 상관관계이므로 항상 1이며 1을 중심으로 대칭된다.
이 분석의 결과는 내원일수와 진료만족도의 상관계수가 0.603이므로 중등도의 양적 상관관계가 있으며, 통계적으로 0.05 수준에서 유의하다.

※ 상관계수 r 에 대한 일반적 해석
-1.0 〈 상관계수 r 〈 -0.7 강한 음의 상관관계
-0.7 〈 상관계수 r 〈 -0.3 뚜렷한 음의 상관관계
-0.3 〈 상관계수 r 〈 -0.1 약한 음의 상관관계
-0.1 〈 상관계수 r 〈 0.1 거의 무시될 수 있는 상관관계
0.1 〈 상관계수 r 〈 0.3 약한 양의 상관관계
0.3 〈 상관계수 r 〈 0.7 뚜렷한 양의 상관관계
0.7 〈 상관계수 r 〈 1.0 강한 양의 상관관계

9.5 편상관분석

편상관분석(partial correlation)은 단순상관분석과 같이 두 변수 간의 관계를 분석한다는 점에서 유사하지만, 두 변수에 영향을 미치는 제 3의 변수를 통제한다는 점에서 차이가 있다. 내원일수(x_1) 변수를 통제한 상태에서 의사친절도(x_2)와 진료만족도(y) 사이의 관계를 파악하려 한다.

이를 위해 다음과 같이 실행한다.

분석(A) → 상관분석(C) → 편상관계수(R)

실습 9.2 실습 9.1의 자료 중 의사친절도 변수가 추가된 것이다. 내원일수를 통제한 상태에서 의사친절도와 진료만족도 간의 편상관계수를 구해보자.

	1	2	3	4	5	6	7	8	9	10	11	12	13	14	15	16
내원일수(x_1)	15	6	4	4	2	2	2	16	2	3	3	3	3	4	5	1
의사친절도(x_2)	10	9	6	6	2	4	5	9	10	8	2	2	5	6	10	3
진료만족도(y)	5	4	3	3	1	2	3	5	5	4	2	1	3	3	5	2

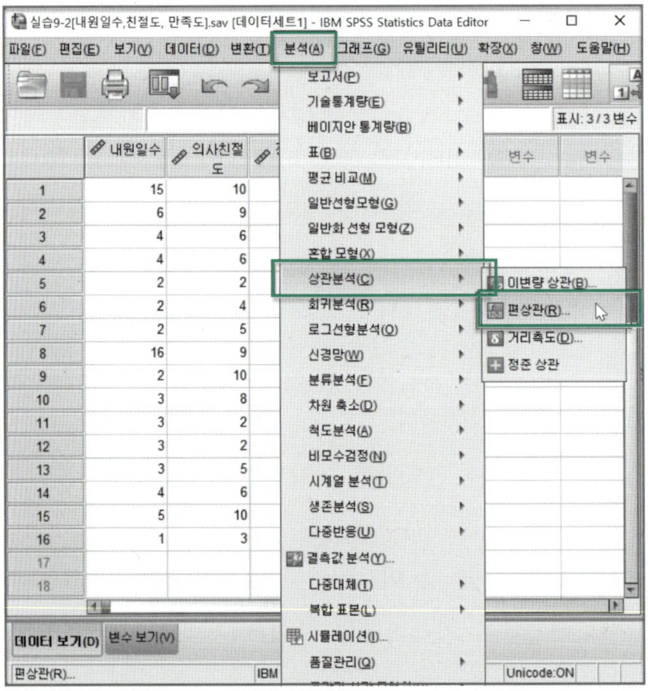

1) 자료를 입력한 후 [분석(A)] - [상관분석(C)] - [편상관(R)]를 선택한다.

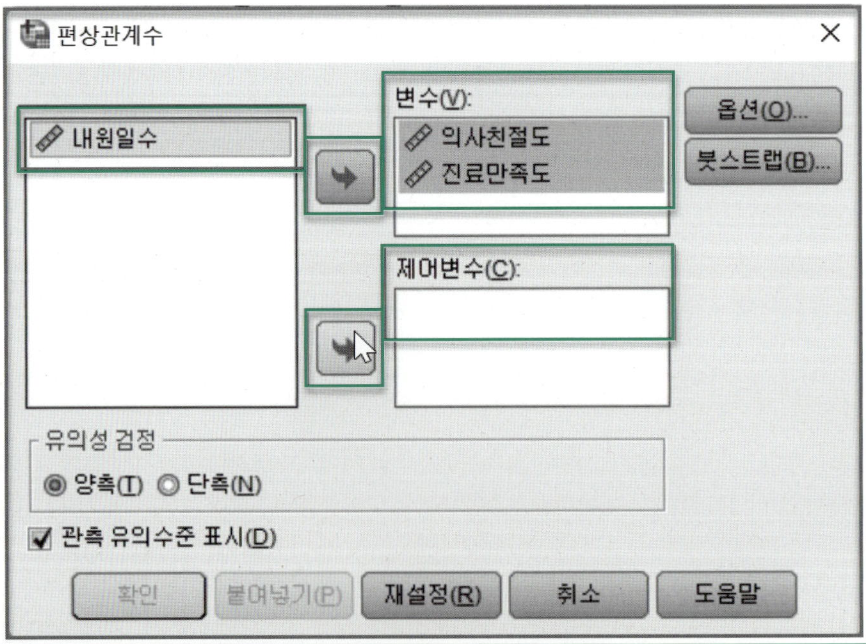

2) '의사친절도'와 '진료만족도'를 [변수(V)]칸으로 옮긴다.
'내원일수'는 [제어변수(C)]칸으로 옮긴다.

특정변수인 내원일수(x_1)를 통제하고, 다른 두 변수인 의사친절도(x_2)와 진료만족도(y)의 상관관계를 구하는 과정을 나타내고 있다. 제어변수에 내원일수(x_1)를 입력하면 된다.

결과 : 편상관계수

편상관계수 결과

통제변수			의사친절도	진료만족도
내원일수	의사친절도	상관	1.000	.960
		유의수준(양측)	.	.000
		df	0	13
	진료만족도	상관	.960	1.000
		유의수준(양측)	.000	.
		df	13	0

내원일수를 통제한 상태에서 의사친절도와 진료만족도 간의 편상관계수는 0.960임을 알 수 있다. 내원일수를 통제하지 않은 의사친절도와 진료만족도의 상관계수는 0.973으로 통제 후 조금 낮아졌음을 알 수 있다.

상관계수 결과

		의사친절도	진류만족도
의사친절도	Pearson 상관계수	1	.973**
	유의확률 (양쪽)		.000
	N	16	16
진료만족도	Pearson 상관계수	.973**	1
	유의확률 (양쪽)	.000	
	N	16	16

**. 상관계수는 0.01 수준(양쪽)에서 유의합니다.

Chapter 09

요 약

상관분석의 이해

① 상관분석의 의의

㉠ 상관분석은 하나의 변수가 다른 변수와 얼마나 관련성을 갖고 변화하는지를 알아보기 위하여 사용한다.

② 상관분석의 기본 가정

㉠ 상관분석은 **변수들 간의 선형성**을 충족시켜야 한다. 즉, 두 변수 간에 **정(+)**의 상관이거나 **부(-)**의 상관의 형태로 나타난다.

㉡ 등분산성이 가정을 충족시켜야 한다.

㉢ 이상치 유무를 파악하여 제거해야 한다.

㉣ 변수는 등간 또는 비율척도로 구성되어야 한다. 서열척도는 순위 상관을 사용한다.

상관계수

① 상관계수의 의의

㉠ 상관계수는 피어슨 상관계수를 간단히 지칭한 것이다. 이는 대상변수들의 측정에 사용된 척도가 등간·비율척도일 때 **하나의 변수와 다른 변수와의 선형 관련성**을 분석하는 데 이용된다.

② 상관계수 특징

㉠ -1에서 1 사이의 값을 갖는다.

㉡ 상관계수가 음의 값을 가지면 부(negative)의 상관관계가, 양의 값을 가지면 정(positive)의 상관관계가 있음을 의미한다. 또한 r값이 0에 가까울수록 상관관계가 약한 것을 의미하고 ±1에 가까울수록 강한 상관관계가 있음을 의미한다.

㉢ 상관계수가 0이면 변수 간에 선형연관성이 없는 것이지 곡선의 연관성은 있을 수 있다.

㉣ 두 확률변수가 서로 독립이면 상관계수는 0이다.

③ 상관계수의 유의성 검정

㉠ 가설 설정

귀무가설(H_0) : 두 변수 간에 상관관계가 없다.
대립가설(H_1) : 두 변수 간에 상관관계가 있다.

ⓛ 검정통계량

$$t = r\frac{\sqrt{n-2}}{\sqrt{2-r^2}} \sim t_{(n-2)}$$

손애리 보건통계학

Chapter

10

단순회귀분석

Chapter 10 단순회귀분석

상관분석은 두 변수 간의 선형관계를 조사할 때 회귀분석(regression analysis)은 한 변수를 종속변수(dependent variable)로 그리고 다른 변수(들)를 독립변수(independent variable)로 설정하여 이들 간의 관계를 분석하는 것이다. 이때 독립변수가 한 개인 경우를 단순회귀분석(simple regression)이라 하며, 두 개 이상인 경우를 다중회귀분석(multiple regression)이라 한다.

회귀분석에서는 먼저 변수들 간의 관계를 나타내는 타당한 수학적 모형을 설정하고, 변수들의 측정값을 이용하여 그 모형을 추정한 다음 추정한 모형에 의해 변수들 간의 관계를 설명하든지 혹은 예측하며 다음과 같은 정보를 제공해 준다.

① 독립변수와 종속변수 간의 상관관계, 즉, 상호관련성 여부를 알려준다.

② 상관관계가 있다면 이러한 관계가 어느 정도 되는지를 알려준다. 즉, 관계의 크기와 유의도를 알려준다.

③ 독립변수와 종속변수 간 관계의 성격을 알려준다. 즉, 두 변수가 양의 방향으로 관련되어 있는가 또는 음의 방향으로 관련되어 있는가를 알려준다.

언제 회귀분석을 해야 하는지 다음 예를 통해 살펴보자.

① 연령이 증가함에 따라 체중이 증가하는 경향이 있는데, 두 변수 간에는 어떤 관계가 있을까?

② 어느 생산 공장에서 생산량과 온도와 압력이 어떤 관계인가를 알고자 한다.

위에서 보는 바와 같이, 서로 관계를 가지고 있는 변수 간에는 다른 변수에 영향을 주는 변수도 있고, 다른 변수에 의해 영향을 받는 변수도 있다. 이때 영향을 받는 변수를 종속변수(dependent variable)라 하고, 영향을 주는 변수를 독립변수(independent variable)라 한다. 종속변수의 변화는 독립변수의 변화로 설명될 수 있다는 의미에서 독립변수를 설명변수 혹은 원인변수라고 하고,

종속변수는 결과변수라고도 한다. 위의 예를 독립변수와 종속변수로 구분하면 다음과 같다.

- 독립변수 : 연령 · 종속변수 : 체중
- 독립변수 : 온도, 압력 · 종속변수 : 생산량

회귀분석은 크게 세 가지 목적을 갖는다.

첫째, 기술적인 목적을 갖는다.

예를 들어, 의약품광고액과 매출액 사이의 관계를 기술하고 설명할 수 있다.

둘째, 통제목적을 갖는다.

예를 들어, 비용과 생산량 사이의 관계, 혹은 결근율과 생산량 사이의 관계를 조사하여 생산관리의 효율적인 통제에 이용할 수 있다.

셋째, 예측의 목적을 갖는다.

회귀분석에서 종속변수는 등간척도 혹은 비율척도로 측정된 계량적 자료이어야 하며, 독립변수도 마찬가지로 등간척도 혹은 비율척도로 측정된 계량적 자료여야 한다. 하지만 경우에 따라 명목척도 혹은 서열척도로 측정된 자료가 사용될 수 있는데 이 경우 **독립변수를 더미변수(dummy variable)로 바꾸어야 한다.**

10.1 가설검정

회귀분석은 기본적으로 다음과 같은 가정을 한다.

(1) 독립변수와 종속변수 간의 선형적 관계

회귀분석은 독립변수와 종속변수 간의 선형식을 기반으로 한다. 따라서 독립변수와 종속변수간의 선형관계를 가정할 수 있어야 한다.

(2) 등분산과 정규성

각 X_i값들마다 Y값들로 이루어지는 하위모집단(subpopulation)이 있으며, 이 모집단은 정규분포 하는 것이 알려져 있거나 연구자가 그렇다고 가정할 수 있어야 한다. Y의 하위모집단들의 분산들은 모두 동일하다.

(3) 독립성

종속변수인 Y값들은 독립적이다. 즉, 특정한 X에 해당하는 Y값들은 다른 X값에 해당하는 Y값에 영향을 받지 않는다.

10.2 분석절차

단순회귀모형은 다음과 같이 표현한다.

$Y = \beta_0 + \beta_1 X + e, \quad \sim N(0, \sigma)$

1) 산점도 그리기

실습 10.1 상관분석 시 사용한 A병원의 내원일수와 진료만족도에 관한 자료이다. 내원일수와 진료만족도 간의 산점도를 그려보자. 산점도(scatter plot)를 그리는 것은 회귀분석의 첫 단계이다. 산점도를 보고, 회귀모형을 직선으로 나타낼 것인지 혹은 곡선으로 나타낼 것인지를 결정한다. 여기서는 의약품광고액이 매출액에 미치는 영향을 알아보기 위하여 산점도를 살펴보자.

[그래프]에서 산점도/점도표를 선택한 후 단순 산점도를 선택한다. 여기서 X축에 내원일수를 넣고 Y축에 진료만족도를 넣는다.

	1	2	3	4	5	6	7	8	9	10	11	12	13	14	15	16
내원일수(x)	15	6	4	4	2	2	2	16	2	3	3	3	3	4	5	1
진료만족도(y)	5	4	3	3	1	2	3	5	5	4	2	1	3	3	5	2

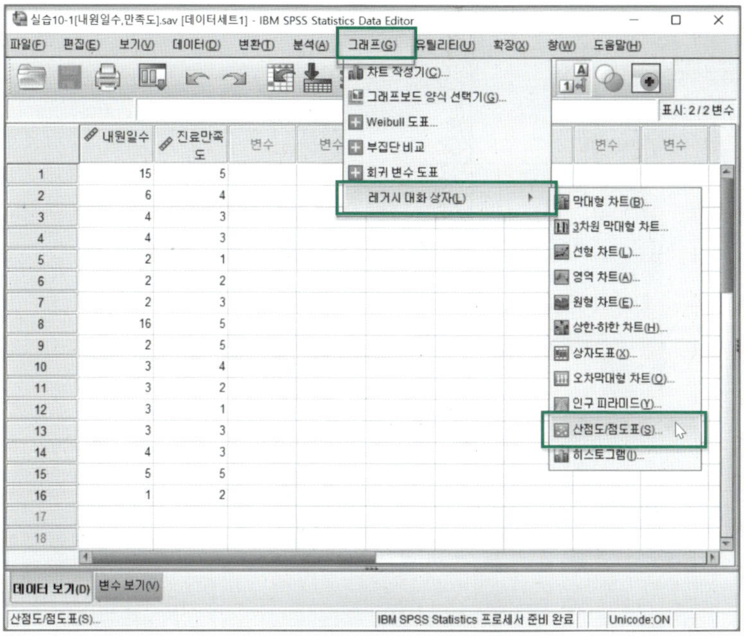

1) [그래프(G)] - [레거시 대화상자(L)] - [산점도/점도표(S)]를 선택한다.

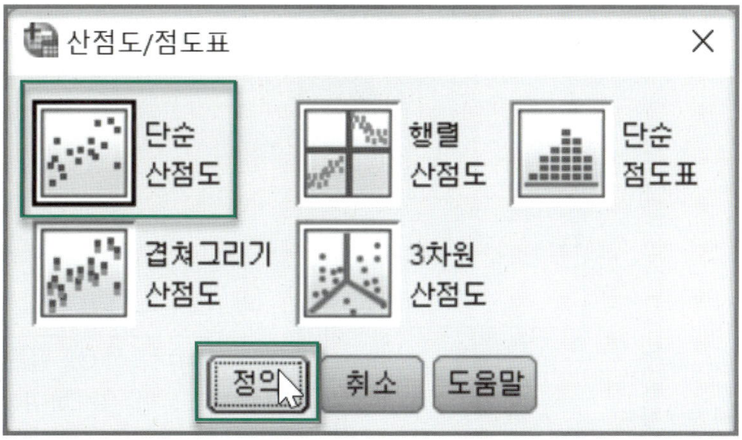

2) 원하는 산점도를 선택한 후 [정의]를 누른다.

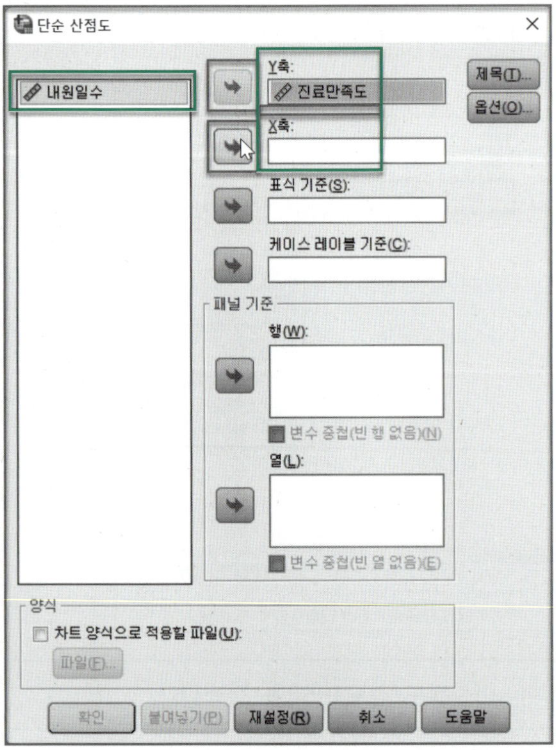

3) 그래프를 작성할 변수를 선택하여 x축과 y축에 옮겨 놓는다.

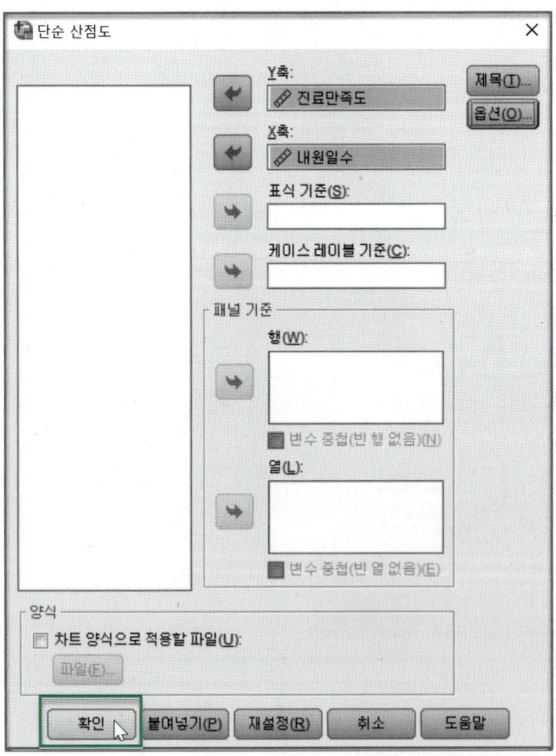

4) [옵션(O)] 탭을 열고 [방법]을 [회귀분석]으로 변경한 후 [확인]을 누른다.

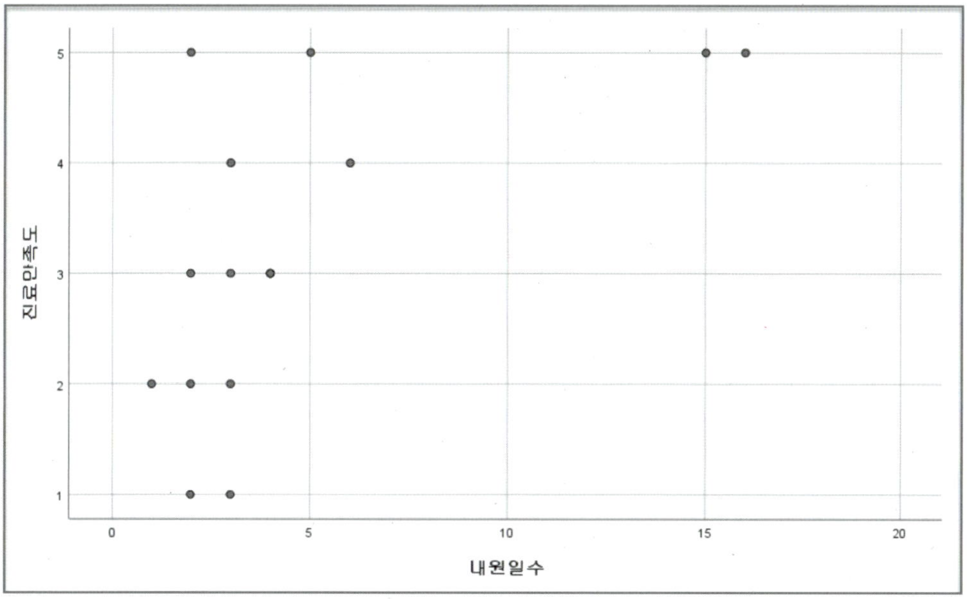

5) 대화형 그래프의 결과를 확인한다.

실습 10.2 체중의 변화에 따른 혈당의 변화가 어떤 함수관계를 갖는지 분석해 보자.

체중	혈당
64.0	108
75.3	109
82.1	104
76.2	105
95.7	121
59.4	79
93.4	101
82.1	85
78.9	99
82.1	100
83.9	104
73.0	102
64.4	87
77.6	103
73.0	108

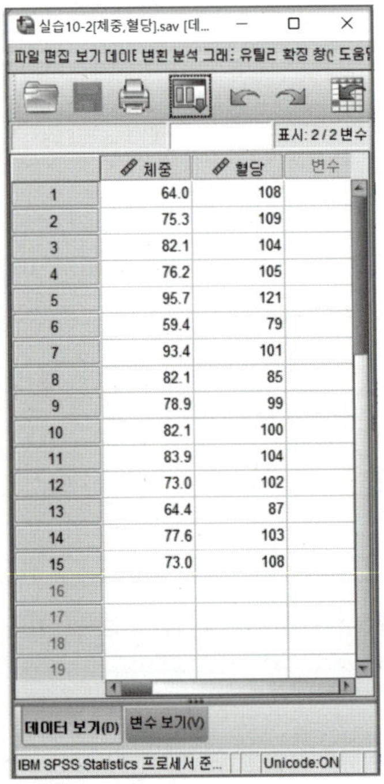

1) 분석을 위한 자료를 입력한다.

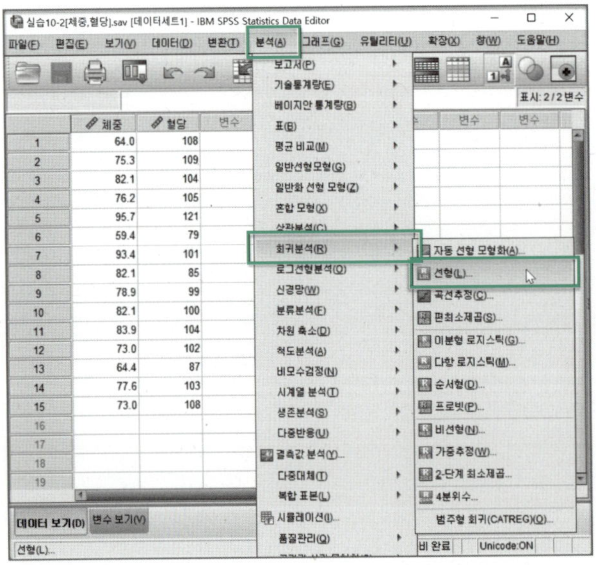

2) [분석(A)] - [회귀분석(R)] - [선형(L)]을 선택한다.

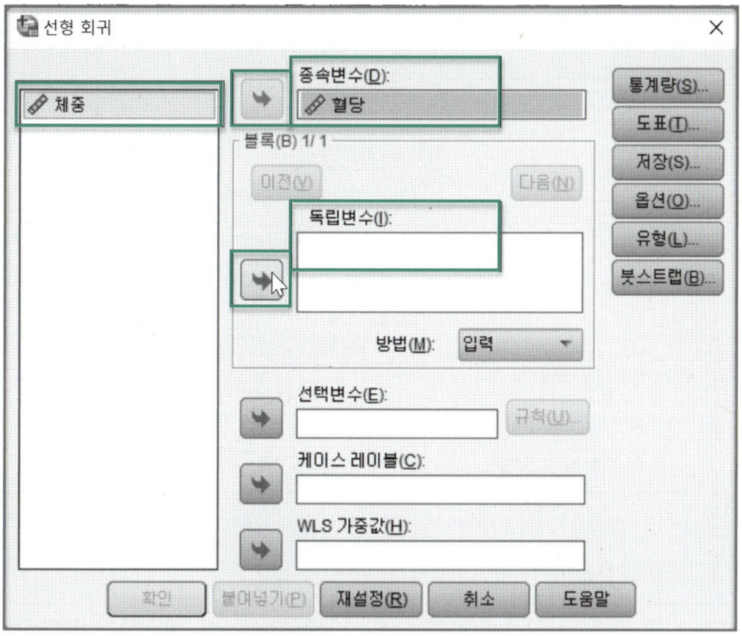

3) 분석대상 변수를 선택한 후 [➔]를 눌러 오른쪽 [독립변수(I)]와 [종속변수(D)] 란으로 옮긴다.

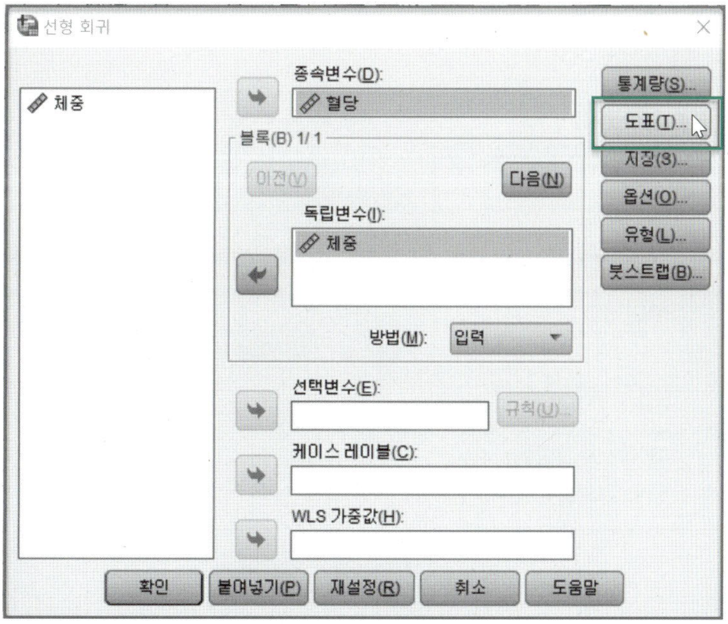

4) [도표(T)...]를 누른다. 잔차분석 그래프를 그려보자. 잔차(residual)는 표본(sample)으로 추정한 회귀식과 실제 관측값의 차이를 의미한다.

Chapter 10

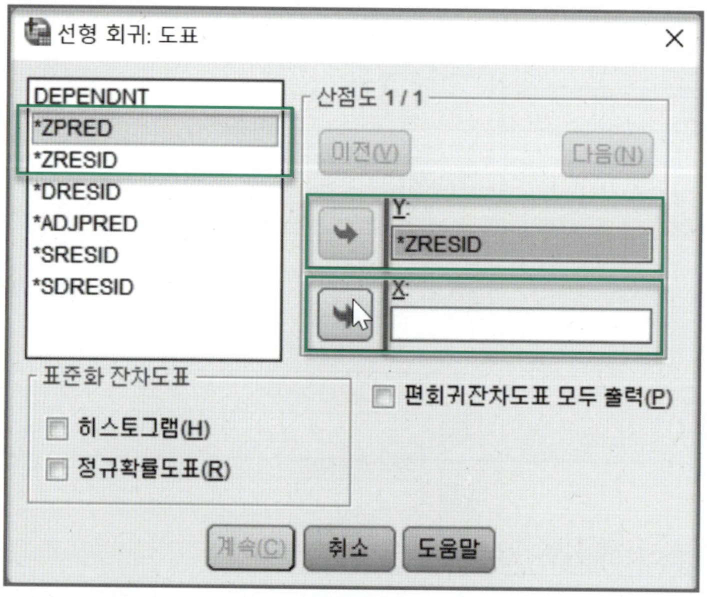

5) 잔차분석 도표 작성을 위하여 표준화예측값(ZRESID)과 표준화잔차(ZPRED)를 각각 선택하여 [→]를 눌러 오른쪽 Y와 X란으로 옮긴다.

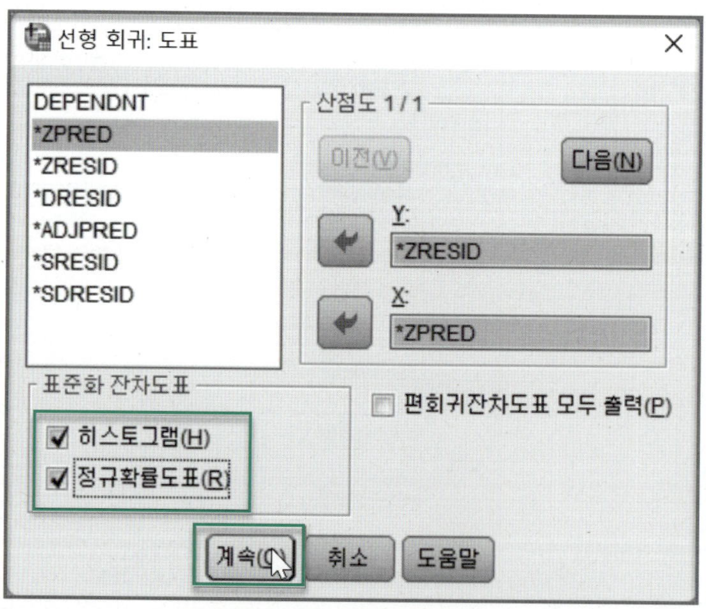

6) [표준화 잔차도표] 항목에서 [히스토그램(H)]과, [정규확률분포(R)]를 선택하고 [계속]을 누른다.

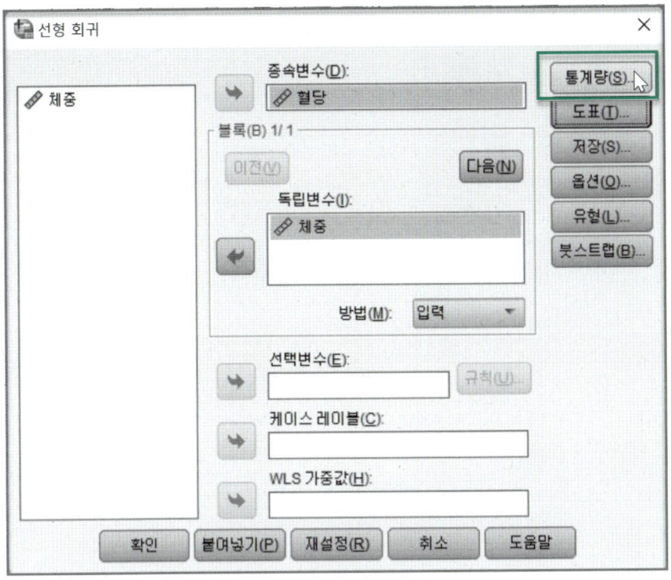

7) 통계량(S)... 을 누른다.

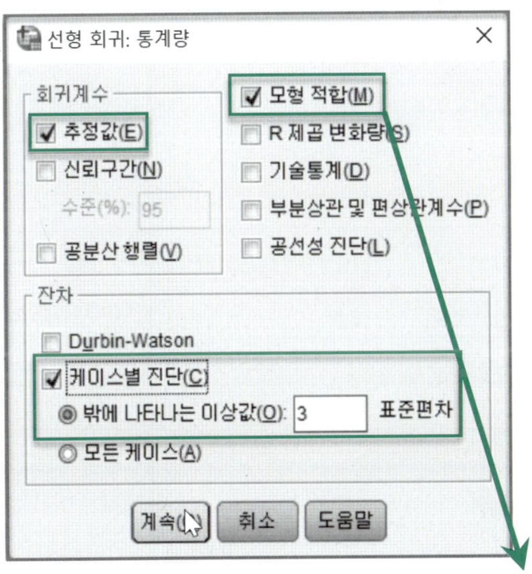

8) [케이스별 진단(C)]을 선택하고 [밖에 나타나는 이상값(O)]을 선택한 후 계속 을 누른다.

- 이상점을 가지는 케이스만을 선택하고자 할 때는 밖으로 나타나는 이상값을 선택하고 표준의 이상값 범위로 3을 입력한다. 이상값 여부를 판단하기 위한 통계량으로서 표준이 3보다 큰 관측치를 제시한다.

모형적합 : 상관계수, 결정계수, 수정된 결정계수, 추정값의 표준오차, 분산분석표가 제시된다.

R 제곱 변화량 : 회귀모형에서 독립변수를 하나씩 추가시키거나 제거시킬 때에 결정계수의 변화량이 제시된다.

기술통계 : 독립변수들의 기초통계량인 평균, 표준편차, 상관행렬이 제시된다.

부분상관 및 편상관계수 : 다중회귀분석에서는 독립변수들의 다중공선성을 진단하기 위한 통계량과 검정법(고유값, 상태지수 등)이 제시된다.

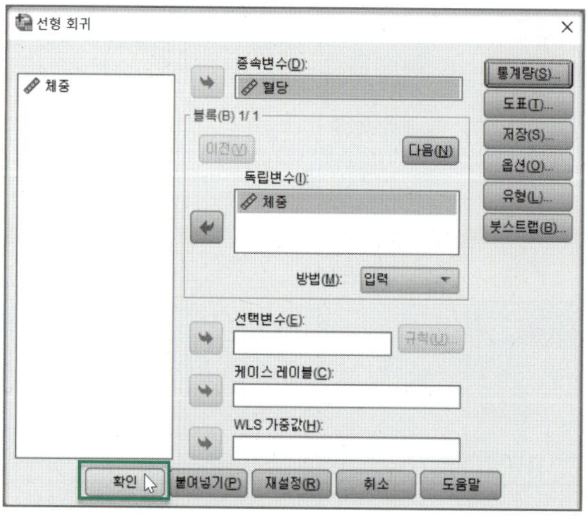

9) 확인 을 누른다.

입력/제거된 변수[a]

모형	입력된 변수	제거된 변수	방법
1	체중[b]	.	입력

a. 종속변수: 혈당

b. 요청된 모든 변수가 입력되었습니다.

모형 요약[b]

모형	R	R 제곱	수정된 R 제곱	추정값의 표준오차
1	.503[a]	.253	.196	9.411

a. 예측자: (상수), 체중

b. 종속변수: 혈당

ANOVA[a]

모형		제곱합	자유도	평균제곱	F	유의확률
1	회귀	390.660	1	390.660	4.411	.056[b]
	잔차	1151.340	13	88.565		
	전체	1542.000	14			

a. 종속변수: 혈당

b. 예측자: (상수), 체중

계수[a]

모형		비표준화 계수 B	비표준화 계수 표준화 오류	표준화 계수 베타	t	유의확률
1	(상수)	60.383	19.491		3.098	.008
	체중	.525	.250	.503	2.100	.056

a. 종속변수: 혈당

잔차 통계량[a]

	최소값	최대값	평균	표준화 편차	N
예측값	91.55	110.60	101.00	5.282	15
잔차	-18.463	14.035	.000	9.069	15
표준화 예측값	-1.789	1.817	.000	1.000	15
표준화 잔차	-1.962	1.491	.000	.964	15

a. 종속변수: 혈당

10) 선형회귀분석의 결과이다.

- 진입/제거된 변수에서는 진입된 변수와 제거된 변수를 보여준다. 여기서는 [체중]이 진입되었다.
- 모형요약에서는 R값을 보여준다. R값은 예측값과 관찰값 사이의 상관을 보여주는 것으로 -1~+1 까지이다.
- R 제곱값은 회귀모형으로 설명할 수 있는 비율이며 0~1까지 이다. 이 값이 낮을 경우 적합하지 않은 모형으로 볼 수 있다. 수정된 R제곱값은 이 모형이 더욱 적합하도록 수정한 것이다.

  [R^2 : 0.253] **결정계수 R^2은 총 변동 중에서 회귀선에 의하여 설명되는 비율을 의미하는** 것으로 매출액의 변동 중에서 25.3%가 체중에 의해서 설명된다는 것을 의미한다. R^2의 범위는 $0 \leq R^2 \leq 1$의 값을 지닌다. 모든 관찰값과 회귀식이 일치한다면 $R^2 = 1$이 되어 독립변수와 종속변수 간에 100%의 상관관계가 있다고 할 수 있다. 즉, R^2의 값이 1에 가까울수록 회귀선은 표본을 설명하는데 유용하다. [수정된 R^2 : 0.196] 회귀분석이 단계적으로 전개될 때 자유도를 고려하여 조정된 R^2으로서, 일반적으로 모집단의 결정계수를 추정할 때 더 사용된다. 표본의 수가 충분히 큰 경우에는 위의 R^2값과 동일하다.
- 분산분석은 분산분석의 결과를 보여주며 모형에 대한 평가이다. 유의확률 값이 0.05보다 작으면 종속변수가 독립변수를 잘 설명할 수 있다는 것을 의미한다.
- 회귀선은 다음과 같이 도출되었다. $y = 60.383 + 0.525x$

Chapter 10

1) 통계량 구하기

키워드	내용설명
회귀계수	
◎ 추정값	회귀계수의 추정값 및 관련통계량
◎ 신뢰구간	각 비표준 회귀계수에 대한 95%신뢰구간을 표시
◎ 공분산행렬	비표준회귀계수에 대한 분산-공분산행렬
◎ 모형의적합	다중 R, R^2, 수정된 R^2, 표준오차 등 제공
◎ R제곱변화량	R^2통계량의 변화량으로서 독립변수를 추가하거나 삭제함으로써 생성
◎ 기술통계	평균, 표준편차, 그리고 단측검정유의수준을 가진 상관행렬
□ 부분상관 및 편상관계수	0차, 부분 및 편상관 표시
□ 공선성진단	개별변수에 대한 공차한계와 다중공선성 문제진단을 위한 통계량
잔차	
□ Durbin-Watson	연속으로 수정된 잔차에 대한 Durbin-Watson검정과 잔차 및 예측값에 대한 요약통계량
□ 케이스별진단	선택기준을 만족하는 케이스에 대한 케이스별 진단을 생성

2) 도표그리기

키워드	내용설명
DEPENDENT	
*ZPRED	표준화된 예측값
*ZRESID	표준화된 예측값(Standardized residuals)
*DRESID	삭제된 잔차(Deleted Residuals)
*ADJPRED	조정예측값(Adjusted Predicted Values)
*SRESID	표준화된 잔차(Standardized Residuals)
*SDRESID	스튜던트화된 삭제잔차(Studentized Residuals)
표준화잔차도표	
□ 히스토그램	표준잔차의 임시변수에 대한 히스토그램을 출력
□ 정규확률도표	지정한 임시변수의 정규확률 산포도를 출력
□ 편회귀잔차도표	명시값보다 더 큰 표준잔차절차를 가진 경우에 한정

요 약

◪ 회귀분석의 이해

① 개념

㉠ 독립변수가 종속변수에 미치는 영향력을 분석하거나, 독립변수에 따라 종속변수의 변화를 예측하기 위해서 사용하는 통계기법이다. **독립변수는 종속변수에 영향을 주는 변수로 설명변수(원인변수)**라고도 하며, **종속변수는 독립변수에 영향을 받는 변수로 반응변수(결과변수)**라고도 한다.

㉡ 단순회귀분석 : 독립변수가 1개일 때, 독립변수와 종속변수 간의 선형관계를 분석한다.

㉢ 다중회귀분석 : 독립변수가 2개 이상일 때, 독립변수와 종속변수 간의 선형관계를 분석한다.

② 회귀분석의 사용

㉠ 회귀분석은 변수들 중 하나를 종속변수로 나머지를 독립변수로 하여 변수들 간에 상관관계가 존재할 때, 독립변수가 한 단위 변화함에 따라 종속변수가 어떻게 변화하는지를 분석하는 기법이다.

㉡ 회귀분석에서는 t-검정과 F-검정을 모두 사용한다.

③ 단순회귀모형

㉠ 구조식

$$y_i - \alpha + \beta \chi_i + \epsilon_i$$

$$i = 1, 2, \cdots, n, \quad E(\epsilon_i) = 0, \quad Var(\epsilon_i) = \sigma^2$$

㉡ 오차항의 기본 가정

- 정규성 : 오차항 ϵ_i은 정규분포를 따른다.
- 등분산성 : 오차항 ϵ_i의 분산은 모든 i에 대하여 같다.
- 독립성 : 임의의 오차항 ϵ_i와 $\epsilon_{i'}$는 독립이다.

④ 단순회귀모형 분산분석표

요인	제곱합(SS)	자유도(df)	평균제곱(MS)	F
회귀	$SSR=\sum_{i=1}^{n}(\hat{y}_i-\bar{y})^2$	1	$MSR=\frac{SSR}{1}$	$MSR/MSE \sim F_{\alpha,1,n-2}$
잔차	$SSE=\sum_{i=1}^{n}(y_i-\hat{y}_i)^2$	$n-2$	$MSE=\frac{SSE}{(n-2)}$	
전체	$SST=\sum_{i=1}^{n}(y_i-\bar{y})^2$	$1+(n-2)=n-1$		

Chapter 10

⑤ 결정계수

㉠ 결정계수는 총 변동 SST 중에서 SSR이 차지하는 비중을 결정계수(R^2)라 한다.

$$R^2 = \frac{SSR}{SST} = 1 - \frac{SSE}{SST}$$

㉡ 단순선형회귀에서는 상관계수(r)의 제곱이 결정계수(R^2)가 된다.

$$R^2 = r^2 = (\frac{S_{XY}}{S_X S_Y})^2$$

⑥ 결정계수의 특성

㉠ $0 \le R^2 \le 1$

㉡ 결정계수는 설명력을 의미하는 수치이다.

㉢ 모든 측정값이 한 직선상에 놓이면 R^2의 값은 1이다.

㉣ 단순회귀분석에서 결정계수는 상관계수의 제곱이지만 다중회귀분석에서는 상관계수의 제곱과 동일하지 않다.

⑦ 단순회귀모형의 유의성 검정

㉠ 가설 설정

귀무가설(H_0) : 회귀모형은 유의하지 않다($\beta = 0$).

대립가설(H_1) : 회귀모형은 유의하다($\beta \neq 0$).

㉡ 검정통계량

$$F = \frac{MSR}{MSE} \sim F_{(1, n-2)}$$

⑧ 단순회귀계수의 유의성 검정

㉠ 가설 설정

귀무가설(H_0) : 회귀계수 β는 유의하지 않다($\beta = 0$).

대립가설(H_1):회귀계수 β는 유의하다($\beta \neq 0$).

㉡ 검정통계량

$$t = \frac{b - \beta}{\sqrt{Var(b)}} = \frac{b - \beta}{\sqrt{MSE/S_{xx}}} \sim t_{(n-2)}$$

Chapter 11

다중회귀분석

11.1 가설검정
11.2 분석절차
11.3 더미변수(가변수)를 이용한 회귀분석

Chapter 11 다중회귀분석

다중회귀분석은 종속변수가 한 개이며 독립변수가 두 개 이상인 관계를 분석할 때 사용된다. 다중회귀분석을 하는 이유는 제3의 변수를 통제하여 종속변수에 영향을 주는 독립변수를 파악하기 위해서이다. x가 y에 영향을 준다고 생각하고 제3의 변수를 넣고 동시에 분석을 하면 관련성이 없는 것으로 나타나는데 이러한 x와 y의 관계를 **허위관계모델**이라고 한다. 다시 말하면 제3의 변수가 독립변수(x)에도 영향을 주고 종속변수(y)에도 영향을 주기 때문에 겉으로는 x와 y가 관계가 있는 것처럼 보인다. 제3의 변수를 넣으면 정적관계과 부적관계로 바뀌는 경우도 있으며, 처음에는 두 변수 간에 관련성이 없었는데 제3의 변수를 넣으면 관련성이 나타나는 경우도 있다. 그러므로 이러한 변수들을 동시에 넣어서 정확한 관계를 파악할 필요가 있다. 제 3의 변수들을 모두 통제하고 연구자가 보고자 하는 변수의 영향력을 파악해 줄 수 있는 것이 **다중회귀분석**이다. 여러 개의 독립변수를 동시에 투입해서 보아야지 변수 간의 관련성을 정확하게 파악할 수 있으므로 다중회귀분석이 필요하다. **위계적 회귀분석**(hierarchical regression analysis)은 일반 다중회귀분석과는 달리 투입되는 독립변수의 순서를 연구자가 정한다. 투입되는 독립변수의 순서는 연구자가 경험적인 근거(이론)를 바탕으로 정하는 것이 일반적이며, 독립변수는 정해진 순서에 따라 투입되기 때문에 하나씩 첨가될 때의 회귀모형을 평가하게 된다.

11.1 가설검정

다중회귀분석을 정확히 보려면 첫째, 독립변수와 종속변수를 모두 입력하여 두 변수 간에 단순상관관계를 확인하며, 둘째, 독립변수와 종속변수가 직선관계인지를 확인하는 것이 필요하다.

1) 다중회귀방정식을 하기 위한 가정

다중회귀분석은 종속변수 Y와 k개의 독립변수, X_1, X_2, $\cdots$, X_K 간에 선형관계가 존재한다고 가정한다. 종속변수 Y는 예측변수(predictor variable), 독립변수 X는 Y의 변량을 설명하기 위한 변수이므로 설명변수(explanatory variable)라고 부른다. 다중회귀분석을 하기 위한 가정은 다음과 같다.

첫째, X_i는 비확률적이며 고정된 변수(fixed variable)들이다. 즉, 표본자료를 바탕으로 한 추론은 X들 중 관찰된 부분에 해당되는 것이지, 그 범위 밖의 X값에 대한 것은 아니라는 점을 의미한다. 둘째, 각 X_i값들마다 Y값들로 이루어지는 하위모집단(subpopulation)이 있으며, 이 모집단은 정규분포한다고 알려져 있거나 연구자가 그렇다고 가정할 수 있어야 한다. 셋째, Y의 하위모집단들의 분산들은 모두 동일하다. 넷째, 종속변수인 Y값들은 독립적이다. 즉, 특정한 X에 해당하는 Y값들은 다른 X값에 해당하는 Y값에 영향을 받지 않는다.

이러한 가정들을 더 압축하여 표시하면 다음과 같이 식으로 표현할 수 있다.

$$y_j = \beta_0 + \beta_1 x_{1j} + \beta_2 x_{2j} + \cdots + \beta_k x_{kj} + e_j \qquad \text{(공식 11.1)}$$

여기에서 y_i는 Y값들의 하위모집단의 하나로부터 얻어진 어느 특정한 값이고 β_i는 회귀계수라 하고, x_{1j}, x_{2j}, $\cdots$, x_{kj}는 독립변수인 X_1, X_2, $\cdots$, X_K의 특정한 값이며, e_j는 평균이 0이고 분산이 σ^2인 확률변수이다. 또한, σ^2은 Y의 하위모집단의 공통분산이다. 회귀계수에 대한 신뢰구간을 설정한다거나 가설을 검정하기 위해 e_j는 정규분포와 독립적인 분포를 한다고 가정한다. e_j에 관한 이러한 가정은 Y값들의 분포에 관한 가정의 결과이다. 여기에서 공식 11.1을 **중회귀모형(multiple regression model)**이라 한다. 예를 들면, 하나의 종속변수와 두 개의 독립변수로 구성되어 있을 경우 중회귀모형은 다음과 같다.

$$y_j = \beta_0 + \beta_1 x_{1j} + \beta_2 x_{2j} + e_j$$

2) 다중회귀방정식을 구하는 방법

오차(error)는 모집단(population)으로부터 추정한 회귀식으로부터 얻은 예측값과 실제 관측값의 차이이다. **잔차(residual)**는 "표본(sample)으로 추정한 회귀식과 실제 관측값의 차이"이다. 우리는 일부의 데이터(표본)에서 회귀식을 얻는데, 이때 잔차를 기준으로 회귀식, 즉, 최적의 회귀계수를 추정한다. 잔차를 기준으로 최적의 회귀모형을 찾는 방법 중 가장 대표적인 방법이 **'최소제곱법(method of least square)'**이다. 최소제곱합은 잔차의 제곱합이 최솟값을 가질 수 있도록 모수를 추정하는 방법이다.

공식 11.1에 제시된 모형에서 모수 $\beta_1, \beta_2, \cdots, \beta_k$의 불편추정치는 최소제곱법(method of least squares)으로 얻는다. 이것은 얻어지는 회귀면으로부터 관찰치 Y까지 편차의 제곱합이 최소가 된다는 뜻이다. 세 개의 변수가 있을 경우 β_1, β_2 그리고 β_3를 최소제곱법에 의하여 추정할 때 그 평면으로부터 관찰치 편차의 제곱합이 최소가 된다. 바꾸어 말해 최소제곱법에 의하면 $\beta_1, \beta_2, \cdots, \beta_k$의 표본추정치는 다음 수식이 최소가 되는 방법으로 구한다.

$$\sum e_j^2 = \sum (y_j - \beta_1 x_{1j} - \beta_2 x_{2j} - \cdots - \beta x_{kj})$$

이 수식은 잔차(residuals)의 제곱합으로 설명할 수 있으며 다음과 같이 표현한다.

$$\sum (y_j - \hat{y})^2$$

이것은 관찰치 Y와 추정된 방정식으로부터 구한 Y값과의 편차$(y_j - \hat{y})$의 제곱합이 최소가 되어야 한다.

하나의 종속변수와 두 개의 독립변수를 가지고 있을 때 추정된 회귀방정식을 계산하는 과정과 그것을 이용하는 방법을 보기를 통해 살펴보기로 하자. 두 개의 독립변수를 가질 경우 표본회귀방정식은 다음과 같다.

$$\hat{y_j} = b_0 + b_1 x_{1j} + b_2 x_{2j}$$

11.2 분석절차

실습 11.1 15명의 환자를 대상으로 환자의 입원기간에 대한 연구를 하고자 한다. 과거 입원횟수(X_1)와 연령(X_2)이라는 독립변수를 이용하여 입원기간(Y)을 얼마나 정확하게 예측할 수 있는지 살펴보고자 하며, 회귀방정식을 구해 보자.

표 11.1 15명 환자의 입원기관, 과거 입원횟수 및 연령

입원기간 (Y)	과거 입원횟수 (X_1)	연령 (X_2)
15	0	20
15	0	18
16	0	22
21	0	24
28	1	25
30	1	26
35	1	26
40	2	35
35	2	38
45	2	44
50	3	50
50	4	45
60	5	54
60	4	55
50	5	45

1) 분석을 위해 필요한 자료를 입력한다.

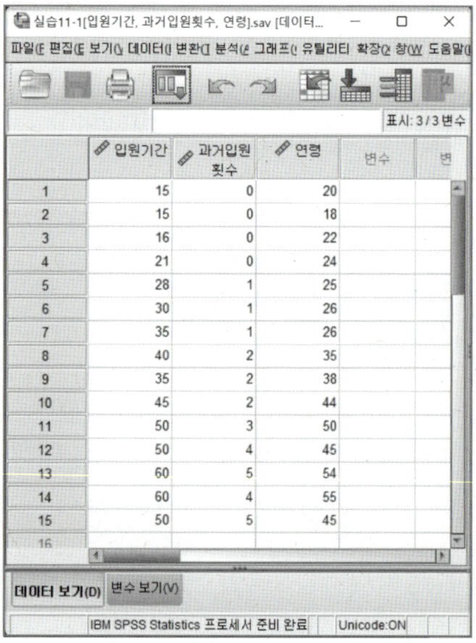

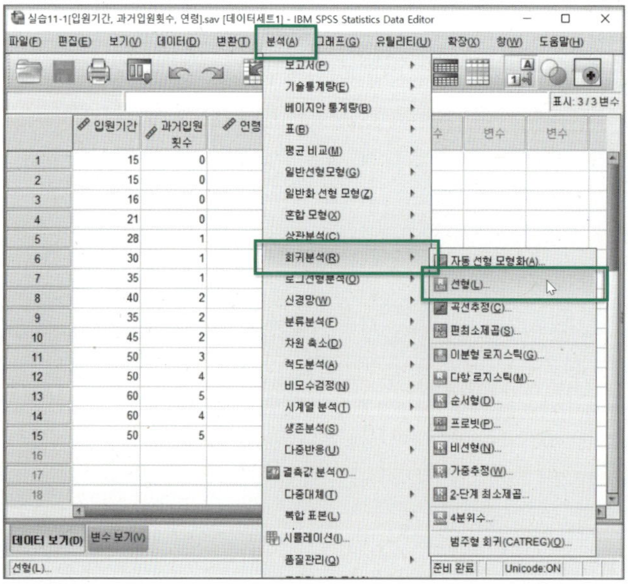

2) [분석(A)]→[회귀분석(R)]→[선형(L)]을 선택한다.

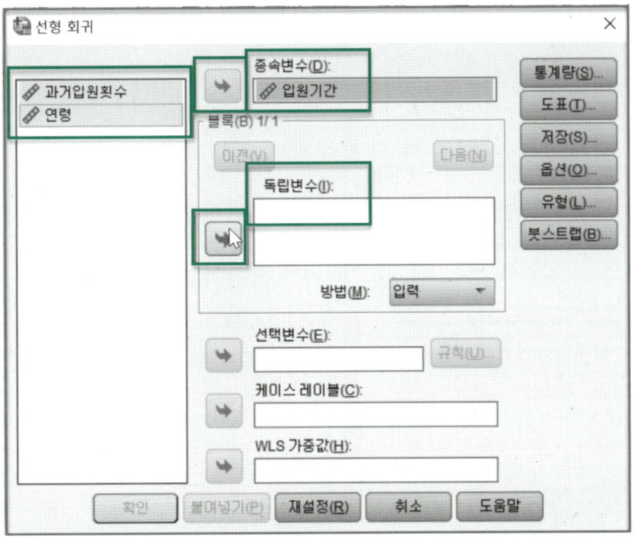

3) 분석대상 변수를 선택 한 후 [➜]를 눌러 오른쪽 독립변수와 종속변수 란으로 옮긴다. [종속변수(D)]에 입원기간을 [독립변수(I)]에는 과거입원횟수와 연령을 옮긴다.

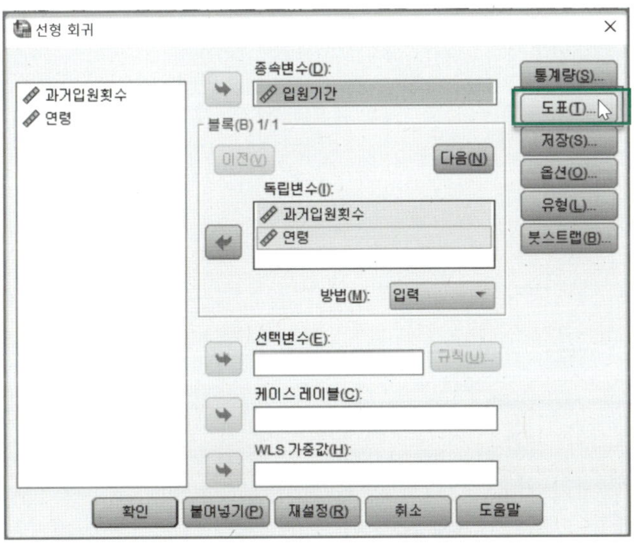

4) [도표(T)...]를 누른다.

선 택	기능 설명
• 방법	독립변수를 분석에 입력하는 방법을 선택 할 수 있다.
• 입력(Enter)	단 한번 만에 지정한 변수들을 모두 진입시킨다. 변수를 지정하지 않았을 때는 모든 독립변수들을 진입시킨다.
• 단계선택(Stepwise)	각각의 단계마다 변수들을 유의도에 따라 진입과 탈락을 지정한다.
• 제거(Removed)	지정한 변수들을 한 번에 탈락시킨다.
• 후향(Backward)	후향변수제거법 : 먼저 모든 변수를 진입시킨 후 제거기준에 따라 한 번에 변수 하나씩 제거시킨다.
• 전향(Forward)	전향변수선택법 : 진입기준에 따라 한 번에 하나씩 진입시킨다.

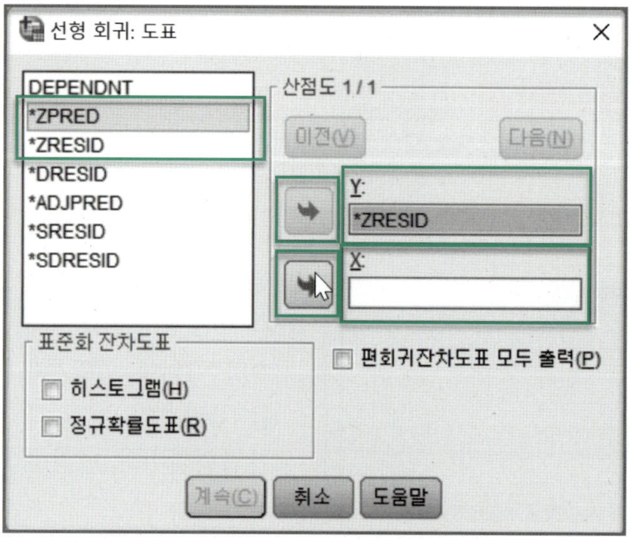

5) 잔차분석 도표 작성을 위하여 표준화예측값(ZRESID)과 표준화잔차(ZPRED)를 각각 선택하여 [→]를 눌러 오른쪽 Y와 X란으로 옮긴다.

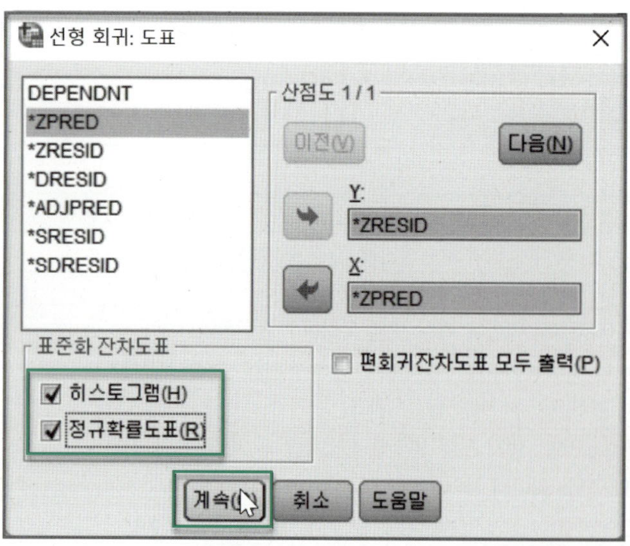

6) [표준화 잔차도표] 항목에서 [히스토그램(H)]과 [정규확률도표(R)]를 선택하고 [계속]을 누른다.

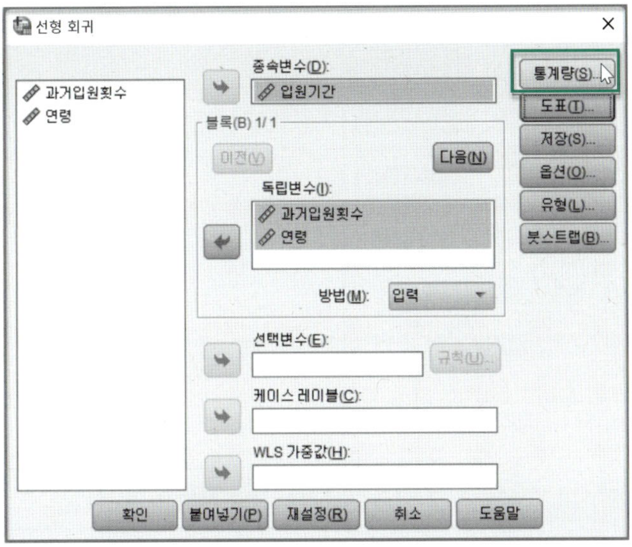

7) 통계량(S)... 을 누른다.

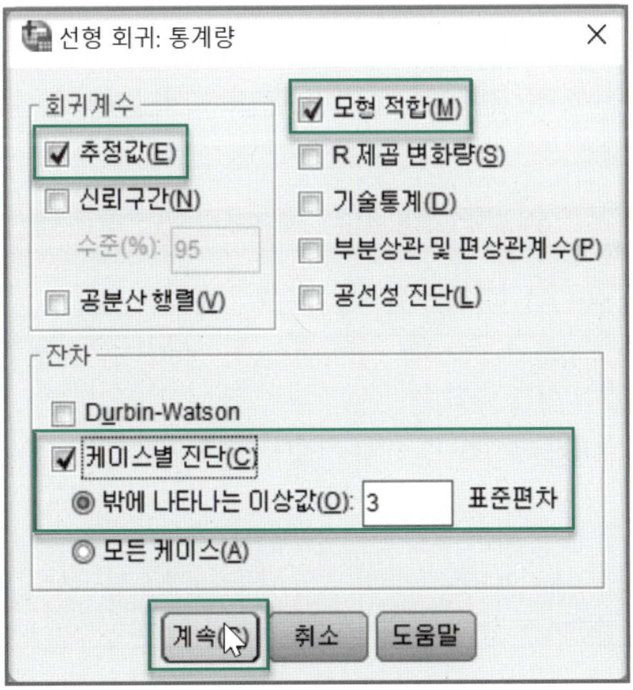

8) [케이스별 진단(C)]을 선택하고 [밖에 나타나는 이상값(O)]을 선택한 후 계속 을 누른다.
- 이상점을 가지는 케이스만을 선택하고자 할 때는 [밖에 나타나는 이상값(O)]을 선택하고 **표준잔차의 이상치 범위로 3을 입력한다.** 이상치 여부를 판단하기 위한 통계량으로서 표준화잔차가 3보다 큰 관측치를 제시한다.

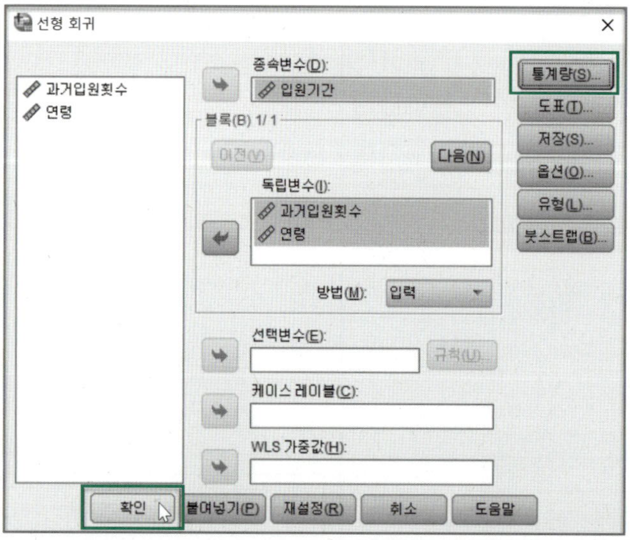

9) 확인 을 누른다.

키워드	내용설명
회귀계수	
◎ 추정값	회귀계수의 추정값 및 관련통계량
◎ 신뢰구간	각 비표준 회귀계수에 대한 95%신뢰구간을 표시
◎ 공분산행렬	비표준회귀계수에 대한 분산-공분산행렬
□ 모형 적합	다중 R, R^2, 수정된 R^2, 표준오차 등 제공
□ R제곱변화량	R^2통계량의 변화량으로서 독립변수를 추가하거나 삭제함으로써 생성
□ 기술통계	평균, 표준편차, 그리고 단측검정유의수준을 가진 상관행렬
□ 부분상관 및 편상관계수	0차, 부분 및 편상관 표시
□ 공선성진단	개별변수에 대한 공차한계와 다중공선성 문제진단을 위한 통계량
잔차	
□ Durbin-Watson	연속으로 수정된 잔차에 대한 Durbin-Watson검정과 잔차 및 예측값에 대한 요약통계량
□ 케이스별진단	선택기준을 만족하는 케이스에 대한 케이스별 진단을 생성

모형적합 : 상관계수, 결정계수, 수정된 결정계수, 추정값의 표준오차, 분산분석표가 제시된다.
R 제곱 변화량 : 회귀모형에서 독립변수를 하나씩 추가시키거나 제거시킬 때 결정계수의 변화량이 제시된다.
기술통계 : 독립변수들의 기초통계량인 평균, 표준편차, 상관행렬이 제시된다.
부분상관 및 편상관계수 : 다중회귀분석에서는 독립변수들의 다중공선성을 진단하기 위한 통계량과 검정법(고유값, 상태지수 등)이 제시된다.

1) 다중회귀분석

다음은 분석결과이다. 회귀방정식은 표 11.2의 결과를 바탕으로 다중회귀방정식을 구하면 다음과 같다.

$$\hat{y} = 2.442 + 2.736\,X_1 + 0.818\,X_2$$

$$\text{입원기간} = 2.442 + 2.736(\text{과거입원횟수}) + 0.818(\text{연령})$$

표 11.2 다중회귀분석의 회귀계수

	비표준화 계수		표준화 계수	t	유의확률
	b	표준오차	β		
(상수)	2.442	4.671		.523	.611
과거입원횟수	2.736	1.435	.316	1.906	.081
연령	.818	.201	.675	4.069	.002

주 : 종속변수 : 입원기간

표 11.3 다중회귀분석의 분산분석표

	제곱합(SS)	자유도(df)	평균제곱(MS)	F	유의확률(p)
회귀 요인 (설명되는 부분)	SSR	k	$MSR = \frac{SSR}{k}$	$\frac{MSR}{MSE}$	
회귀외 요인 (잔차 : 설명되지 않는 요인	SSE	$n-k-1$	$MSE = \frac{SSE}{(n-k-1)}$		
합계	SST	$n-1$			

주 : 독립변수 : 과거입원횟수, 연령, 종속변수 : 입원기간

표 11.4 표 11.1의 다중회귀분석의 분산분석표

	제곱합(SS)	자유도(df)	평균제곱(MS)	F	유의확률(p)
회귀모형	3265.026	2	1632.513	112.389	.000
잔차	174.307	12	14.526		
합계	3439.333	14			

주 : 독립변수 : 과거입원횟수, 연령, 종속변수 : 입원기간

2) 결정계수 R^2 (coefficient of multiple determination)

단순회귀분석에서 우리는 결정계수에 관해 살펴보았다. 그 개념은 다중회귀분석에도 똑같이 적용된다. Y값들의 총변량은 두 가지의 구성성분으로 구분된다. 그 하나는 총변량 중 회귀면에 의해서 설명되는 변량이며, 다른 하나는 총변량 중에서 회귀면에 의해서 설명되지 않는 변량이다. 각 변량은 편차의 제곱합으로 표시되며, 총변량은 전체 관찰치와 그들 평균과의 편차의 제곱합이며 $\sum(y_i - \bar{y})^2$으로 표시된다. 설명되는 부분은 $\sum(\hat{y} - \bar{y})^2$으로 표시되며, 이는 회귀방정식으로 계산된 Y값과 전체평균치 간의 편차의 제곱합으로 계산하여 얻는다. 이러한 편차의 제곱합을 **회귀에 따른 제곱합(SSR: Sum of Squares due to Regression)**이라고 한다. 설명되지 않는 변량은 $\sum(y_i - \hat{y})^2$으로 표시할 수 있으며, 관찰값(y_i)과 회귀방정식에 의해 얻어진 값($\hat{y}$)과의 편차($y_i - \hat{y}$)의 제곱합이다. 이 식은 회귀의 제곱합(SSR, Sum of Squares about Regression)과 오차제곱합(SSE, Error Sum of Squares)으로 표현할 수 있다. 다음 공식은 3개의 제곱합의 관계를 나타낸다.

$$\sum(y_j - \bar{y})^2 = \sum(\hat{y} - \bar{y})^2 + \sum(y_j - \hat{y})^2$$

$$SST \; = \; SSR \; + \; SSE \qquad \text{(공식 11.2)}$$

총제곱합 = 설명되는(회귀)제곱합 + 설명되지 않는 제곱합(오차제곱합)

SST(총 제곱합) = SSR(설명되는 제곱합) + SSE(설명되지 않는 제곱합)

$$SST = \sum(y_j - \bar{y})^2 = \sum y_j^2 - (\sum y_j)^2/n$$

$$SSR = \sum(\hat{y} - \bar{y})^2$$

$$= b_1 \sum x_1^{'} y_j^{'} + b_2 \sum x_{2j}^{'} y_j^{'} + \cdots + b_k \sum x_{kj}^{'} y_j^{'}$$

$$SSE = SST - SSR$$

위의 보기를 이용하여 각각의 값을 구하면 아래와 같다.

$SST = 3439.33$

$SSR = 3265.03$

$SSE = 3439.33 - 3265.03 = 174.31$

결정계수, $R^2_{y.1,2...k}$는 설명된 제곱합을 전체제곱합으로 나누면 된다.

$$R^2_{y.1,2...k} = \frac{\sum(\hat{y} - \bar{y})^2}{\sum(y_j - \bar{y})^2} = \frac{SSR}{SST} \qquad \text{(공식 11.3)}$$

밑수 $y.1,2...k$는 이 분석에서 Y는 종속변수로, X_1로부터 X_K까지를 나타내는 X는 독립변수로 취급되고 있음을 의미한다. $R^2_{y.1,2...k}$의 값은 관찰된 Y값들의 전체변동 중에서 $X_1, \cdots, X_K$에 대한 Y의 회귀에 의하여 어느 정도의 비율이 설명되는지를 나타낸다. 바꾸어 말하면 $R^2_{y.1,2...k}$는 회귀면의 적합도라고 할 수 있다. 이것은 단순회귀분석에서 설명한 r^2과 비슷하다.

위의 보기에서는 $R^2_{y.1,2} = \frac{SSR}{SST} = \frac{3265.03}{3439.33} = .95$ *가 된다.*

R^2은 독립변수가 종속변수의 변량을 설명하는 정도를 뜻한다. 여기서 R^2이 .95가 나왔으므로 독립변수인 과거입원횟수와 연령이 종속변수인 병원재원기간의 95.5% 설명한다는 뜻이다. 수정된 R^2(Adjusted R^2)은 두 가지 의미를 갖는다. 첫째는 모집단에 적용되었을 때의 R^2을 의미하므로 R^2보다는 값이 줄어든다. 둘째는, 의미없는 독립변수의 수가 많으면 결정계수에 영향을 미치게 되므로 이를 반영하여 수정해 준 것이다. 이에 따라 Y값들에서 전체변동의 95%는 구성해 본 회귀면에 의하여 설명된다고 말한다.

전체적으로 회귀가 유의한지(즉, $R^2_{y.1,2}$가 유의한지)를 판단하기 위하여 실습 11.1을 이용하여 다음과 같이 가설검정을 한다.

① **단계 1 : 가설**

$H_0 : \beta_1 = \beta_2 = \beta_3 = \cdots = \beta_k = 0$, $H_0 : \beta_1 = \beta_2 = 0$

H_A : 모든 계수, (β_j)들이 0은 아니다.

② **단계 2 : 유의수준 및 기각역**

$\alpha = 0.05$ 또는 $\alpha = 0.01$

F(Variance Ratio : V.R.) 값은 $2(k)$와 $12(n-k-1)$의 자유도를 갖는 F분포를 한다. $\alpha = 0.05$일 경우 부록의 $F_{.95}$분포를 이용하고, $\alpha = 0.01$일 경우 $F_{.99}$를 이용하여 F 값의 임계값을 파악한다. 이때 귀무가설을 버릴 수 있는 기각역은 다음과 같다.

$\alpha = 0.05$일 때 $F_{2,12} \geq 3.89$

$\alpha = 0.01$일 때 $F_{2,12} \geq 6.93$

표 11.5 표 11.1의 다중회귀분석의 분산분석표

	제곱합(SS)	자유도(df)	평균제곱(MS)	F	유의확률(p)
회귀 모형	3265.026	2	1632.513	112.389	.000
잔차	174.307	12	14.526		
합계	3439.333	14			

주 : 독립변수 : 과거입원횟수, 연령, 종속변수 : 입원기간

③ **단계 3 : 검정통계량 계산**

분산분석과정에서 계산되는 F(Variance Ration : V. R.) 값이다. 분산분석표에서 MSR은 회귀에 의한(설명되는) 평균제곱합을 의미하며, MSE는 회귀이외(설명되지 않는)의 평균제곱합을 뜻한다. 경우에 따라서는 MSE를 오차평균제곱합이라고도 한다.

위의 보기에 대한 분산분석 결과는 다음과 같다.

$$F = \frac{1632.51}{14.53} = 112.389$$

④ **단계 4 : 통계적 결정**

계산된 검정통계량 F(Variance Ratio : V.R.)의 값이 F의 한계치와 같거나 크면 H_0를 기각한다. F값 112.39는 유의수준 0.05와 0.01 모두 기각역에 포함되므로 귀무가설을 기각한다($p < 0.01$). 부록〈표 6〉에서 2와 12의 자유도를 갖는 수치를 살펴보면 F값은 1 8.51이므로 0.005수준에서 유의함을 알 수 있다(즉, $p < 0.005$).

⑤ **단계 5 : 결론**

Y의 전체 변량 중 한 부분을 회귀방정식에 의해서 설명되고 있다고 결론짓는다.

표 11.6 표 11.1의 다중회귀분석의 분산분석표

	R	R^2	수정된 R^2	추정값의 표준오차
1	.974	.949	.941	3.811

주 : 독립변수 : 과거입원횟수, 연령, 종속변수 : 입원기간

표 11.6에 의하면 수정된 R^2은 .941이므로 입원기간의 종속변수는 과거입원횟수와 연령의 독립변수에 의해서 94.1% 설명된다고 할 수 있다.

3) 개별회귀계수에 대한 검정 (t 검정)

다음은 각 β에 대한 추론 Y와 독립변수들 간에 선형관계의 정도를 평가하는 대안으로서 대립가설 $\beta_i \neq 0(i = 1, 2, \cdots, k)$에 대한 $\beta_i = 0$의 귀무가설을 검정하여 볼 수 있다. β_i가 특정한 값, 즉, β_{i0}와 같다는 귀무가설을 검정하기 위해 다음과 같은 통계량을 산출하게 된다.

$$t = \frac{b_i - \beta_{i0}}{s_{b_i}}$$

이 때 자유도는 $n-k-1$이고 표준오차는 다음과 같다.

$$s_{bi} = s_{y \cdot 12 \ldots k} \sqrt{c_{ii}}$$

두 개의 부분회귀계수의 차이에 대한 표준오차는 다음과 같다.

$$s_{b_i - b_j} = \sqrt{s^2_{y \cdot 12 \dots k}(c_{ii} + c_{jj} - 2c_{ij})}$$

따라서 우리는 $H_0 : \beta_i = \beta_j$를 검정하려면 아래와 같은 통계량을 사용한다.

$$t = \frac{b_i - b_j}{s_{b_i - b_j}}$$

자유도는 $n-k-1$이다. β_i와 $\beta_i - \beta_j$에 관한 신뢰구간들은 신뢰도계수로서 t분포로부터의 수치와 위에서 얻은 표준오차를 이용하는 등 통상적인 방식으로 구한다. 병원재원기간(Y)에 관한 보기에 대하여 과거입원횟수(X_1)가 병원재원기간(Y)을 예측하는지 가설을 검정해 보자.

❙ 단계 1 : 가설

$H_0 : \beta_1 = 0,\ H_A : \beta_1 \neq 0$

❙ 단계 2 : 유의수준 및 기각역

$\alpha = 0.05$ 또는 $\alpha = 0.01$

이때 양측검정의 귀무가설을 버릴 수 있는 기각역은 $\alpha = 0.05$(95% 신뢰수준)일 때 $t_{0.975,12} = 2.1788$이므로 $t \geq 2.1788$ 또는 $t \leq -2.1788$이며, $\alpha = 0.01$(99% 신뢰수준)일 때 $t_{0.995,\,12} = 3.0545$이므로 기각역은 $t \geq 3.0545$ 또는 $t \leq -3.0545$이다.

❙ 단계 3 : 검정통계량 계산

$$t = \frac{b_1 - 0}{S_{b_1}} = \frac{2.736}{1.435} = 1.906$$

표 11.7 표 11.1의 다중회귀분석의 분산분석표

모형	비표준화 계수		표준화 계수	t	유의확률
	b	표준오차	β		
(상수)	2.442	4.671		.523	4.069
연령	.818	.201	.675	4.069	.002
과거입원횟수	2.736	1.435	.316	1.906	.081

단계 4 : 통계적 결정

자유도가 12이고 $\alpha = 0.05$일 때 양측검정에 대한 t의 임계값인 -2.1788과 2.1788 사이(채택역)에 산출된 t값(1.906)이 있으므로 귀무가설을 기각하지 못한다.

단계 5 : 결론

따라서 연령(X_2)이 고정된 경우 Y와 과거입원횟수(X_1)사이에는 유의한 선형관계가 존재하지 않을 것이라고 결론 내린다. 이 표본자료는 연령과 함께 회귀방정식에 사용하였을 때 과거입원횟수는 병원재원기간을 예측하는데 충분한 근거를 제시하지 못하고 있다.

4) 다중회귀분석에서 고려해야 할 점

다중회귀분석 시 고려할 점은 다음과 같다. 첫째, 독립변수 간의 상관관계로 인해 비롯되는 **다중공선성(multicollinearity)** 문제, 둘째, 어떤 잔차항이 다른 잔차항에 영향을 미치게 되는 **오차항의 자기상관(autocorrelation) 또는 계열상관(serial correlation)** 문제, 셋째, 종속변수가 독립변수의 변화에 따라 다른 분산을 보이는 이분산성(heteroscedasticity) 문제 등이 있다. 이러한 문제를 확인하기 위하여 앞 장에서 살펴본 대로 잔차분석을 통해 선형과 등분산성을 검정한다. **잔차분석의 그림은 무작위 상태로 나와야 좋다. 일정하게 줄어드는 형식이나 늘어나는 형식의 패턴이 나타나면 안 된다.** 선형성(직선관계)을 파악하는 가장 좋은 방법은 각각의 독립변수와 종속변수 간의 관계를 산점도로 파악하여 곡선관계가 아닌 직선관계 모양이 나타나는지를 확인하는 것이다.

❑ 참고 : **스튜던트화 잔차(SRESID)와 (표준화) 예측값(ZPRED의 Plot**

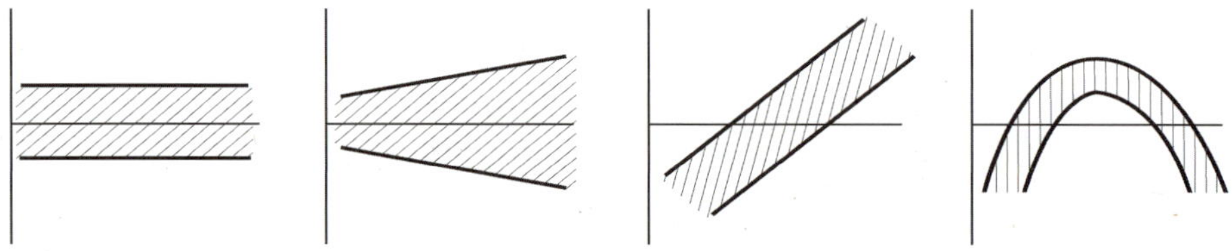

(a) (b) (c) (d)

(a) 오차항의 가정을 잘 만족한다.

(b) 스튜던트화 잔차의 분산이 점점 커진다. 따라서 등분산성 가정이 위배된다.

(c) 추가적인 독립변수가 필요함을 나타낸다.

(d) 독립변수에 대한 이차항이 필요함을 나타낸다.

표 11.8 잔차분석 그림에 따른 변환

방법	모형	해석
가중회귀 또는 변수변환적용	(a) 이상모형	가장이상적 모형으로 잔차의 등분산성에 대한 가정을 만족시킴
	(b) 이분산	- 분산의 증가로 이분산성을 나타냄 - 선형성은 만족시킴.
변수변환 또는 2차 곡선식 적용	(c) 절편항	등분산은 가정되나 잔차의 추세가 있어 회귀모형의 절편항이 필요함
	(d) 비선형	등분산성의 검정 이전에 선형성의 가정이 만족 안 됨.

다중공선성(multicollinearity)

다중공선성이란 독립변수 간에 상관이 높은 경우를 의미하며, 다중회귀분석을 하기 위해서는 다중공선성이 없어야 한다. 단순상관관계를 가지고 검증할 시 일반적으로 단순상관계가 0.8 이상일 경우 한 변수를 없애야 한다. 다중공선성은 공차한계를 통해서도 검증할 수 있다. 공차한계(tolerance value)는 0.1보다 커야 하며, 학자에 따라서는 0.3보다 클 것을 주장하기도 한다. 그리고 **공차한계의 역수인 분산팽창계수(Variance Inflation Factor : VIF)는 10(보수적으로 3.3)보다 작으면 다중공선성에 문제가 없다고 판단하므로 10을 넘지 않는 것이 좋다.**

표 11.9 잔차분석

모형	비표준화 계수		표준화 계수	t	유의확률	공선성 통계량	
	b	표준 오차	β			공차	VIP
(상수)	2.442	4.671		.523	4.069		
연령	.818	.201	.675	4.069	.002	.153	6.522
과거입원횟수	2.736	1.435	.316	1.906	.081	.153	6.522

공차가 0.153이고, VIF가 6.522이므로 연령과 과거입원횟수의 변수 간에는 다중공선성에 문제가 없다고 판단할 수 있다.

5) 표준화 회귀계수

표준화 회귀계수 베타값(β)은 상대적인 영향력을 나타낸다. 다른 변수가 통제된 상태(즉, 다른 영향력을 제거한 상태)에서의 특정변수의 영향력을 볼 수 있다.

표11.9에 의하면 비표준화계수 b는 연령이 0.818이고, 과거입원횟수가 2.736이다. 이때 이 계수는 표준화된 것이 아니므로 상대적인 영향력을 알 수 없으나 표준화계수인 β는 연령이 0.675, 과거입원횟수가 0.316이므로 연령의 β값이 크고, 과거입원횟수보다 종속변수인 입원기간에 상대적 영향력이 큼을 알 수 있다.

6) 회귀분석 시 주의할 점

회귀분석 시 주의할 점으로 회귀분석은 명목척도를 활용해서는 안 된다. 예를 들어, 성별(명목)을 넣고 싶으면 더미(dummy, 0과 1의 값으로) 변수로 변환시켜 주어야 한다. 더미변수로의 변환방법은 뒤에서 설명하는 **[더미변수(가변수)를 이용한 회귀분석]**을 보기 바란다.

회귀분석을 위해서 표본이 몇 명정도 되어야 할지 아는게 필요하다. 회귀분석에서는 몇 명의 표본이 필요할까? 일반적으로 다음과같은 공식을 사용한다. **[50+8×독립변수 수] 혹은 [104+독립변수 수]를 적용**해서 높게 계산된 값을 따르는 것이 좋다. 일반적으로 독립변수 1개당 10~20개의 표본 수가 필요하다. 그렇지 않으면 2종오류를 범할 확률이 높다. 예를 들어, 실습1의 경우 독립변수가 연령, 과거입원횟수이므로 $[50+8\times2]=66$이므로 66개 이상의 표본이 필요하다고 할 수 있다.

7) 동시 입력방식과 단계 입력방식의 구분

다중회귀식을 추정하는 방식에는 여러 가지가 있는데, 가장 대표적인 것이 **[동시입력방식]과 [단계입력방식]**이다. 동시입력방식은 연구자가 고려하는 모든 독립변수를 한꺼번에 포함하여 분석하므로 다른 독립변수가 통제된 상태에서 특정 독립변수의 영향력을 알 수 있으며, 또한 연구자가 고려하는 모든 독립변수가 동시에 종속변수를 설명하는 정도를 알 수 있다. 이에 반하여 단계입력방식(stepwise)은 다른 변수들이 회귀식에 존재 할 때 종속변수에 영향력이 있는 변수들만을 회귀식에 포함시키는 방법이므로, 설명력이 높은 변수 순으로 회귀식에 포함된다. 그러므로 전 단계에서 회귀식에 포함된 독립변수라고 하더라도 나중에 들어오는 변수 때문에 설명력이 낮아질 경우 회귀식에서 제거된다. 이 방법은 종속변수를 설명하는데 있어서 설명력이 어느 정도 이상 되는 변수들로만 구성된 회귀식을 발견하는 데 유용하다.

표 11.10 회귀분석 절차 및 모형적합도 해석

- 회귀분석을 정확히 보려면
  - 독립변수와 종속변수 모두 입력하여 모든 변수 간에 단순상관관계를 확인할 것
  - 독립변수와 종속변수가 직선관계인지를 확인
  - 정규분포를 하는지 확인
  - '이상치(outlier)'를 보기 위해 잔차분석을 함

(공식 11.4)

- 모형의 적합도를 해석하는 방법
  - F값이 높고 R^2값도 높다 : 이상적 모형
  - F값이 높고 R^2값은 낮다 : 모형보완이 필요(독립변수 추가)
  - F값은 낮고 R^2값이 높다 : 표본 수를 늘여야 함
  - F값은 낮고 R^2값도 낮다 : 모형 포기

실습 11.2 의약품광고액(X_1), 종업원 근무년수(X_2), 1일 전화문의 건수(X_3) 등이 매출액(Y)에 미치는 영향을 조사하기 위하여 다중회귀분석을 실시한다고 하자.

의약품광고액(X_1)	근무년수(X_2)	1일 문의 전화건수(X_3)	교육수준(X_4)	의약품매출액(Y)
25	8	30	1	89
30	9	20	1	95
32	10	15	2	100
37	8	20	2	105
35	10	16	3	110
36	9	15	3	100
40	9	16	1	112
48	7	10	2	100
50	10	20	2	130
55	8	15	3	135

다중회귀분석에서 독립변수를 투입하는 방법은 ① 유의수준에 관계없이 독립변수를 일시에 투입하여 다중회귀모형을 구하는 방식, ② 독립변수를 단계별로 투입하는 방식, ③ 각 독립변수의 유의수준을 먼저 지정하고 그에 적합한 변수만으로 다중회귀식을 구하는 방식 등 세 가지가 있다. 다음의 절차를 진행하면 다중회귀분석을 실행할 수 있다.

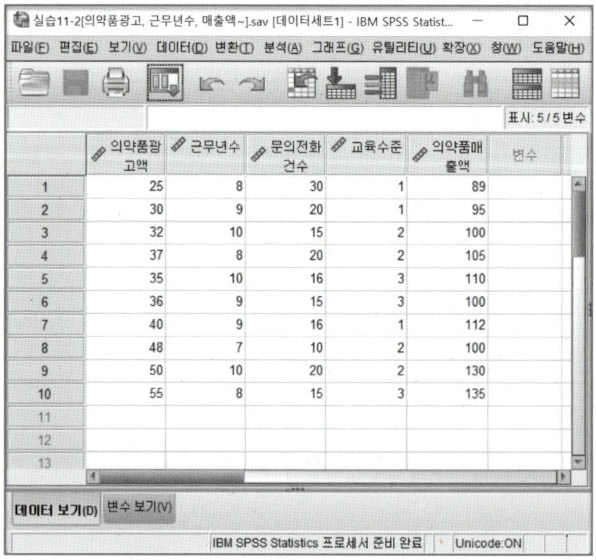

1) 분석을 위한 자료를 입력한다.

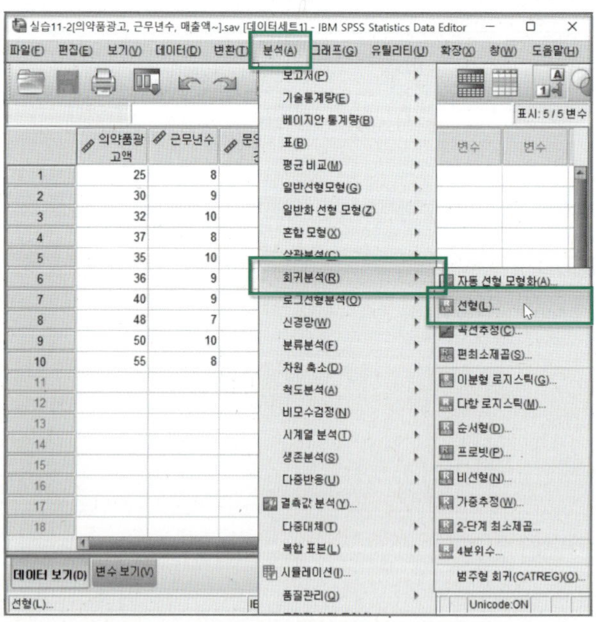

2) [분석(A)] - [회귀분석(R)] - [선형(L)]을 선택한다.

(1) 입력(동시투입)방식에 의한 다중회귀분석 : 유의수준에 관계없이 독립변수를 일시에 투입하여 다중회귀모형을 구하는 방식

왼쪽의 변수상자로부터 종속변수 란에 매출액(Y)을, 독립변수 란에 의약품광고액(X_1), 근무년수(X_2), 전화건수(X_3)를 지정하여 옮겨 놓는다. 여기에서 변수선택의 방법은 다음과 같다.

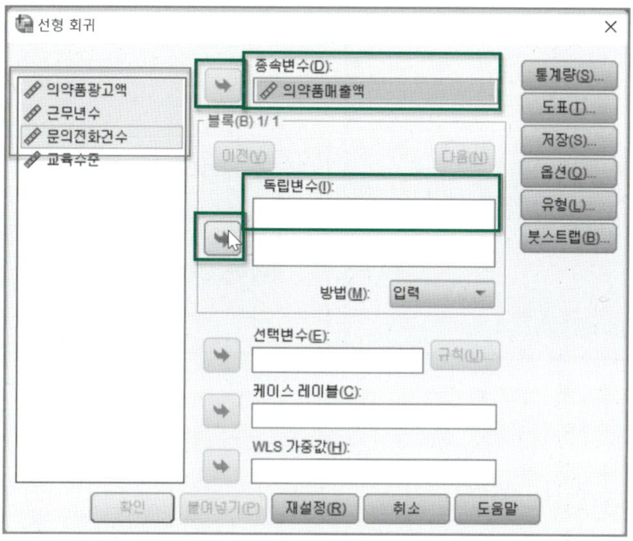

3) [종속변수(D)]와 [독립변수(I)]를 선택하여 옮긴다.

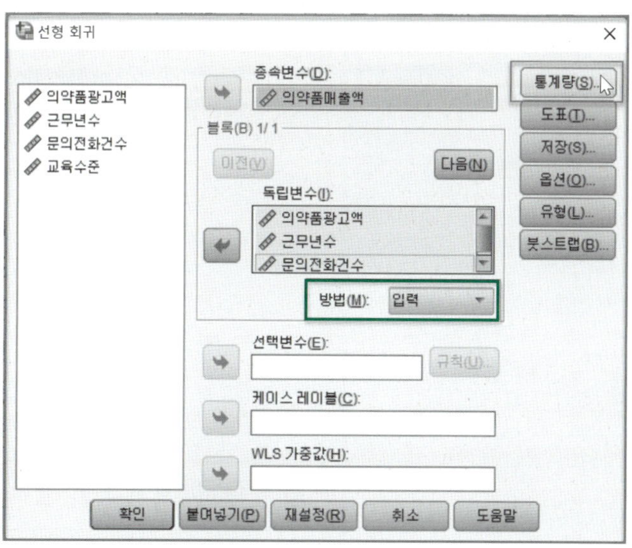

4) [방법(M)]에서 '입력'을 선택한다. 통계량(S)... 을 누른다.

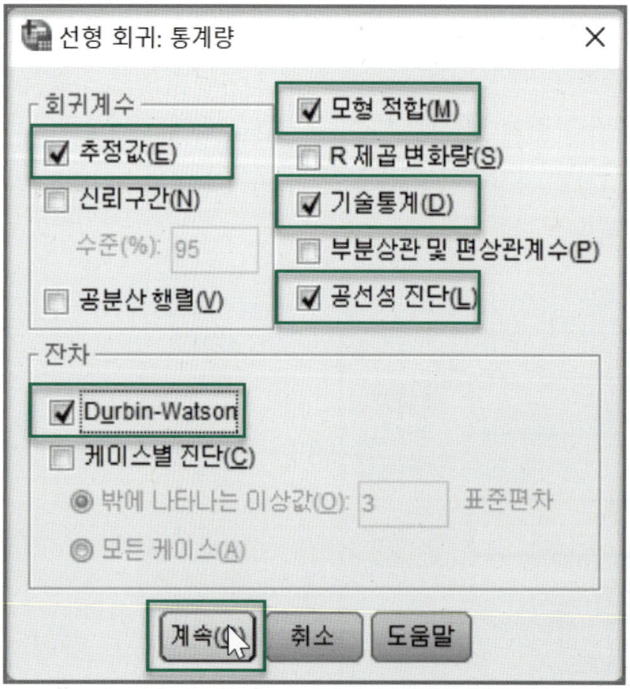

5) 통계량에 들어가서 필요한 기술통계치를 선택하고 [계속]을 누른다.

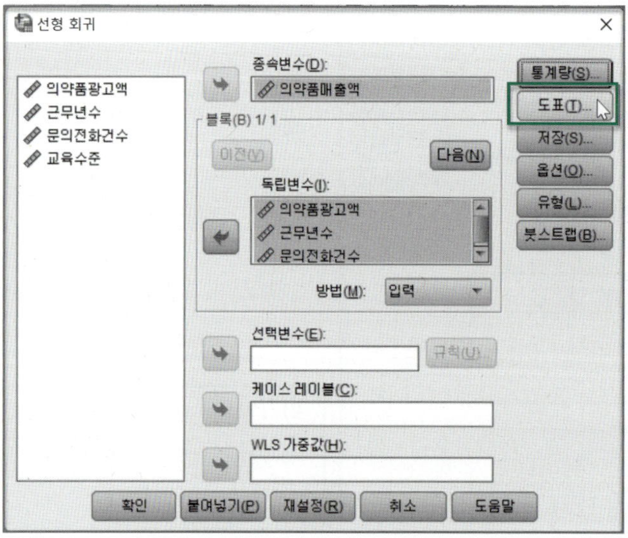

6) [도표(T)...]를 누른다.

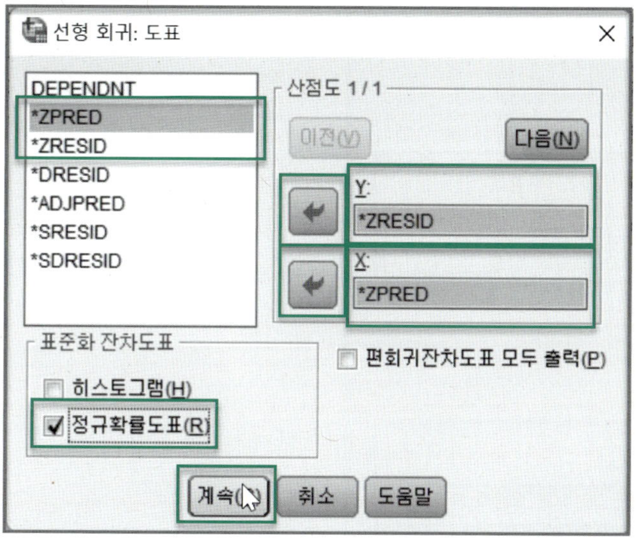

7) 잔차분석 도표 작성을 위하여 Y축에는 ZRESID(표준화잔차)라 하고 X축에는 ZPRED(표준화예측값)를 ➡를 눌러 옮긴 후 계속을 누른다.

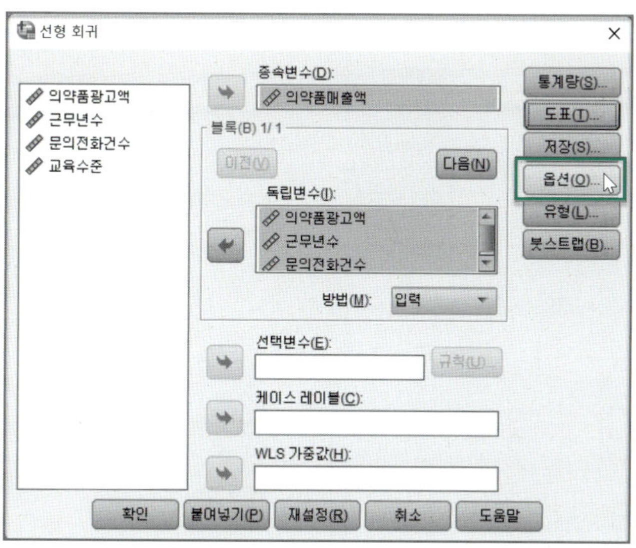

8) 옵션(O)...을 누른다.

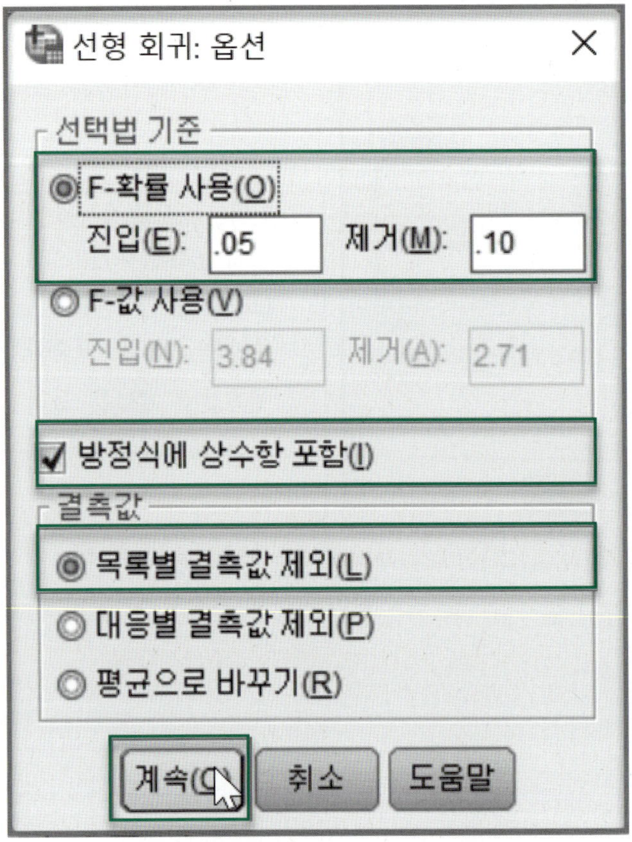

9) 옵션에 들어가서 방법을 선택하고 계속을 누른다.

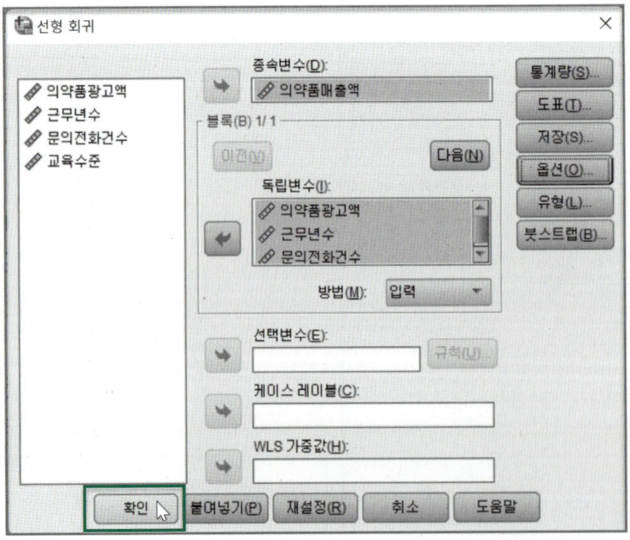

10) 모든 설정을 마친 후 확인을 누른다.

[결과 : 다중회귀분석의 기술통계량]

	평균	표준편차	N
매출액	107.60	14.766	10
광고액	38.80	9.508	10
근무년수	8.80	1.033	10
1일 문의 전화건수	17.70	5.314	10

매출액, 의약품광고액, 근무년수, 1일 문의 전화건수에 대한 평균과 표준편차, 사례 수에 대한 기술통계량의 결과이다.

[결과 : 다중회귀분석의 결정계수]

모형	R	R제곱	수정된 R 제곱	추정값의 표준오차	Durbin Watson
1	.961[a]	.924	.886	4.976	1.955

주 : 독립변수 : (상수), 1일 문의 전화건수, 근무년수, 의약품광고액 종속변수 : 의약품 매출액

[결정계수 R^2= 0.924]

독립변수인 의약품광고액, 종업원 근무년수, 1일 전화문의건수로 구성된 회귀식이 매출액 총변동의 92.4%를 설명하고 있다. 따라서 회귀식의 설명력은 상당히 높다.

[결과 : 다중회귀분석 분산분석표]

모형		제곱합	자유도	평균제곱	F	유의확률
1	선형회귀분석	1813.814	3	604.605	24.414	.001[a]
	잔차	148.586	6	24.764		
	합계	1962.400	9			

주 : 독립변수 : (상수), 1일 문의 전화건수, 근무년수, 의약품광고액, 종속변수 : 매출액

회귀식의 통계적 유의성을 검정하는 F-통계량의 값은 24.414이고, 이에 대한 유의도(p 값)가 0.001이다. 따라서 유의확률(p)=0.001는 유의수준인 0.05보다 작기 때문에 이 회귀식은 유의하다고 볼 수 있다. 즉, 독립변수인 X_1, X_2, X_3으로 구성된 회귀식은 통계적으로 유의하다.

[결과 : 다중회귀 분석회귀계수]

모형		비표준화계수		표준화 계수	t	유의확률	공선성 통계량	
		b	표준오차	β			공차한계	VIF
1	(상수)	-27.158	21.645		-1.255	.256		
	의약품광고액	1.724	.216	1.110	7.992	.000	.654	1.528
	근무년수	5.901	1.652	.413	3.573	.012	.946	1.058
	1일 문의 전화건수	.901	.378	.324	2.386	.054	.683	1.463

주 : 종속변수 : 매출액

다중회귀방정식은 다음과 같다.

$$\hat{Y} = -27.158 + 1.724 * \text{의약품광고액} + 5.901 * \text{근무년수} + 0.901 * \text{전화건수}$$

다른 변수들이 고정되어 있을 때 의약품광고액이 1억 원 늘어나면 매출액은 1.724억 원씩, 종업원 근무 연수가 1년 올라가면 매출액은 5.901억 원씩 증가하는 것으로 나타났다. 그런데 1일 문의전화건수의 회귀계수 0.901은 통계적으로 유의하지 않는 것으로 나타나 회귀계수로서 의미가 없다고 할 수 있다(유의확률 0.054가 유의수준인 0.05보다 큼). 그러나 1일 문의전화건수는 0.05보다 약간만 크기 때문에 여기서 유의하지는 않지만 만약 추후에 표본 수를 증가한다면 유의하게 나올 수 있는 변수이다. 그러므로 우리는 이때 유의하지 않다고 하면 다소 아까운 면이 있으므로 경계적 유의성이 있다고 기술할 수 있다. **다음으로 베타(β)는 회귀계수를 표준화한 것으로 회귀계수의 중요도를 나타낸다. 변수의 베타값이 0에 가까울수록 무의미한 변수로 판정된다.**

(2) 단계별 투입방식에 의한 다중회귀분석 : 독립변수를 단계별로 투입

단계별 투입방식(stepwise)은 통계적 유의도가 낮은 독립변수를 제외하고 다중회귀식을 얻는 방식이다. 의약품광고액, 종업원 근무년수, 1일 전화문의건수의 독립변수 중에서 설명력이 높고 회귀계수의 통계적 유의도가 가장 높은 변수를 단계적으로 투입한다. 회귀계수의 유의확률이 0.05 이하가 되면 탈락시킨다. 1일 문의 전화건수 변수의 탈락을 예상할 수 있다. 분석 방법은 입력방법과 동일하나, 방법에서 '단계선택'으로 바꾸어 주면 된다.

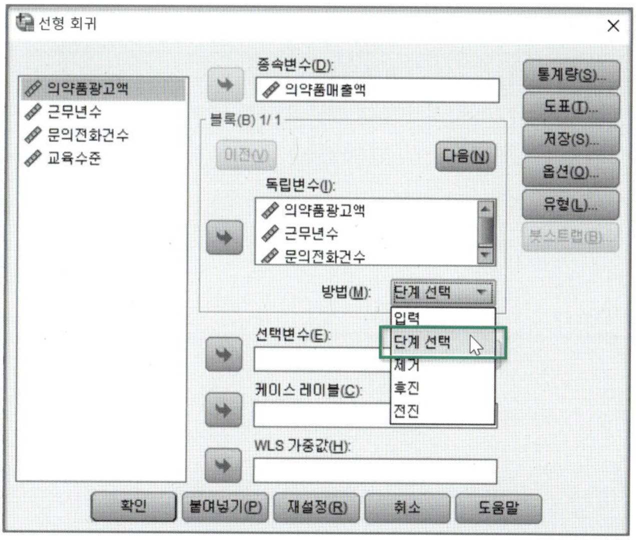

1) 방법에서 입력을 선택한다. **단계선택**을 누른다.
2) 통계량(S)... 을 누른다.
3) 통계량에 들어가서 필요한 기술통계치를 선택한다.

[결과 : 단계별 다중회귀분석의 결정계수]

모형	R	R 제곱	수정된 R 제곱	추정값의 표준오차	통계량 변화량				
					R제곱 변화량	F 변화량	자유도 1	자유도 2	유의확률
1	.844[a]	.712	.676	8.405	.712	19.778	1	8	.002
2	.923[b]	.852	.810	6.431	.140	6.664	1	7	.036

a. 독립변수 : (상수), 의약품광고액
b. 독립변수 : (상수), 의약품광고액, 근무년수

모형 1 : 먼저 의약품광고액이 투입되었으며, 변수 X_1 한 개가 종속변수 Y 총 변동의 71.2%를 설명하고 있다.

모형 2 : 근무년수(X_2)가 추가적으로 투입된 결과 설명력이 85.2%로 증가하였다. 따라서 설명력은 81.0% − 67.6% = 13.4%만큼 증가되었다.

[결과 : 단계별 중회귀분석 분산분석표]

모형		제곱합	자유도	평균제곱	F	유의확률
1	선형회귀분석	1397.225	1	1397.225	19.778	.002[a]
	잔차	565.175	8	70.647		
	합계	1962.400	9			
2	선형회귀분석	1672.857	2	836.428	20.222	.001[b]
	잔차	289.543	7	41.363		
	합계	1962.400	9			

a. 독립변수 : (상수), 의약품광고액

b. 독립변수 : (상수), 의약품광고액, 근무년수

c. 종속변수 : 매출액

모형 1 : 회귀식의 통계적 유의성을 검정하는 F-통계량 값은 19.778이고, 이에 대한 유의확률은 0.002이다. 따라서 유의확률 0.002〈0.05이므로, 의약품광고액(X_1)으로 구성된 회귀식은 통계적으로 유의하다고 볼 수 있다.

모형 2 : 회귀식의 통계적 유의성을 검정하는 F-통계량 값은 20.222이고, 이에 대한 유의확률은 0.001이다. 따라서 유의확률 0.001〈0.05이므로, 의약품광고액(X_1), 근무년수(X_2)로 구성된 회귀식은 통계적으로 유의하다고 볼 수 있다.

[결과 : 단계별 중회귀분석 회귀계수]

모형		비표준화계수		표준화 계수	t	유의확률
		B	표준오차	베타		
1	(상수)	56.754	11.738		4.835	.001
	의약품광고액	1.310	.295	.844	4.447	.002
2	(상수)	3.737	22.416		.167	.872
	의약품광고액	1.434	.231	.924	6.222	.000
	근무년수	5.478	2.122	.383	2.581	.036

주 : 종속변수 : 매출액

모형 1 : 회귀식은 통계적으로 유의함을 알 수 있다. 이때의 상수(56.754)는 유의확률 0.001〈0.05, 회귀계수(1.310)값은 유의확률 0.001〈0.05로 모두 통계적으로 유의함을 알 수 있다. 1단계에서의 회귀식은 $\hat{Y} = 56.754 + 1.310X_1$으로 나타낼 수 있다.

모형 2 : 회귀식은 $\hat{Y} = 1.434X_1 + 5.478X_2$이다. 이 회귀식과 각 회귀계수(상수항 제외)는 통계적으로 유의하다. 다중회귀분석에서는 독립변수의 개수가 많을수록 설명력은 높아지게 되지만 지나치게 많은 독립변수를 사용하면 문제가 발생할 수 있다. 통계적으로 유의하지 못한 1일 문의전화건수(X_3)는 모형에서 제외되었음을 알 수 있다.

[결과 : 단계별 중회귀분석 공선성통계량]

모형		진입-베타	t	유의확률	편상관	공선성 통계량
						공차한계
1	근무년수	.383[a]	2.581	.036	.698	.957
	전화건수	.272[a]	1.230	.258	.422	.691
2	전화건수	.324[b]	2.386	.054	.698	.683

a. 모형 내의 예측값 : (상수), 의약품광고액

b. 모형 내의 예측값 : (상수), 의약품광고액, 근무년수

c. 종속변수 : 매출액

모형 2에서 투입되지 못한 1일 문의전화건수(X_3)를 보면 편상관계수(partial correlation)가 0.698로 높고 또한 통계적으로 유의하지 못하다(0.054>0.05). 즉, X_3를 추가로 투입하여도 현재의 설명력은 개선되는 부분이 매우 적다. 따라서 다중회귀분식은 여기시 끝난디.

모형 1과 모형 2 중 어느 것이 더 나은 모형인지 모형 1의 설명력 84.4%보다 모형 2의 설명력 92.3%가 더 높다는 것을 보고 판단할 수 있다. 그러나 연구자에 따라서 높아진 설명력 7.9%는 미미하다는 판단에서 모형 1을 선호할 수도 있다. 어느 모형을 선택하는가의 문제는 모형의 간결성과 설명력 사이에서 적절하게 판단하여 모형을 선택하면 된다.

(3) 다중회귀모형 가정의 검정 : 각 독립변수의 유의수준을 먼저 지정하고 그에 적합한 변수만으로 다중회귀식을 구하는 방식

회귀식의 가정은 변수와 잔차에 관련된 것으로서, 다중공선성, 잔차의 독립성, 정규성, 등분산성 등이 있다.

[결과 : 다중공선성과 잔차의 독립성, 정규성, 등분산성 검정]

모형	R	R^2	수정된 R^2	추정값의 표준오차	Durbin Watson
1	.961[a]	.924	.886	4.976	1.955

주 : 독립변수 : (상수), 전화건수, 근무년수, 의약품광고액, 종속변수 : 매출액

모형		비표준화계수		표준화 계수	t	유의확률	공선성 통계량	
		B	표준오차	베타			공차한계	분산평창계수 VIF
1	(상수)	−27.158	21.645		−1.255	.256		
	의약품광고액	1.724	.216	1.110	7.992	.000	.654	1.528
	근무년수	5.901	1.652	.413	3.573	.012	.946	1.058
	전화건수	.901	.378	.324	2.386	.054	.683	1.463

주 : 종속변수 : 매출액

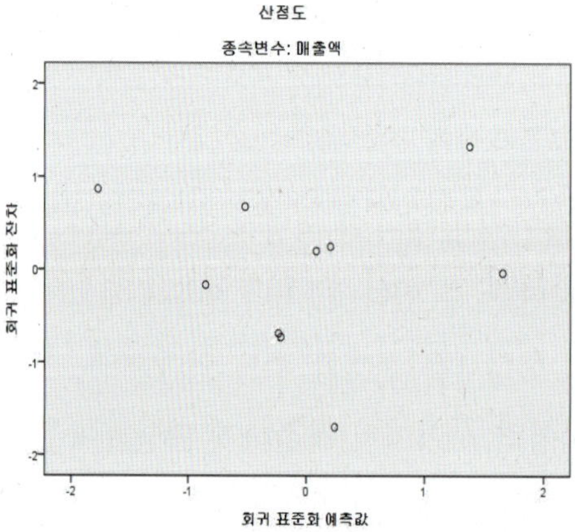

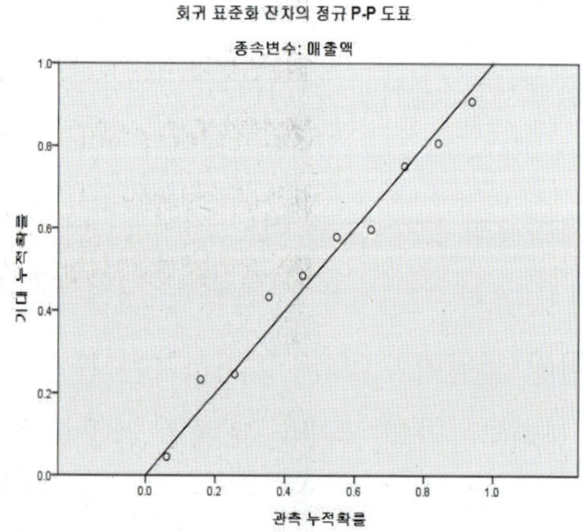

❙ 다중공선성

다중공선성이란 독립변수 간의 상관관계가 존재하는 것을 의미한다. 이런 경우 회귀계수를 추정하는데 있어 문제가 발생하기 때문에 다중공선성이 높은 변수는 제거되어

야 한다. 일반적으로 다중공선성을 검사하기 위해서는 공차한계(tolerance) 또는 VIF 값을 이용한다. 공차한계와 VIF는 서로 역수의 관계를 가지므로 둘 중 어느 것을 봐도 상관이 없다. 이때 다중공선성을 판단하는 기준은 공차한계 값이 0.1보다 작거나 VIF값이 10보다 크면 다중공선성이 있다고 판단한다. 반면 잔차의 독립성 혹은 자기상관의 관계를 보기위해서 간단히 Durbin-Watson 값을 살펴본다. 이 값은 0부터 4까지의 값을 가지며 2에 가까울수록 독립성이 보장된다. 잔차의 정규성과 등분산성은 단순회귀와 마찬가지로 정규 P-P 도표와 잔차의 산점도로 간단히 확인이 가능하다. 회귀의 기본가정을 만족한다고 해서 반드시 그 모형이 좋은 모형이라고 할 수는 없으나 기본 가정을 만족하면 좋은 모형을 찾기가 쉽다. 따라서 기본 가정이 만족하지 않는 경우에는 가정을 만족하게끔 조절해주는 것이 좋다.

11.3 더미변수(가변수)를 이용한 회귀분석

회귀분석을 할 때 독립변수가 명목변수이면 그 변수를 더미변수(dummy variable) 혹은 가변수로 변환해야 한다. **더미변수의 수는 원래 변수가 지닌 집단의 개수보다 하나 적다.** 예를 들어, 성별이라는 변수가 독립변수로 될 때 남자와 여자의 두 범주만 있으므로 더미변수는 1개이다. 일반적으로 두 개의 집단으로 분류된 명목변수는 더미변수를 별도로 만들지 않고 그대로 투입해도 괜찮으나, 회귀식을 해석하는 과정에서 주의를 해야하므로 보통의 경우 코딩을 0과 1로 변환한다. 앞의 예제에서 교육수준(X_4) 변수는 1은 고졸, 2는 전문대졸, 3은 대졸 이상으로 코딩하여 입력하였다. 여기 예에서 X_4(교육수준)을 더미변수로 변환하여, 이 교육수준이 Y(매출액)에 미치는 영향을 회귀모형으로 분석한다. 따라서 회귀모형은 다음과 같다.

$$\hat{Y} = b_0 + b_1 X_4$$

여기서, $\hat{Y} = Y$(매출액)의 추정치이고, X_4 교육수준이다.

교육수준의 변수는 3개의 범주이므로 더미변수로 변환할 경우 2개의 더미변수가 필요하다.

의약품광고액 (X_1)	근무년수 (X_2)	1일문의 전화건수(X_3)	교육수준 (X_4)	매출액 (Y)
25	8	30	1	89
30	9	20	1	95
32	10	15	2	100
37	8	20	2	105
35	10	16	3	110
36	9	15	3	100
40	9	16	1	112
48	7	10	2	100
50	10	20	2	130
55	8	15	3	135

교육수준의 범주가 3개일 경우 다음과 같이 2개의 더미변수 D1, 더미변수 D2 (D1, D2)를 만든다. **여기서 고졸은 준거집단(reference group)이며, 고졸은 (0, 0)으로 코딩**되고, 전문대졸은 (1, 0), 대졸은 (0, 1)로 코딩된다. 그러면 변환을 이용하여 D1, D2변수를 새롭게 만들어야 한다. 더미변수 D1의 경우 고졸 1로 코딩된 것을 0으로 변환하고, 전문대졸 2는 1로 코딩을 바꾸고, 대졸은 3을 0으로 바꾼다. D2의 경우는 고졸 1로 코딩된 것을 0으로 변환하고, 전문대졸 2는 0으로 코딩을 바꾸고, 대졸은 3을 1로 바꾼다.

$$\begin{pmatrix} & D_1 & D_2 \\ \text{고졸} & 0 & 0 \\ \text{전문대졸} & 1 & 0 \\ \text{대졸} & 0 & 1 \end{pmatrix}$$

더미변수를 지정하는 방식은 다음과 같다.

고 졸 : $X_4 = 1$이면, $D_1 = 0$, $D_2 = 0$로 할당

전문대졸 : $X_4 = 2$이면, $D_1 = 1$, $D_2 = 0$로 할당

대 졸 : $X_4 = 3$이면, $D_1 = 0$, $D_2 = 1$로 할당

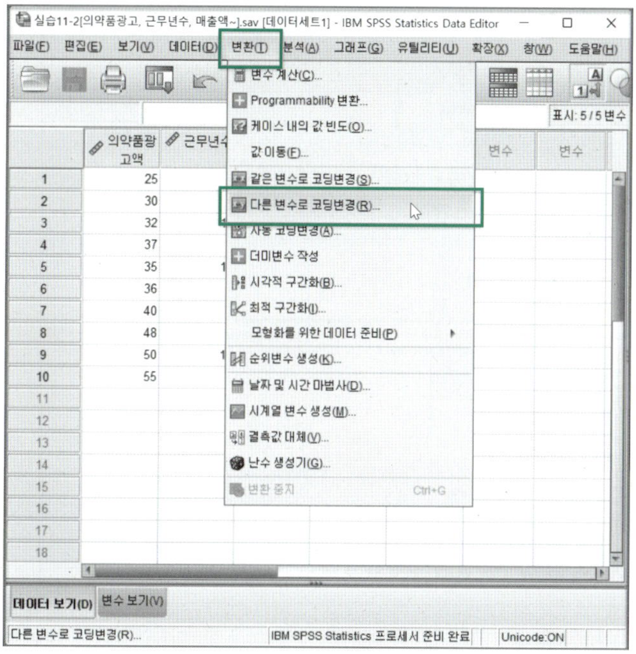

1) [변환(T)] - [다른 변수로 코딩변경(R)]을 선택한다.

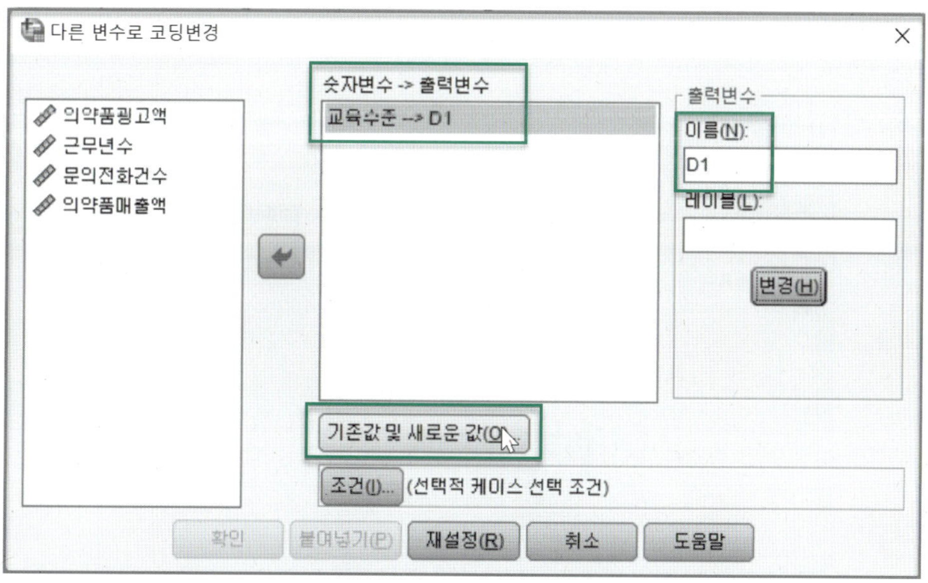

2) 교육수준을 [→]를 눌러 숫자변수에 옮기고 출력변수에 교육수준의 더미변수인 D1을 만든다.

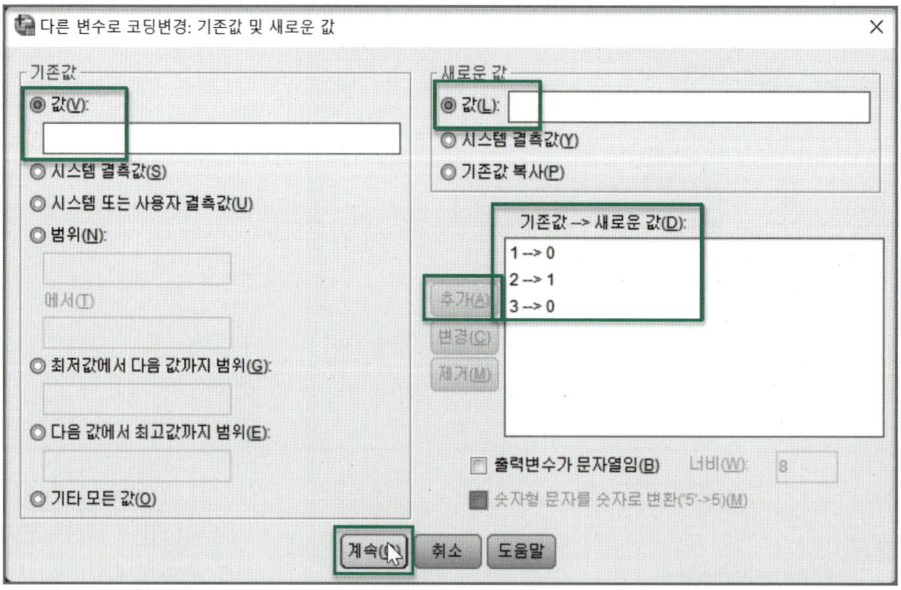

3) 교육수준을 [→]를 눌러 숫자변수에 옮기고 출력변수에 교육수준의 더미변수인 D1을 만든다. 그리고 기존값 및 새로운값을 누른다. 고졸은 준거집단(reference group)이며, 고졸은 (0, 0)으로 코딩되고, 전문대졸은 (1, 0), 대졸은 (0, 1)로 코딩된다. 더미변수 D1의 경우 고졸 1로 코딩된 것을 0으로 변환하고, 전문대졸 2는 1로 코딩을 바꾸고, 대졸은 3을 0으로 바꾼다.

4) [계속]을 누른 후 확인을 누른다.

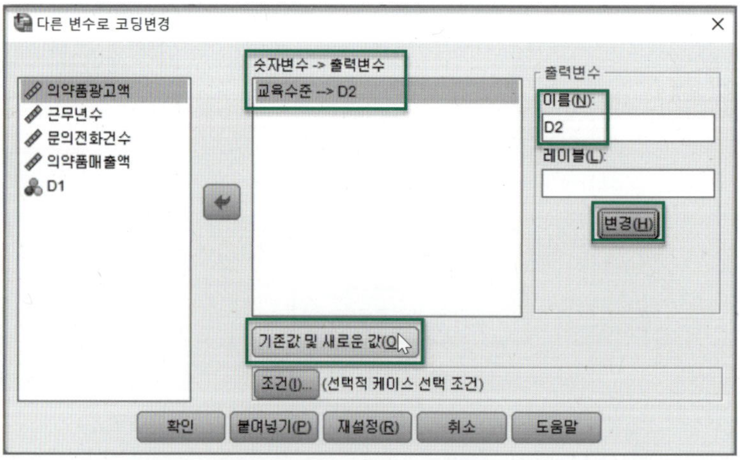

5) [변환(T)] - [다른 변수로 코딩변경(R)]을 선택한다. 교육수준을 [→] 를 눌러 숫자변수에 옮기고 출력변수에 교육수준의 더미변수인 D2를 만든다.

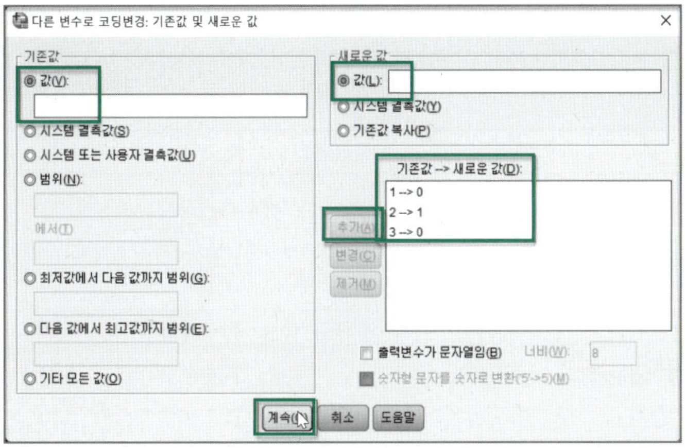

6) 앞에서 D1을 만든 방법과 동일하게 한다. D2의 경우는 **고졸 1**로 코딩된 것을 0으로 변환하고, **전문대졸 2**는 1로 코딩을 바꾸고, **대졸은 3**을 0으로 바꾼다.

7) [계속]을 누른 후 확인을 누른다.

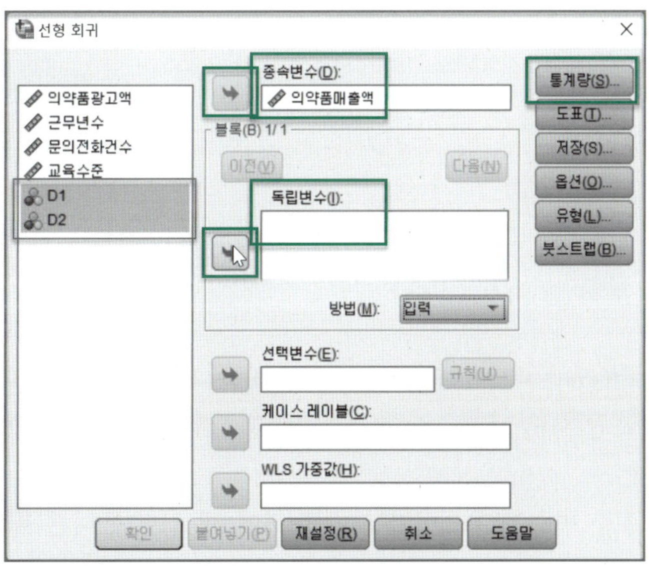

8) [분석(A)] - [회귀분석(R)] - [선형(L)]을 선택한다.
분석대상 변수를 선택한 후 [➔]를 눌러 생성된 더미변수 D1과 D2를 [독립변수(I)]란에 지정하고 매출액을 [종속변수(D)]로 지정한다.

9) 방법에서 '입력'을 선택한다. 단계선택을 누른다.

10) 방법에서 '입력'을 선택한다. [통계량(S)...]을 누른다.

11) 통계량에 들어가서 필요한 기술통계치를 선택한다.

Chapter 11

[결과 : 더미변수의 회귀분석결과]

모형	R	R 제곱	수정된 R제곱	추정값의 표준오차
1	.457[a]	.208	-.018	14.897

주 : 독립변수 : (상수), D1, D2

[결과 : 매출액에 대한 분산분석표]

모형		제곱합	자유도	평균제곱	F	유의확률
1	선형회귀분석	408.983	2	204.492	.921	.441[a]
	잔차	1553.417	7	221.917		
	합계	1962.400	9			

주 : 독립변수 : (상수), D1, D2, 종속변수 : 매출액

[결과 : 매출액에 대한 회귀계수]

모형		비표준화계수		표준화 계수	t	유의확률
		b	표준오차	β		
1	(상수)	98.667	8.601		11.472	.000
	D_1	10.083	11.378	.353	.886	.405
	D_2	16.333	12.163	.534	1.343	.221

주 : 종속변수 : 매출액

회귀식은 통계적으로 유의하지 않으며(유의확률=0.441>0.05), 총 변동에 대한 설명력이 20.8%(R^2=0.208)정도이다.

회귀식은 $Y = 98.667 + 10.083D_1 + 16.333D_2$이다. 두 회귀계수 모두 유의수준 0.05에서 통계적으로 유의하지 않다. 즉, 교육수준에 따라서 매출액은 차이가 없다.

그러나 교육수준 변수가 유의하다는 가정 하에 세 집단에 따른 매출액을 예상할 경우 다음과 같다. 여기서 고졸은 (0.0)으로 코딩되고, 전문대졸은 (1, 0), 대졸은 (0, 1)로 코딩되었으므로 고졸인 경우 D_1=0이고 D_2=0이 된다.

고졸자 이하 : $Y = 98.667 + 10.083(0) + 16.333(0) = 99$(억 원)
전문대졸자 : $Y = 98.667 + 10.083(1) + 16.333(0) = 109$(억 원)
대졸자 : $Y = 98.667 + 10.083(0) + 16.333(1) = 115$(억 원)이 된다.

요 약

다중회귀분석

① 의의

㉠ 종속변수와 두 개 이상의 독립 변수들 사이의 관계를 밝히고자 할 때 사용하는 통계적 기법이 다중회귀분석이다. **독립변수의 수가 2개 이상을 포함하는 모형을 다중회귀모형이라고 한다.**

② 구조식

$$y_i = \beta_0 = \beta_1 x_{1i} + \beta_2 x_{2i} + \cdots + \beta_k x_{ki} + \epsilon_i$$

k : 독립변수의 개수, $i = 1, 2, \cdots, n$

③ 다중회귀분석의 분산분석표

요인	제곱합(SS)	자유도(df)	평균제곱(MS)	F
회귀	$SSR = \sum_{i=1}^{n}(\hat{y_i} - \bar{y})^2$	k	$MSR = \frac{SSR}{k}$	$MSR/MSE \sim F_{(\alpha, k, n-k-1)}$
잔차	$SSE = \sum_{i=1}^{n}(y_i - \hat{y_i})^2$	$n-k-1$	$MSE = \frac{SSE}{n-k-1}$	
전체	$SST = \sum_{i=1}^{n}(y_i - \bar{y})^2$	$k+(n-k-1) = n-1$		

④ 나중회귀모형의 유의싱 검징

㉠ 가설 설정

귀무가설(H_0) : 회귀모형은 유의하지 않다($\beta_1 = \beta_2 = \cdots = \beta_k = 0$).
대립가설(H_1) : 회귀모형은 유의하다[적어도 하나는 $\beta \neq 0$이다($i = 1, 2, \cdots, k$)].

㉡ 검정통계량

$$F = \frac{MSR}{MSE} \sim F_{(k, n-k-1)}$$

⑤ 다중회귀계수의 유의성 검정

㉠ 가설 설정

귀무가설(H_0) : 회귀계수는 유의하지 않다($\beta_i = 0, i = 1, 2, \cdots, k$).
대립가설(H_1):회귀계수는 유의하다($\beta_i \neq 0, i = 1, 2, \cdots, k$).

Chapter 11

ⓒ **검정통계량**

$$t = \frac{b_i - \beta_i}{\sqrt{MSE/S_{xx}}} \sim t_{(n-k-1)}$$

◪ 더미변수를 이용한 회귀분석

① 의의

㉠ 더미변수(가변수)는 질적 효과를 고려할 수 있는 독립변수이다. 더미변수를 이용한 회귀분석은 범주형 척도의 자료를 독립변수의 더미변수로 변환하여 회귀분석하는 것을 의미한다.

② 더미변수 선택

㉠ k개 그룹의 질적 차이를 구분하는 경우, $k-1$개의 더미변수를 사용한다. 예를 들어, 남자와 여자를 가변수로 만들 경우 1개의 가변수가 만들어진다.

Chapter

12

부 록

<부표 1> 난수표
<부표 2> 정규분포
<부표 3> t 분포
<부표 4> F 분포
<부표 5> 카이제곱(χ^2) 분포

Chapter 12 부 록

〈부표 1〉 난수표

	00000 12345	00001 67890	11111 12345	11112 67890	22222 12345	22223 67890	33333 12345	33334 67890	44444 12345	44445 67890
01	85967	73152	14511	85285	36009	95892	36962	67835	63314	50162
02	07483	51453	11649	86348	76431	81594	95848	36738	25014	15460
03	96283	01898	61414	83525	04231	13604	75339	11730	85423	60698
04	49174	12074	98551	37895	93547	24769	09404	76548	05393	96770
05	97366	39941	21225	93629	19574	71565	33413	56087	40875	13351
06	90474	41469	16812	81542	81652	45554	27931	93994	22375	00953
07	28599	64109	09497	76235	41383	31555	12639	00619	22909	29563
08	25254	16210	89717	65997	82667	74624	36348	44018	64732	93589
09	28785	02760	24359	99410	77319	73408	58993	61098	04393	48245
10	84725	86576	86944	93296	10081	82454	76810	52975	10324	15457
11	41059	66456	47679	66810	15941	84602	14493	65515	19251	41642
12	67434	41045	82830	47617	36932	46728	71183	36345	41404	81110
13	72766	68816	37643	19959	57550	49620	98480	25640	67257	18671
14	92079	46784	66125	94932	64451	29275	57669	66658	30818	58353
15	29187	40350	62533	73603	34075	16451	42885	03448	37390	96328
16	74220	17612	65522	80607	19184	64164	66962	82310	18163	63495
17	03786	02407	06098	92917	40434	60602	82175	04470	78754	90775
18	75085	55558	15520	27038	25471	76107	90832	10819	56797	33751
19	09161	33015	19155	11715	00551	24909	31894	37774	37953	78837
20	75707	48992	64998	87080	39333	00767	45637	12538	67439	94914
21	21333	48660	31288	00086	79889	75532	28704	62844	92337	99695
22	65626	50061	42539	14812	48895	11196	34335	60492	70650	51108
23	84380	07389	87891	76255	89604	41372	10837	66992	93183	56920
24	46479	32072	80083	63868	70930	89654	05359	47196	12452	38234
25	59847	97197	55147	76639	76971	55928	36441	95141	42333	67483
26	31416	11231	27904	57383	31852	69137	96667	14315	01007	31929
27	82066	83436	67914	21465	99605	83114	97885	74440	99622	87912
28	01850	42782	39202	18582	46214	99228	79541	78298	75404	63648
29	32315	89276	89582	87138	16165	15984	21466	63830	30475	74729
30	59388	42703	55198	80380	67067	97155	34160	85019	03527	78140
31	58089	27632	50987	91373	07736	20436	96130	73483	85332	24384
32	61705	57285	30392	23660	75841	21931	04295	00875	09114	32101
33	18914	98982	60199	99275	41967	35208	30357	76772	92656	62318
34	11965	94089	34803	48941	69709	16784	44642	89761	66864	62803
35	85251	48111	80936	81781	93248	67877	16498	31924	51315	79921
36	66121	96986	84844	93873	46352	92183	51152	85878	30490	15974
37	53972	96642	24199	58080	35450	03482	66953	49521	63719	57615
38	14509	16594	78883	43222	23093	58645	60257	89250	63266	90858
39	37700	07688	65533	72126	23611	93993	01848	03910	38552	17472
40	85466	59392	72722	15473	73295	49759	56157	60477	83284	56367
41	52969	55863	42312	67842	05673	91878	82738	36563	79540	61935
42	42744	68315	17514	02878	97291	74851	42725	57894	81434	62041
43	26140	13336	67726	61876	29971	99294	96664	52817	90039	53211
44	95589	56319	14563	24071	06916	59555	18195	32280	79357	04224
45	39113	13217	59999	49952	83021	47709	53105	19295	88318	41626
46	41392	17622	18994	98283	07249	52289	24209	91139	30715	06604
47	54684	53645	79246	70183	87731	19185	08541	33519	07223	97413
48	89442	61001	36658	57444	95388	36682	38052	46719	09428	94012
49	36751	16778	54888	15357	68003	43564	90976	58904	40512	07725
50	98159	02564	21416	74944	53049	88749	02865	25772	89853	88714

〈부표 2〉 정규분포

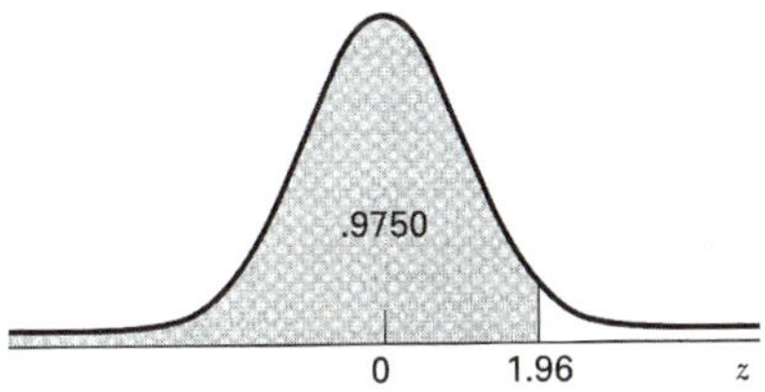

z	−0.09	−0.08	−0.07	−0.06	−0.05	−0.04	−0.03	−0.02	−0.01	0.00	z
−3.80	.0001	.0001	.0001	.0001	.0001	.0001	.0001	.0001	.0001	.0001	−3.80
−3.70	.0001	.0001	.0001	.0001	.0001	.0001	.0001	.0001	.0001	.0001	−3.70
−3.60	.0001	.0001	.0001	.0001	.0001	.0001	.0001	.0001	.0002	.0002	−3.60
−3.50	.0002	.0002	.0002	.0002	.0002	.0002	.0002	.0002	.0002	.0002	−3.50
−3.40	.0002	.0003	.0003	.0003	.0003	.0003	.0003	.0003	.0003	.0003	−3.40
−3.30	.0003	.0004	.0004	.0004	.0004	.0004	.0004	.0005	.0005	.0005	−3.30
−3.20	.0005	.0005	.0005	.0006	.0006	.0006	.0006	.0006	.0007	.0007	−3.20
−3.10	.0007	.0007	.0008	.0008	.0008	.0008	.0009	.0009	.0009	.0010	−3.10
−3.00	.0010	.0010	.0011	.0011	.0011	.0012	.0012	.0013	.0013	.0013	−3.00
−2.90	.0014	.0014	.0015	.0015	.0016	.0016	.0017	.0018	.0018	.0019	−2.90
−2.80	.0019	.0020	.0021	.0021	.0022	.0023	.0023	.0024	.0025	.0026	−2.80
−2.70	.0026	.0027	.0028	.0029	.0030	.0031	.0032	.0033	.0034	.0035	−2.70
−2.60	.0036	.0037	.0038	.0039	.0040	.0041	.0043	.0044	.0045	.0047	−2.60
−2.50	.0048	.0049	.0051	.0052	.0054	.0055	.0057	.0059	.0060	.0062	−2.50
−2.40	.0064	.0066	.0068	.0069	.0071	.0073	.0075	.0078	.0080	.0082	−2.40
−2.30	.0084	.0087	.0089	.0091	.0094	.0096	.0099	.0102	.0104	.0107	−2.30
−2.20	.0110	.0113	.0116	.0119	.0122	.0125	.0129	.0132	.0136	.0139	−2.20
−2.10	.0143	.0146	.0150	.0154	.0158	.0162	.0166	.0170	.0174	.0179	−2.10
−2.00	.0183	.0188	.0192	.0197	.0202	.0207	.0212	.0217	.0222	.0228	−2.00
−1.90	.0233	.0239	.0244	.0250	.0256	.0262	.0268	.0274	.0281	.0287	−1.90
−1.80	.0294	.0301	.0307	.0314	.0322	.0329	.0336	.0344	.0351	.0359	−1.80
−1.70	.0367	.0375	.0384	.0392	.0401	.0409	.0418	.0427	.0436	.0446	−1.70
−1.60	.0455	.0465	.0475	.0485	.0495	.0505	.0516	.0526	.0537	.0548	−1.60
−1.50	.0559	.0571	.0582	.0594	.0606	.0618	.0630	.0643	.0655	.0668	−1.50
−1.40	.0681	.0694	.0708	.0721	.0735	.0749	.0764	.0778	.0793	.0808	−1.40
−1.30	.0823	.0838	.0853	.0869	.0885	.0901	.0918	.0934	.0951	.0968	−1.30
−1.20	.0985	.1003	.1020	.1038	.1056	.1075	.1093	.1112	.1131	.1151	−1.20
−1.10	.1170	.1190	.1210	.1230	.1251	.1271	.1292	.1314	.1335	.1357	−1.10
−1.00	.1379	.1401	.1423	.1446	.1469	.1492	.1515	.1539	.1562	.1587	−1.00
−0.90	.1611	.1635	.1660	.1685	.1711	.1736	.1762	.1788	.1814	.1841	−0.90
−0.80	.1867	.1894	.1922	.1949	.1977	.2005	.2033	.2061	.2090	.2119	−0.80
−0.70	.2148	.2177	.2206	.2236	.2266	.2296	.2327	.2358	.2389	.2420	−0.70
−0.60	.2451	.2483	.2514	.2546	.2578	.2611	.2643	.2676	.2709	.2743	−0.60
−0.50	.2776	.2810	.2843	.2877	.2912	.2946	.2981	.3015	.3050	.3085	−0.50
−0.40	.3121	.3156	.3192	.3228	.3264	.3300	.3336	.3372	.3409	.3446	−0.40
−0.30	.3483	.3520	.3557	.3594	.3632	.3669	.3707	.3745	.3783	.3821	−0.30
−0.20	.3859	.3897	.3936	.3974	.4013	.4052	.4090	.4129	.4168	.4207	−0.20
−0.10	.4247	.4286	.4325	.4364	.4404	.4443	.4483	.4522	.4562	.4602	−0.10
0.00	.4641	.4681	.4721	.4761	.4801	.4840	.4880	.4920	.4960	.5000	0.00

〈부표 2〉(계속)

z	0.00	0.01	0.02	0.03	0.04	0.05	0.06	0.07	0.08	0.09	z
0.00	.5000	.5040	.5080	.5120	.5160	.5199	.5239	.5279	.5319	.5359	0.00
0.10	.5398	.5438	.5478	.5517	.5557	.5596	.5636	.5675	.5714	.5753	0.10
0.20	.5793	.5832	.5871	.5910	.5948	.5987	.6026	.6064	.6103	.6141	0.20
0.30	.6179	.6217	.6255	.6293	.6331	.6368	.6406	.6443	.6480	.6517	0.30
0.40	.6554	.6591	.6628	.6664	.6700	.6736	.6772	.6808	.6844	.6879	0.40
0.50	.6915	.6950	.6985	.7019	.7054	.7088	.7123	.7157	.7190	.7224	0.50
0.60	.7257	.7291	.7324	.7357	.7389	.7422	.7454	.7486	.7517	.7549	0.60
0.70	.7580	.7611	.7642	.7673	.7704	.7734	.7764	.7794	.7823	.7852	0.70
0.80	.7881	.7910	.7939	.7967	.7995	.8023	.8051	.8078	.8106	.8133	0.80
0.90	.8159	.8186	.8212	.8238	.8264	.8289	.8315	.8340	.8365	.8389	0.90
1.00	.8413	.8438	.8461	.8485	.8508	.8531	.8554	.8577	.8599	.8621	1.00
1.10	.8643	.8665	.8686	.8708	.8729	.8749	.8770	.8790	.8810	.8830	1.10
1.20	.8849	.8869	.8888	.8907	.8925	.8944	.8962	.8980	.8997	.9015	1.20
1.30	.9032	.9049	.9066	.9082	.9099	.9115	.9131	.9147	.9162	.9177	1.30
1.40	.9192	.9207	.9222	.9236	.9251	.9265	.9279	.9292	.9306	.9319	1.40
1.50	.9332	.9345	.9357	.9370	.9382	.9394	.9406	.9418	.9429	.9441	1.50
1.60	.9452	.9463	.9474	.9484	.9495	.9505	.9515	.9525	.9535	.9545	1.60
1.70	.9554	.9564	.9573	.9582	.9591	.9599	.9608	.9616	.9625	.9633	1.70
1.80	.9641	.9649	.9656	.9664	.9671	.9678	.9686	.9693	.9699	.9706	1.80
1.90	.9713	.9719	.9726	.9732	.9738	.9744	.9750	.9756	.9761	.9767	1.90
2.00	.9772	.9778	.9783	.9788	.9793	.9798	.9803	.9808	.9812	.9817	2.00
2.10	.9821	.9826	.9830	.9834	.9838	.9842	.9846	.9850	.9854	.9857	2.10
2.20	.9861	.9864	.9868	.9871	.9875	.9878	.9881	.9884	.9887	.9890	2.20
2.30	.9893	.9896	.9898	.9901	.9904	.9906	.9909	.9911	.9913	.9916	2.30
2.40	.9918	.9920	.9922	.9925	.9927	.9929	.9931	.9932	.9934	.9936	2.40
2.50	.9938	.9940	.9941	.9943	.9945	.9946	.9948	.9949	.9951	.9952	2.50
2.60	.9953	.9955	.9956	.9957	.9959	.9960	.9961	.9962	.9963	.9964	2.60
2.70	.9965	.9966	.9967	.9968	.9969	.9970	.9971	.9972	.9973	.9974	2.70
2.80	.9974	.9975	.9976	.9977	.9977	.9978	.9979	.9979	.9980	.9981	2.80
2.90	.9981	.9982	.9982	.9983	.9984	.9984	.9985	.9985	.9986	.9986	2.90
3.00	.9987	.9987	.9987	.9988	.9988	.9989	.9989	.9989	.9990	.9990	3.00
3.10	.9990	.9991	.9991	.9991	.9992	.9992	.9992	.9992	.9993	.9993	3.10
3.20	.9993	.9993	.9994	.9994	.9994	.9994	.9994	.9995	.9995	.9995	3.20
3.30	.9995	.9995	.9995	.9996	.9996	.9996	.9996	.9996	.9996	.9997	3.30
3.40	.9997	.9997	.9997	.9997	.9997	.9997	.9997	.9997	.9997	.9998	3.40
3.50	.9998	.9998	.9998	.9998	.9998	.9998	.9998	.9998	.9998	.9998	3.50
3.60	.9998	.9998	.9999	.9999	.9999	.9999	.9999	.9999	.9999	.9999	3.60
3.70	.9999	.9999	.9999	.9999	.9999	.9999	.9999	.9999	.9999	.9999	3.70
3.80	.9999	.9999	.9999	.9999	.9999	.9999	.9999	.9999	.9999	.9999	3.80

〈부표 3〉 t 분포

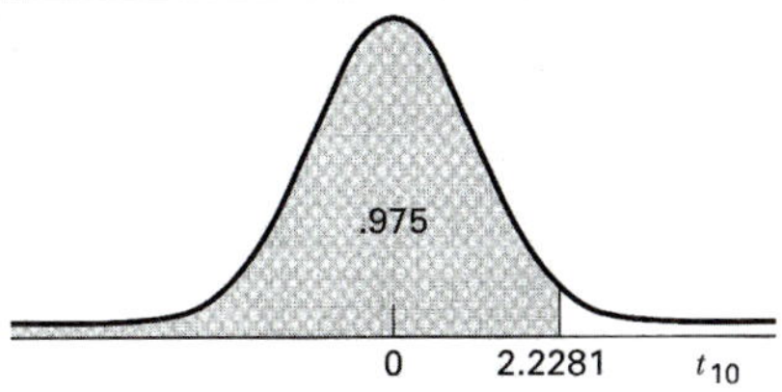

$p(t_{10} \leq 2.2281) = .975$

d.f.	$t_{.90}$	$t_{.95}$	$t_{.975}$	$t_{.99}$	$t_{.995}$
1	3.078	6.3138	12.706	31.821	63.657
2	1.886	2.9200	4.3027	6.965	9.9248
3	1.638	2.3534	3.1825	4.541	5.8409
4	1.533	2.1318	2.7764	3.747	4.6041
5	1.476	2.0150	2.5706	3.365	4.0321
6	1.440	1.9432	2.4469	3.143	3.7074
7	1.415	1.8946	2.3646	2.998	3.4995
8	1.397	1.8595	2.3060	2.896	3.3554
9	1.383	1.8331	2.2622	2.821	3.2498
10	1.372	1.8125	2.2281	2.764	3.1693
11	1.363	1.7959	2.2010	2.718	3.1058
12	1.356	1.7823	2.1788	2.681	3.0545
13	1.350	1.7709	2.1604	2.650	3.0123
14	1.345	1.7613	2.1448	2.624	2.9768
15	1.341	1.7530	2.1315	2.602	2.9467
16	1.337	1.7459	2.1199	2.583	2.9208
17	1.333	1.7396	2.1098	2.567	2.8982
18	1.330	1.7341	2.1009	2.552	2.8784
19	1.328	1.7291	2.0930	2.539	2.8609
20	1.325	1.7247	2.0860	2.528	2.8453
21	1.323	1.7207	2.0796	2.518	2.8314
22	1.321	1.7171	2.0739	2.508	2.8188
23	1.319	1.7139	2.0687	2.500	2.8073
24	1.318	1.7109	2.0639	2.492	2.7969
25	1.316	1.7081	2.0595	2.485	2.7874
26	1.315	1.7056	2.0555	2.479	2.7787
27	1.314	1.7033	2.0518	2.473	2.7707
28	1.313	1.7011	2.0484	2.467	2.7633
29	1.311	1.6991	2.0452	2.462	2.7564
30	1.310	1.6973	2.0423	2.457	2.7500
35	1.3062	1.6896	2.0301	2.438	2.7239
40	1.3031	1.6839	2.0211	2.423	2.7045
45	1.3007	1.6794	2.0141	2.412	2.6896
50	1.2987	1.6759	2.0086	2.403	2.6778
60	1.2959	1.6707	2.0003	2.390	2.6603
70	1.2938	1.6669	1.9945	2.381	2.6480
80	1.2922	1.6641	1.9901	2.374	2.6388
90	1.2910	1.6620	1.9867	2.368	2.6316
100	1.2901	1.6602	1.9840	2.364	2.6260
120	1.2887	1.6577	1.9799	2.358	2.6175
140	1.2876	1.6558	1.9771	2.353	2.6114
160	1.2869	1.6545	1.9749	2.350	2.6070
180	1.2863	1.6534	1.9733	2.347	2.6035
200	1.2858	1.6525	1.9719	2.345	2.6006
∞	1.282	1.645	1.96	2.326	2.576

〈부표 4〉 F 분포

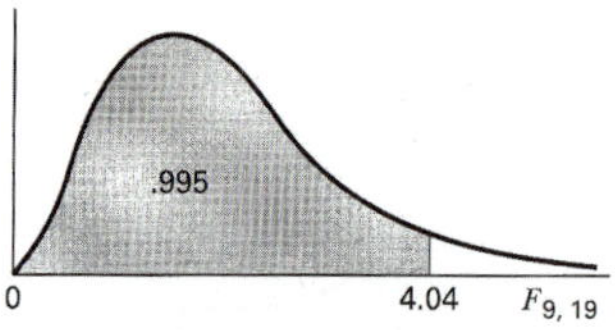

$p(F_{9,\,19} \le 4.04) = .995$

$F_{.995}$

Denominator Degrees of Freedom	Numerator Degrees of Freedom								
	1	**2**	**3**	**4**	**5**	**6**	**7**	**8**	**9**
1	16211	20000	21615	22500	23056	23437	23715	23925	24091
2	198.5	199.0	199.2	199.2	199.3	199.3	199.4	199.4	199.4
3	55.55	49.80	47.47	46.19	45.39	44.84	44.43	44.13	43.88
4	31.33	26.28	24.26	23.15	22.46	21.97	21.62	21.35	21.14
5	22.78	18.31	16.53	15.56	14.94	14.51	14.20	13.96	13.77
6	18.63	14.54	12.92	12.03	11.46	11.07	10.79	10.57	10.39
7	16.24	12.40	10.88	10.05	9.52	9.16	8.89	8.68	8.51
8	14.69	11.04	9.60	8.81	8.30	7.95	7.69	7.50	7.34
9	13.61	10.11	8.72	7.96	7.47	7.13	6.88	6.69	6.54
10	12.83	9.43	8.08	7.34	6.87	6.54	6.30	6.12	5.97
11	12.23	8.91	7.60	6.88	6.42	6.10	5.86	5.68	5.54
12	11.75	8.51	7.23	6.52	6.07	5.76	5.52	5.35	5.20
13	11.37	8.19	6.93	6.23	5.79	5.48	5.25	5.08	4.94
14	11.06	7.92	6.68	6.00	5.56	5.26	5.03	4.86	4.72
15	10.80	7.70	6.48	5.80	5.37	5.07	4.85	4.67	4.54
16	10.58	7.51	6.30	5.64	5.21	4.91	4.69	4.52	4.38
17	10.38	7.35	6.16	5.50	5.07	4.78	4.56	4.39	4.25
18	10.22	7.21	6.03	5.37	4.96	4.66	4.44	4.28	4.14
19	10.07	7.09	5.92	5.27	4.85	4.56	4.34	4.18	4.04
20	9.94	6.99	5.82	5.17	4.76	4.47	4.26	4.09	3.96
21	9.83	6.89	5.73	5.09	4.68	4.39	4.18	4.01	3.88
22	9.73	6.81	5.65	5.02	4.61	4.32	4.11	3.94	3.81
23	9.63	6.73	5.58	4.95	4.54	4.26	4.05	3.88	3.75
24	9.55	6.66	5.52	4.89	4.49	4.20	3.99	3.83	3.69
25	9.48	6.60	5.46	4.84	4.43	4.15	3.94	3.78	3.64
26	9.41	6.54	5.41	4.79	4.38	4.10	3.89	3.73	3.60
27	9.34	6.49	5.36	4.74	4.34	4.06	3.85	3.69	3.56
28	9.28	6.44	5.32	4.70	4.30	4.02	3.81	3.65	3.52
29	9.23	6.40	5.28	4.66	4.26	3.98	3.77	3.61	3.48
30	9.18	6.35	5.24	4.62	4.23	3.95	3.74	3.58	3.45
40	8.83	6.07	4.98	4.37	3.99	3.71	3.51	3.35	3.22
60	8.49	5.79	4.73	4.14	3.76	3.49	3.29	3.13	3.01
120	8.18	5.54	4.50	3.92	3.55	3.28	3.09	2.93	2.81
∞	7.88	5.30	4.28	3.72	3.35	3.09	2.90	2.74	2.62

〈부표 4〉 (계속)

Denominator Degrees of Freedom	Numerator Degrees of Freedom									
	10	12	15	20	24	30	40	60	120	∞
1	24224	24426	24630	24836	24940	25044	25148	25253	25359	25465
2	199.4	199.4	199.4	199.4	199.5	199.5	199.5	199.5	199.5	199.5
3	43.69	43.39	43.08	42.78	42.62	42.47	42.31	42.15	41.99	41.83
4	20.97	20.70	20.44	20.17	20.03	19.89	19.75	19.61	19.47	19.32
5	13.62	13.38	13.15	12.90	12.78	12.66	12.53	12.40	12.27	12.14
6	10.25	10.03	9.81	9.59	9.47	9.36	9.24	9.12	9.00	8.88
7	8.38	8.18	7.97	7.75	7.65	7.53	7.42	7.31	7.19	7.08
8	7.21	7.01	6.81	6.61	6.50	6.40	6.29	6.18	6.06	5.95
9	6.42	6.23	6.03	5.83	5.73	5.62	5.52	5.41	5.30	5.19
10	5.85	5.66	5.47	5.27	5.17	5.07	4.97	4.86	4.75	4.64
11	5.42	5.24	5.05	4.86	4.76	4.65	4.55	4.44	4.34	4.23
12	5.09	4.91	4.72	4.53	4.43	4.33	4.23	4.12	4.01	3.90
13	4.82	4.64	4.46	4.27	4.17	4.07	3.97	3.87	3.76	3.65
14	4.60	4.43	4.25	4.06	3.96	3.86	3.76	3.66	3.55	3.44
15	4.42	4.25	4.07	3.88	3.79	3.69	3.58	3.48	3.37	3.26
16	4.27	4.10	3.92	3.73	3.64	3,54	3.44	3.33	3.22	3.11
17	4.14	3.97	3.79	3.61	3.51	3.41	3.31	3.21	3.10	2.98
18	4.03	3.86	3.68	3.50	3.40	3.30	3.20	3.10	2.99	2.87
19	3.93	3.76	3.59	3.40	3.31	3.21	3.11	3.00	2.89	2.78
20	3.85	3.68	3.50	3.32	3.22	3.12	3.02	2.92	2.81	2.69
21	3.77	3.60	3.43	3.24	3.15	3.05	2.95	2.84	2.73	2.61
22	3.70	3.54	3.36	3.18	3.08	2.98	2.88	2.77	2.66	2.55
23	3.64	3.47	3.30	3.12	3.02	2.92	2.82	2.71	2.60	2.48
24	3.59	3.42	3.25	3.06	2.97	2.87	2.77	2.66	2.55	2.43
25	3.54	3.37	3.20	3.01	2.92	2.82	2.72	2.61	2.50	2.38
26	3.49	3.33	3.15	2.97	2.87	2.77	2.67	2.56	2.45	2.33
27	3.45	3.28	3.11	2.93	2.83	2.73	2.63	2.52	2.41	2.29
28	3.41	3.25	3.07	2.89	2.79	2.69	2.59	2.48	2.37	2.25
29	3.38	3.21	3.04	2.86	2.76	2.66	2.56	2.45	2.33	2.21
30	3.34	3.18	3.01	2.82	2.73	2.63	2.52	2.42	2.30	2.18
40	3.12	2.95	2.78	2.60	2.50	2.40	2.30	2.18	2.06	1.93
60	2.90	2.74	2.57	2.39	2.29	2.19	2.08	1.96	1.83	1.69
120	2.71	2.54	2.37	2.19	2.09	1.98	1.87	1.75	1.61	1.43
∞	2.52	2.36	2.19	2.00	1.90	1.79	1.67	1.53	1.36	1.00

〈부표 4〉 (계속)

	$F_{.99}$								
Denominator Degrees of Freedom	Numerator Degrees of Freedom								
	1	2	3	4	5	6	7	8	9
1	4052	4999.5	5403	5625	5764	5859	5928	5981	6022
2	98.50	99.00	99.17	99.25	99.30	99.33	99.36	99.37	99.39
3	34.12	30.82	29.46	28.71	28.24	27.91	27.67	27.49	27.35
4	21.20	18.00	16.69	15.98	15.52	15.21	14.98	14.80	14.66
5	16.26	13.27	12.06	11.39	10.97	10.67	10.46	10.29	10.16
6	13.75	10.92	9.78	9.15	8.75	8.47	8.26	8.10	7.98
7	12.25	9.55	8.45	7.85	7.46	7.19	6.99	6.84	6.72
8	11.26	8.65	7.59	7.01	6.63	6.37	6.18	6.03	5.91
9	10.56	8.02	6.99	6.42	6.06	5.80	5.61	5.47	5.35
10	10.04	7.56	6.55	5.99	5.64	5.39	5.20	5.06	4.94
11	9.65	7.21	6.22	5.67	5.32	5.07	4.89	4.74	4.63
12	9.33	6.93	5.95	5.41	5.06	4.82	4.64	4.50	4.39
13	9.07	6.70	5.74	5.21	4.86	4.62	4.44	4.30	4.19
14	8.86	6.51	5.56	5.04	4.69	4.46	4.28	4.14	4.03
15	8.68	6.36	5.42	4.89	4.56	4.32	4.14	4.00	3.89
16	8.53	6.23	5.29	4.77	4.44	4.20	4.03	3.89	3.78
17	8.40	6.11	5.18	4.67	4.34	4.10	3.93	3.79	3.68
18	8.29	6.01	5.09	4.58	4.25	4.01	3.84	3.71	3.60
19	8.18	5.93	5.01	4.50	4.17	3.94	3.77	3.63	3.52
20	8.10	5.85	4.94	4.43	4.10	3.87	3.70	3.56	3.46
21	8.02	5.78	4.87	4.37	4.04	3.81	3.64	3.51	3.40
22	7.95	5.72	4.82	4.31	3.99	3.76	3.59	3.45	3.35
23	7.88	5.66	4.76	4.26	3.94	3.71	3.54	3.41	3.30
24	7.82	5.61	4.72	4.22	3.90	3.67	3.50	3.36	3.26
25	7.77	5.57	4.68	4.18	3.85	3.63	3.46	3.32	3.22
26	7.72	5.53	4.64	4.14	3.82	3.59	3.42	3.29	3.18
27	7.68	5.49	4.60	4.11	3.78	3.56	3.39	3.26	3.15
28	7.64	5.45	4.57	4.07	3.75	3.53	3.36	3.23	3.12
29	7.60	5.42	4.54	4.04	3.73	3.50	3.33	3.20	3.09
30	7.56	5.39	4.51	4.02	3.70	3.47	3.30	3.17	3.07
40	7.31	5.18	4.31	3.83	3.51	3.29	3.12	2.99	2.89
60	7.08	4.98	4.13	3.65	3.34	3.12	2.95	2.82	2.72
120	6.85	4.79	3.95	3.48	3.17	2.96	2.79	2.66	2.56
∞	6.63	4.61	3.78	3.32	3.02	2.80	2.64	2.51	2.41

〈부표 4〉 (계속)

Denominator Degrees of Freedom	Numerator Degrees of Freedom									
	10	12	15	20	24	30	40	60	120	∞
1	6056	6106	6157	6209	6235	6261	6287	6313	6339	6366
2	99.40	99.42	99.43	99.45	99.46	99.47	99.47	99.48	99.49	99.50
3	27.23	27.05	26.87	26.69	26.60	26.50	26.41	26.32	26.22	26.13
4	14.55	14.37	14.20	14.02	13.93	13.84	13.75	13.65	13.56	13.46
5	10.05	9.89	9.72	9.55	9.47	9.38	9.29	9.20	9.11	9.02
6	7.87	7.72	7.56	7.40	7.31	7.23	7.14	7.06	6.97	6.88
7	6.62	6.47	6.31	6.16	6.07	5.99	5.91	5.82	5.74	5.65
8	5.81	5.67	5.52	5.36	5.28	5.20	5.12	5.03	4.95	4.86
9	5.26	5.11	4.96	4.81	4.73	4.65	4.57	4.48	4.40	4.31
10	4.85	4.71	4.56	4.41	4.33	4.25	4.17	4.08	4.00	3.91
11	4.54	4.40	4.25	4.10	4.02	3.94	3.86	3.78	3.69	3.60
12	4.30	4.16	4.01	3.86	3.78	3.70	3.62	3.54	3.45	3.36
13	4.10	3.96	3.82	3.66	3.59	3.51	3.43	3.34	3.25	3.17
14	3.94	3.80	3.66	3.51	3.43	3.35	3.27	3.18	3.09	3.00
15	3.80	3.67	3.52	3.37	3.29	3.21	3.13	3.05	2.96	2.87
16	3.69	3.55	3.41	3.26	3.18	3.10	3.02	2.93	2.84	2.75
17	3.59	3.46	3.31	3.16	3.08	3.00	2.92	2.83	2.75	2.65
18	3.51	3.37	3.23	3.08	3.00	2.92	2.84	2.75	2.66	2.57
19	3.43	3.30	3.15	3.00	2.92	2.84	2.76	2.67	2.58	2.49
20	3.37	3.23	3.09	2.94	2.86	2.78	2.69	2.61	2.52	2.42
21	3.31	3.17	3.03	2.88	2.80	2.72	2.64	2.55	2.46	2.36
22	3.26	3.12	2.98	2.83	2.75	2.67	2.58	2.50	2.40	2.31
23	3.21	3.07	2.93	2.78	2.70	2.62	2.54	2.45	2.35	2.26
24	3.17	3.03	2.89	2.74	2.66	2.58	2.49	2.40	2.31	2.21
25	3.13	2.99	2.85	2.70	2.62	2.54	2.45	2.36	2.27	2.17
26	3.09	2.96	2.81	2.66	2.58	2.50	2.42	2.33	2.23	2.13
27	3.06	2.93	2.78	2.63	2.55	2.47	2.38	2.29	2.20	2.10
28	3.03	2.90	2.75	2.60	2.52	2.44	2.35	2.26	2.17	2.06
29	3.00	2.87	2.73	2.57	2.49	2.41	2.33	2.23	2.14	2.03
30	2.98	2.84	2.70	2.55	2.47	2.39	2.30	2.21	2.11	2.01
40	2.80	2.66	2.52	2.37	2.29	2.20	2.11	2.02	1.92	1.80
60	2.63	2.50	2.35	2.20	2.12	2.03	1.94	1.84	1.73	1.60
120	2.47	2.34	2.19	2.03	1.95	1.86	1.76	1.66	1.53	1.38
∞	2.32	2.18	2.04	1.88	1.79	1.70	1.59	1.47	1.32	1.00

〈부표 4〉(계속)

$F_{.975}$									
Denominator Degrees of Freedom	**Numerator Degrees of Freedom**								
	1	**2**	**3**	**4**	**5**	**6**	**7**	**8**	**9**
1	647.8	799.5	864.2	899.6	921.8	937.1	948.2	956.7	963.3
2	38.51	39.00	39.17	39.25	39.30	39.33	39.36	39.37	39.39
3	17.44	16.04	15.44	15.10	14.88	14.73	14.62	14.54	14.47
4	12.22	10.65	9.98	9.60	9.36	9.20	9.07	8.98	8.90
5	10.01	8.43	7.76	7.39	7.15	6.98	6.85	6.76	6.68
6	8.81	7.26	6.60	6.23	5.99	5.82	5.70	5.60	5.52
7	8.07	6.54	5.89	5.52	5.29	5.12	4.99	4.90	4.82
8	7.57	6.06	5.42	5.05	4.82	4.65	4.53	4.43	4.36
9	7.21	5.71	5.08	4.72	4.48	4.32	4.20	4.10	4.03
10	6.94	5.46	4.83	4.47	4.24	4.07	3.95	3.85	3.78
11	6.72	5.26	4.63	4.28	4.04	3.88	3.76	3.66	3.59
12	6.55	5.10	4.47	4.12	3.89	3.73	3.61	3.51	3.44
13	6.41	4.97	4.35	4.00	3.77	3.60	3.48	3.39	3.31
14	6.30	4.86	4.24	3.89	3.66	3.50	3.38	3.29	3.21
15	6.20	4.77	4.15	3.80	3.58	3.41	3.29	3.20	3.12
16	6.12	4.69	4.08	3.73	3.50	3.34	3.22	3.12	3.05
17	6.04	4.62	4.01	3.66	3.44	3.28	3.16	3.06	2.98
18	5.98	4.56	3.95	3.61	3.38	3.22	3.10	3.01	2.93
19	5.92	4.51	3.90	3.56	3.33	3.17	3.05	2.96	2.88
20	5.87	4.46	3.86	3.51	3.29	3.13	3.01	2.91	2.84
21	5.83	4.42	3.82	3.48	3.25	3.09	2.97	2.87	2.80
22	5.79	4.38	3.78	3.44	3.22	3.05	2.93	2.84	2.76
23	5.75	4.35	3.75	3.41	3.18	3.02	2.90	2.81	2.73
24	5.72	4.32	3.72	3.38	3.15	2.99	2.87	2.78	2.70
25	5.69	4.29	3.69	3.35	3.13	2.97	2.85	2.75	2.68
26	5.66	4.27	3.67	3.33	3.10	2.94	2.82	2.73	2.65
27	5.63	4.24	3.65	3.31	3.08	2.92	2.80	2.71	2.63
28	5.61	4.22	3.63	3.29	3.06	2.90	2.78	2.69	2.61
29	5.59	4.20	3.61	3.27	3.04	2.88	2.76	2.67	2.59
30	5.57	4.18	3.59	3.25	3.03	2.87	2.75	2.65	2.57
40	5.42	4.05	3.46	3.13	2.90	2.74	2.62	2.53	2.45
60	5.29	3.93	3.34	3.01	2.79	2.63	2.51	2.41	2.33
120	5.15	3.80	3.23	2.89	2.67	2.52	2.39	2.30	2.22
∞	5.02	3.69	3.12	2.79	2.57	2.41	2.29	2.19	2.11

〈부표 4〉 (계속)

Denominator Degrees of Freedom	Numerator Degrees of Freedom									
	10	12	15	20	24	30	40	60	120	∞
1	968.6	976.7	984.9	993.1	997.2	1001	1006	1010	1014	1018
2	39.40	39.41	39.43	39.45	39.46	39.46	39.47	39.48	39.49	39.50
3	14.42	14.34	14.25	14.17	14.12	14.08	14.04	13.99	13.95	13.90
4	8.84	8.75	8.66	8.56	8.51	8.46	8.41	8.36	8.31	8.26
5	6.62	6.52	6.43	6.33	6.28	6.23	6.18	6.12	6.07	6.02
6	5.46	5.37	5.27	5.17	5.12	5.07	5.01	4.96	4.90	4.85
7	4.76	4.67	4.57	4.47	4.42	4.36	4.31	4.25	4.20	4.14
8	4.30	4.20	4.10	4.00	3.95	3.89	3.84	3.78	3.73	3.67
9	3.96	3.87	3.77	3.67	3.61	3.56	3.51	3.45	3.39	3.33
10	3.72	3.62	3.52	3.42	3.37	3.31	3.26	3.20	3.14	3.08
11	3.53	3.43	3.33	3.23	3.17	3.12	3.06	3.00	2.94	2.88
12	3.37	3.28	3.18	3.07	3.02	2.96	2.91	2.85	2.79	2.72
13	3.25	3.15	3.05	2.95	2.89	2.84	2.78	2.72	2.66	2.60
14	3.15	3.05	2.95	2.84	2.79	2.73	2.67	2.61	2.55	2.49
15	3.06	2.96	2.86	2.76	2.70	2.64	2.59	2.52	2.46	2.40
16	2.99	2.89	2.79	2.68	2.63	2.57	2.51	2.45	2.38	2.32
17	2.92	2.82	2.72	2.62	2.56	2.50	2.44	2.38	2.32	2.25
18	2.87	2.77	2.67	2.56	2.50	2.44	2.38	2.32	2.26	2.19
19	2.82	2.72	2.62	2.51	2.45	2.39	2.33	2.27	2.20	2.13
20	2.77	2.68	2.57	2.46	2.41	2.35	2.29	2.22	2.16	2.09
21	2.73	2.64	2.53	2.42	2.37	2.31	2.25	2.18	2.11	2.04
22	2.70	2.60	2.50	2.39	2.33	2.27	2.21	2.14	2.08	2.00
23	2.67	2.57	2.47	2.36	2.30	2.24	2.18	2.11	2.04	1.97
24	2.64	2.54	2.44	2.33	2.27	2.21	2.15	2.08	2.01	1.94
25	2.61	2.51	2.41	2.30	2.24	2.18	2.12	2.05	1.98	1.91
26	2.59	2.49	2.39	2.28	2.22	2.16	2.09	2.03	1.95	1.88
27	2.57	2.47	2.36	2.25	2.19	2.13	2.07	2.00	1.93	1.85
28	2.55	2.45	2.34	2.23	2.17	2.11	2.05	1.98	1.91	1.83
29	2.53	2.43	2.32	2.21	2.15	2.09	2.03	1.96	1.89	1.81
30	2.51	2.41	2.31	2.20	2.14	2.07	2.01	1.94	1.87	1.79
40	2.39	2.29	2.18	2.07	2.01	1.94	1.88	1.80	1.72	1.64
60	2.27	2.17	2.06	1.94	1.88	1.82	1.74	1.67	1.58	1.48
120	2.16	2.05	1.94	1.82	1.76	1.69	1.61	1.53	1.43	1.31
∞	2.05	1.94	1.83	1.71	1.64	1.57	1.48	1.39	1.27	1.00

〈부표 4〉 (계속)

$F_{.95}$

Denominator Degrees of Freedom	Numerator Degrees of Freedom								
	1	**2**	**3**	**4**	**5**	**6**	**7**	**8**	**9**
1	161.4	199.5	215.7	224.6	230.2	234.0	236.8	238.9	240.5
2	18.51	19.00	19.16	19.25	19.30	19.33	19.35	19.37	19.38
3	10.13	9.55	9.28	9.12	9.01	8.94	8.89	8.85	8.81
4	7.71	6.94	6.59	6.39	6.26	6.16	6.09	6.04	6.00
5	6.61	5.79	5.41	5.19	5.05	4.95	4.88	4.82	4.77
6	5.99	5.14	4.76	4.53	4.39	4.28	4.21	4.15	4.10
7	5.59	4.74	4.35	4.12	3.97	3.87	3.79	3.73	3.68
8	5.32	4.46	4.07	3.84	3.69	3.58	3.50	3.44	3.39
9	5.12	4.26	3.86	3.63	3.48	3.37	3.29	3.23	3.18
10	4.96	4.10	3.71	3.48	3.33	3.22	3.14	3.07	3.02
11	4.84	3.98	3.59	3.36	3.20	3.09	3.01	2.95	2.90
12	4.75	3.89	3.49	3.26	3.11	3.00	2.91	2.85	2.80
13	4.67	3.81	3.41	3.18	3.03	2.92	2.83	2.77	2.71
14	4.60	3.74	3.34	3.11	2.96	2.85	2.76	2.70	2.65
15	4.54	3.68	3.29	3.06	2.90	2.79	2.71	2.64	2.59
16	4.49	3.63	3.24	3.01	2.85	2.74	2.66	2.59	2.54
17	4.45	3.59	3.20	2.96	2.81	2.70	2.61	2.55	2.49
18	4.41	3.55	3.16	2.93	2.77	2.66	2.58	2.51	2.46
19	4.38	3.52	3.13	2.90	2.74	2.63	2.54	2.48	2.42
20	4.35	3.49	3.10	2.87	2.71	2.60	2.51	2.45	2.39
21	4.32	3.47	3.07	2.84	2.68	2.57	2.49	2.42	2.37
22	4.30	3.44	3.05	2.82	2.66	2.55	2.46	2.40	2.34
23	4.28	3.42	3.03	2.80	2.64	2.53	2.44	2.37	2.32
24	4.26	3.40	3.01	2.78	2.62	2.51	2.42	2.36	2.30
25	4.24	3.39	2.99	2.76	2.60	2.49	2.40	2.34	2.28
26	4.23	3.37	2.98	2.74	2.59	2.47	2.39	2.32	2.27
27	4.21	3.35	2.96	2.73	2.57	2.46	2.37	2.31	2.25
28	4.20	3.34	2.95	2.71	2.56	2.45	2.36	2.29	2.24
29	4.18	3.33	2.93	2.70	2.55	2.43	2.35	2.28	2.22
30	4.17	3.32	2.92	2.69	2.53	2.42	2.33	2.27	2.21
40	4.08	3.23	2.84	2.61	2.45	2.34	2.25	2.18	2.12
60	4.00	3.15	2.76	2.53	2.37	2.25	2.17	2.10	2.04
120	3.92	3.07	2.68	2.45	2.29	2.17	2.09	2.02	1.96
∞	3.84	3.00	2.60	2.37	2.21	2.10	2.01	1.94	1.88

〈부표 4〉 (계속)

Denominator Degrees of Freedom	Numerator Degrees of Freedom									
	10	12	15	20	24	30	40	60	120	∞
1	241.9	243.9	245.9	248.0	249.1	250.1	251.1	252.2	253.3	254.3
2	19.40	19.41	19.43	19.45	19.45	19.46	19.47	19.48	19.49	19.50
3	8.79	8.74	8.70	8.66	8.64	8.62	8.59	8.57	8.55	8.53
4	5.96	5.91	5.86	5.80	5.77	5.75	5.72	5.69	5.66	5.63
5	4.74	4.68	4.62	4.56	4.53	4.50	4.46	4.43	4.40	4.36
6	4.06	4.00	3.94	3.87	3.84	3.81	3.77	3.74	3.70	3.67
7	3.64	3.57	3.51	3.44	3.41	3.38	3.34	3.30	3.27	3.23
8	3.35	3.28	3.22	3.15	3.12	3.08	3.04	3.01	2.97	2.93
9	3.14	3.07	3.01	2.94	2.90	2.86	2.83	2.79	2.75	2.71
10	2.98	2.91	2.85	2.77	2.74	2.70	2.66	2.62	2.58	2.54
11	2.85	2.79	2.72	2.65	2.61	2.57	2.53	2.49	2.45	2.40
12	2.75	2.69	2.62	2.54	2.51	2.47	2.43	2.38	2.34	2.30
13	2.67	2.60	2.53	2.46	2.42	2.38	2.34	2.30	2.25	2.21
14	2.60	2.53	2.46	2.39	2.35	2.31	2.27	2.22	2.18	2.13
15	2.54	2.48	2.40	2.33	2.29	2.25	2.20	2.16	2.11	2.07
16	2.49	2.42	2.35	2.28	2.24	2.19	2.15	2.11	2.06	2.01
17	2.45	2.38	2.31	2.23	2.19	2.15	2.10	2.06	2.01	1.96
18	2.41	2.34	2.27	2.19	2.15	2.11	2.06	2.02	1.97	1.92
19	2.38	2.31	2.23	2.16	2.11	2.07	2.03	1.98	1.93	1.88
20	2.35	2.28	2.20	2.12	2.08	2.04	1.99	1.95	1.90	1.84
21	2.32	2.25	2.18	2.10	2.05	2.01	1.96	1.92	1.87	1.81
22	2.30	2.23	2.15	2.07	2.03	1.98	1.94	1.89	1.84	1.78
23	2.27	2.20	2.13	2.05	2.01	1.96	1.91	1.86	1.81	1.76
24	2.25	2.18	2.11	2.03	1.98	1.94	1.89	1.84	1.79	1.73
25	2.24	2.16	2.09	2.01	1.96	1.92	1.87	1.82	1.77	1.71
26	2.22	2.15	2.07	1.99	1.95	1.90	1.85	1.80	1.75	1.69
27	2.20	2.13	2.06	1.97	1.93	1.88	1.84	1.79	1.73	1.67
28	2.19	2.12	2.04	1.96	1.91	1.87	1.82	1.77	1.71	1.65
29	2.18	2.10	2.03	1.94	1.90	1.85	1.81	1.75	1.70	1.64
30	2.16	2.09	2.01	1.93	1.89	1.84	1.79	1.74	1.68	1.62
40	2.08	2.00	1.92	1.84	1.79	1.74	1.69	1.64	1.58	1.51
60	1.99	1.92	1.84	1.75	1.70	1.65	1.59	1.53	1.47	1.39
120	1.91	1.83	1.75	1.66	1.61	1.55	1.50	1.43	1.35	1.25
∞	1.83	1.75	1.67	1.57	1.52	1.46	1.39	1.32	1.22	1.00

〈부표 4〉 (계속)

$F_{.90}$

Denominator Degrees of Freedom	Numerator Degrees of Freedom								
	1	2	3	4	5	6	7	8	9
1	39.86	49.50	53.59	55.83	57.24	58.20	58.91	59.44	59.86
2	8.53	9.00	9.16	9.24	9.29	9.33	9.35	9.37	9.38
3	5.54	5.46	5.39	5.34	5.31	5.28	5.27	5.25	5.24
4	4.54	4.32	4.19	4.11	4.05	4.01	3.98	3.95	3.94
5	4.06	3.78	3.62	3.52	3.45	3.40	3.37	3.34	3.32
6	3.78	3.46	3.29	3.18	3.11	3.05	3.01	2.98	2.96
7	3.59	3.26	3.07	2.96	2.88	2.83	2.78	2.75	2.72
8	3.46	3.11	2.92	2.81	2.73	2.67	2.62	2.59	2.56
9	3.36	3.01	2.81	2.69	2.61	2.55	2.51	2.47	2.44
10	3.29	2.92	2.73	2.61	2.52	2.46	2.41	2.38	2.35
11	3.23	2.86	2.66	2.54	2.45	2.39	2.34	2.30	2.27
12	3.18	2.81	2.61	2.48	2.39	2.33	2.28	2.24	2.21
13	3.14	2.76	2.56	2.43	2.35	2.28	2.23	2.20	2.16
14	3.10	2.73	2.52	2.39	2.31	2.24	2.19	2.15	2.12
15	3.07	2.70	2.49	2.36	2.27	2.21	2.16	2.12	2.09
16	3.05	2.67	2.46	2.33	2.24	2.18	2.13	2.09	2.06
17	3.03	2.64	2.44	2.31	2.22	2.15	2.10	2.06	2.03
18	3.01	2.62	2.42	2.29	2.20	2.13	2.08	2.04	2.00
19	2.99	2.61	2.40	2.27	2.18	2.11	2.06	2.02	1.98
20	2.97	2.59	2.38	2.25	2.16	2.09	2.04	2.00	1.96
21	2.96	2.57	2.36	2.23	2.14	2.08	2.02	1.98	1.95
22	2.95	2.56	2.35	2.22	2.13	2.06	2.01	1.97	1.93
23	2.94	2.55	2.34	2.21	2.11	2.05	1.99	1.95	1.92
24	2.93	2.54	2.33	2.19	2.10	2.04	1.98	1.94	1.91
25	2.92	2.53	2.32	2.18	2.09	2.02	1.97	1.93	1.89
26	2.91	2.52	2.31	2.17	2.08	2.01	1.96	1.92	1.88
27	2.90	2.51	2.30	2.17	2.07	2.00	1.95	1.91	1.87
28	2.89	2.50	2.29	2.16	2.06	2.00	1.94	1.90	1.87
29	2.89	2.50	2.28	2.15	2.06	1.99	1.93	1.89	1.86
30	2.88	2.49	2.28	2.14	2.05	1.98	1.93	1.88	1.85
40	2.84	2.44	2.23	2.09	2.00	1.93	1.87	1.83	1.79
60	2.79	2.39	2.18	2.04	1.95	1.87	1.82	1.77	1.74
120	2.75	2.35	2.13	1.99	1.90	1.82	1.77	1.72	1.68
∞	2.71	2.30	2.08	1.94	1.85	1.77	1.72	1.67	1.63

〈부표 4〉 (계속)

Denominator Degrees of Freedom	Numerator Degrees of Freedom									
	10	12	15	20	24	30	40	60	120	∞
1	60.19	60.71	61.22	61.74	62.00	62.26	62.53	62.79	63.06	63.33
2	9.39	9.41	9.42	9.44	9.45	9.46	9.47	9.47	9.48	9.49
3	5.23	5.22	5.20	5.18	5.18	5.17	5.16	5.15	5.14	5.13
4	3.92	3.90	3.87	3.84	3.83	3.82	3.80	3.79	3.78	3.76
5	3.30	3.27	3.24	3.21	3.19	3.17	3.16	3.14	3.12	3.10
6	2.94	2.90	2.87	2.84	2.82	2.80	2.78	2.76	2.74	2.72
7	2.70	2.67	2.63	2.59	2.58	2.56	2.54	2.51	2.49	2.47
8	2.54	2.50	2.46	2.42	2.40	2.38	2.36	2.34	2.32	2.29
9	2.42	2.38	2.34	2.30	2.28	2.25	2.23	2.21	2.18	2.16
10	2.32	2.28	2.24	2.20	2.18	2.16	2.13	2.11	2.08	2.06
11	2.25	2.21	2.17	2.12	2.10	2.08	2.05	2.03	2.00	1.97
12	2.19	2.15	2.10	2.06	2.04	2.01	1.99	1.96	1.93	1.90
13	2.14	2.10	2.05	2.01	1.98	1.96	1.93	1.90	1.88	1.85
14	2.10	2.05	2.01	1.96	1.94	1.91	1.89	1.86	1.83	1.80
15	2.06	2.02	1.97	1.92	1.90	1.87	1.85	1.82	1.79	1.76
16	2.03	1.99	1.94	1.89	1.87	1.84	1.81	1.78	1.75	1.72
17	2.00	1.96	1.91	1.86	1.84	1.81	1.78	1.75	1.72	1.69
18	1.98	1.93	1.89	1.84	1.81	1.78	1.75	1.72	1.69	1.66
19	1.96	1.91	1.86	1.81	1.79	1.76	1.73	1.70	1.67	1.63
20	1.94	1.89	1.84	1.79	1.77	1.74	1.71	1.68	1.64	1.61
21	1.92	1.87	1.83	1.78	1.75	1.72	1.69	1.66	1.62	1.59
22	1.90	1.86	1.81	1.76	1.73	1.70	1.67	1.64	1.60	1.57
23	1.89	1.84	1.80	1.74	1.72	1.69	1.66	1.62	1.59	1.55
24	1.88	1.83	1.78	1.73	1.70	1.67	1.64	1.61	1.57	1.53
25	1.87	1.82	1.77	1.72	1.69	1.66	1.63	1.59	1.56	1.52
26	1.86	1.81	1.76	1.71	1.68	1.65	1.61	1.58	1.54	1.50
27	1.85	1.80	1.75	1.70	1.67	1.64	1.60	1.57	1.53	1.49
28	1.84	1.79	1.74	1.69	1.66	1.63	1.59	1.56	1.52	1.48
29	1.83	1.78	1.73	1.68	1.65	1.62	1.58	1.55	1.51	1.47
30	1.82	1.77	1.72	1.67	1.64	1.61	1.57	1.54	1.50	1.46
40	1.76	1.71	1.66	1.61	1.57	1.54	1.51	1.47	1.42	1.38
60	1.71	1.66	1.60	1.54	1.51	1.48	1.44	1.40	1.35	1.29
120	1.65	1.60	1.55	1.48	1.45	1.41	1.37	1.32	1.26	1.19
∞	1.60	1.55	1.49	1.42	1.38	1.34	1.30	1.24	1.17	1.00

〈부표 5〉 카이제곱(χ^2) 분포

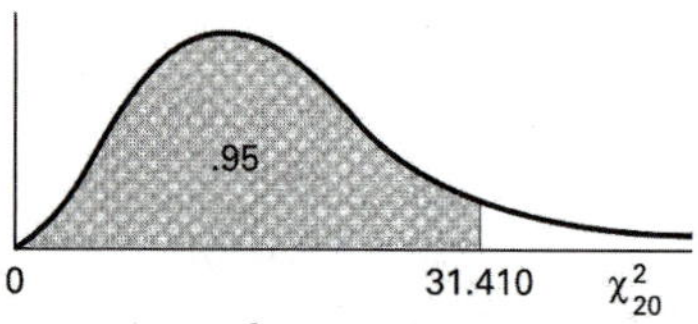

$p(\chi^2_{20} \le 31.410) = .95$

d.f.	$\chi^2_{.005}$	$\chi^2_{.025}$	$\chi^2_{.05}$	$\chi^2_{.90}$	$\chi^2_{.95}$	$\chi^2_{.975}$	$\chi^2_{.99}$	$\chi^2_{.995}$
1	.0000393	.000982	.00393	2.706	3.841	5.024	6.635	7.879
2	.0100	.0506	.103	4.605	5.991	7.378	9.210	10.597
3	.0717	.216	.352	6.251	7.815	9.348	11.345	12.838
4	.207	.484	.711	7.779	9.488	11.143	13.277	14.860
5	.412	.831	1.145	9.236	11.070	12.832	15.086	16.750
6	.676	1.237	1.635	10.645	12.592	14.449	16.812	18.548
7	.989	1.690	2.167	12.017	14.067	16.013	18.475	20.278
8	1.344	2.180	2.733	13.362	15.507	17.535	20.090	21.955
9	1.735	2.700	3.325	14.684	16.919	19.023	21.666	23.589
10	2.156	3.247	3.940	15.987	18.307	20.483	23.209	25.188
11	2.603	3.816	4.575	17.275	19.675	21.920	24.725	26.757
12	3.074	4.404	5.226	18.549	21.026	23.336	26.217	28.300
13	3.565	5.009	5.892	19.812	22.362	24.736	27.688	29.819
14	4.075	5.629	6.571	21.064	23.685	26.119	29.141	31.319
15	4.601	6.262	7.261	22.307	24.996	27.488	30.578	32.801
16	5.142	6.908	7.962	23.542	26.296	28.845	32.000	34.267
17	5.697	7.564	8.672	24.769	27.587	30.191	33.409	35.718
18	6.265	8.231	9.390	25.989	28.869	31.526	34.805	37.156
19	6.844	8.907	10.117	27.204	30.144	32.852	36.191	38.582
20	7.434	9.591	10.851	28.412	31.410	34.170	37.566	39.997
21	8.034	10.283	11.591	29.615	32.671	35.479	38.932	41.401
22	8.643	10.982	12.338	30.813	33.924	36.781	40.289	42.796
23	9.260	11.688	13.091	32.007	35.172	38.076	41.638	44.181
24	9.886	12.401	13.848	33.196	36.415	39.364	42.980	45.558
25	10.520	13.120	14.611	34.382	37.652	40.646	44.314	46.928
26	11.160	13.844	15.379	35.563	38.885	41.923	45.642	48.290
27	11.808	14.573	16.151	36.741	40.113	43.194	46.963	49.645
28	12.461	15.308	16.928	37.916	41.337	44.461	48.278	50.993
29	13.121	16.047	17.708	39.087	42.557	45.722	49.588	52.336
30	13.787	16.791	18.493	40.256	43.773	46.979	50.892	53.672
35	17.192	20.569	22.465	46.059	49.802	53.203	57.342	60.275
40	20.707	24.433	26.509	51.805	55.758	59.342	63.691	66.766
45	24.311	28.366	30.612	57.505	61.656	65.410	69.957	73.166
50	27.991	32.357	34.764	63.167	67.505	71.420	76.154	79.490
60	35.535	40.482	43.188	74.397	79.082	83.298	88.379	91.952
70	43.275	48.758	51.739	85.527	90.531	95.023	100.425	104.215
80	51.172	57.153	60.391	96.578	101.879	106.629	112.329	116.321
90	59.196	65.647	69.126	107.565	113.145	118.136	124.116	128.299
100	67.328	74.222	77.929	118.498	124.342	129.561	135.807	140.169

찾아보기

저자소개

손애리 삼육대학교 보건관리학과
김정현 경복대학교 임상병리학과
안신애 원광대학교 간호학과
이미옥 경동대학교 간호학과

SPSS를 활용한
핵심 보건통계학 제 2 판

발 행 일 2023년 7월 3일 1쇄 인쇄
2023년 7월 12일 1쇄 발행
저 자 손애리 · 김정현 · 안신애 · 이미옥
발 행 인 김재민
발 행 처 정문각 JMK
서울특별시 마포구 백범로 104, 봉화빌딩 4층
출판등록 2011년 1월 19일 제2011–000035호
전 화 02)713-0421~3
팩 스 02)704-6265
전자우편 jmk@jmkp.co.kr
홈페이지 www.jungmunkag.co.kr

정 가 **29,000원**

ISBN 979-11-6260-298-0 93510